C. Derra
Progressive Relaxation

C. Derra

Progressive Relaxation

Grundlagen und Praxis für Ärzte und Therapeuten

Orientiert an den Leitlinien der Konsensuskonferenzen zur Progressiven Relaxation

Mit 17 Abbildungen und 21 Tabellen

Deutscher Ärzte-Verlag Köln

Dr. med. Dipl-Psych. Claus Derra
Rehaklinik Taubertal der BfA
Keterberg 2
97980 Bad Mergentheim

ISBN 3-7691-0486-2
ISBN 978-3-7691-0486-8

Bibliografische Information der Deutschen Nationalbibliothek
Die Deutsche Nationalbibliothek verzeichnet diese Publikation in der Deutschen Nationalbibliografie; detaillierte bibliografische Daten sind im Internet über http://dnb.d-nb.de abrufbar.

Wichtiger Hinweis:
Die Medizin und das Gesundheitswesen unterliegen einem fortwährenden Entwicklungsprozess, sodass alle Angaben immer nur dem Wissensstand zum Zeitpunkt der Drucklegung entsprechen können.
Die angegebenen Empfehlungen wurden von Verfassern und Verlag mit größtmöglicher Sorgfalt erarbeitet und geprüft. Trotz sorgfältiger Manuskripterstellung und Korrektur des Satzes können Fehler nicht ausgeschlossen werden.
Der Benutzer ist aufgefordert, zur Auswahl sowie Dosierung von Medikamenten die Beipackzettel und Fachinformationen der Hersteller zur Kontrolle heranzuziehen und im Zweifelsfall einen Spezialisten zu konsultieren.
Der Benutzer selbst bleibt verantwortlich für jede diagnostische und therapeutische Applikation, Medikation und Dosierung.
Verfasser und Verlag übernehmen infolgedessen keine Verantwortung und keine daraus folgende oder sonstige Haftung für Schäden, die auf irgendeine Art aus der Benutzung der in dem Werk enthaltenen Informationen oder Teilen davon entstehen.

Umschlagkonzeption: Hans Peter Willberg und Ursula Steinhoff
Titelgrafik: André Meinardus

Satz: Plaumann, 47807 Krefeld
Druck/Bindung: Warlich Druck, 53340 Meckenheim

5 4 3 2 1 0 / 618

Geleitwort

Als ich 1977 meine erste Stelle in einer Rehabilitationsklinik für Herzkreislauferkrankungen antrat, wurde mir schon bald der gesundheitliche Stellenwert von Entspannungsverfahren deutlich. Da psychosozialer Stress bei der Entstehung von Herzkreislauferkrankungen wie Herzinfarkten und Hypertonien eine wichtige Rolle spielt und zudem Risikofaktoren wie Rauchen und Fehlernährung begünstigt, lag die Frage nach Möglichkeiten von Stressabbau bzw. -bewältigung auf der Hand. Damals war die Progressive Relaxation (PR) in Deutschland – anders als in den USA – kaum bekannt. Verbreitet war dagegen das Autogene Training (AT), das wir dementsprechend unseren Patienten in regelmäßigen Kursen anboten. Allerdings musste ich nach einiger Zeit feststellen, dass ein erheblicher Teil der Koronarpatienten keinen Zugang zum AT fand. Dies betraf insbesondere die Patienten, die es aufgrund einer Neigung zur chronischen Selbstüberforderung und eines offensichtlich hohen Anspannungsniveaus am nötigsten gehabt hätten. Dieser klinische Eindruck bestätigte sich durch eine katamnestische Untersuchung, die Prof. Günter Krampen (Universität Trier) und ich durchführten. Tatsächlich taten sich besonders kontrollambitionierte und zur Selbstüberforderung neigende Patienten besonders schwer mit dem AT.

Als ich die PR kennenlernte, beeindruckte mich der „handfeste" Charakter dieses Verfahrens. Tatsächlich machte ich die Erfahrung, dass diese an der Willkürmuskulatur ansetzende Methode vielen Koronarpatienten mehr lag als das AT. Die oft sehr gereizt wirkenden Rückmeldungen nach dem AT: „Ich merke gar nichts! Da ist nichts schwer und warm – und ruhiger bin ich auch nicht!" hörten auf. Es musste nicht „irgend etwas" eintreten, das man sich ja „nur" vorgestellt hatte. Vielmehr gab es eine genaue Anleitung, um tatsächlich sofort spürbare Veränderungen zu beobachten. Man konnte quasi nichts mehr falsch machen. Für viele der sehr ungeduldigen und leistungsorientierten Koronarpatienten war dies der wesentlich günstigere Einstieg.

In einer eigenen Längsschnittstudie an über 300 KoronarpatientInnen wurden die Einsetzbarkeit und der gesundheitliche Nutzen der PR deutlich. Außerdem zeigte sich, dass sich die PR vorteilhaft mit sich anschließenden Elementen des AT kombinieren ließ. Die hier im Buch dargestellten heutigen Forschungsergebnisse zur differenziellen Indikation von PR und AT bestätigen im Großen und Ganzen meinen damaligen klinischen Eindruck: Das AT eignet sich vor allem für introspektionsfähige und -bereite sowie eher geduldige und weniger stark angespannte TeilnehmerInnen. Für angespannte, ungeduldige, leistungsorientierte und wenig introspektionsfähige TeilnehmerInnen ist dagegen die PR die erste Wahl. Eine Kombination von Elementen der PR und des AT kann zu günstigen Synergieeffekten führen.

Nachdem es lange Zeit eine Vielzahl an Forschungsprojekten zur PR gab, ließ das Forschungsinteresse in den letzten Jahren nach. Möglicherweise war der Eindruck entstanden, es sei schon alles erforscht. Die genauere Sichtung macht jedoch deutlich, dass dieser Eindruck täuscht. Vielmehr besteht weiterhin ein hoher Forschungsbedarf, der u.a. daraus resultiert, dass es eine ausgesprochen große Heterogenität hinsichtlich dessen gibt, was unter PR verstanden wird. Überspitzt könnte man sagen, dass jeder Kursleiter seine eigene PR kreiert. Dies führt nicht nur zu widersprüchlichen und inkonsistenten Forschungsergebnissen, vielmehr ist es ein großes Problem für Kurseilnehmerinnen und -teilnehmer, denn natürlich entsprechen nicht alle Adaptationen den Regeln der Kunst.

Um dieser Problematik zu begegnen, initiierte die Psychologische Fachgruppe Entspannungsverfahren im Berufsverband Deutscher Psychologinnen und Psychologen – deren Vorsitzender ich seit 1995 bin – eine Leitlinienkonferenz zur PR, an der ForscherInnen, BuchautorInnen und DozentInnen teilnahmen. In besonderer Weise engagierte sich Dipl.-Psych. Dr. med. Claus Derra als Vertreter der Deutschen Gesellschaft für Ärztliche Hypnose und Autogenes Training an der Leitlinienkonferenz. Nicht zuletzt trug er zu dem positiven Verlauf dadurch bei, dass er es uns ermöglichte, dass wir an der Klinik, an der er als Oberarzt tätig ist, in sehr angenehmer Atmosphäre tagen konnten.

Möglicherweise wurde er durch unsere gemeinsame Arbeit in den Leitlinienkonferenzen motiviert, das vorliegende Werk zu verfassen. Es ist ihm m.E. ein sehr fundierter und umfassender Überblick über den internationalen Stand der Forschung zur PR gelungen, der zum einen auf die großen gesundheitlichen Vorteile dieses Entspannungsverfahrens verweist, sich aber zum anderen auch mit den Problemen und Grenzen dieses Verfahrens auseinandersetzt. Seine Ausbildungen als Diplom-Psychologe und als Mediziner kommen dem Buch sehr zugute, da er in fundierter und verständlicher Weise die neurobiologischen, neuropsychologischen und psychologischen Aspekte der PR beleuchtet. Hier besteht übrigens offenbar eine Parallele zur Biographie von Edmund Jacobson – dem Vater der PR – der ebenfalls zunächst Psychologie studierte und dann ein Medizinstudium anschloss.

Besonders erfreulich ist für mich die Tatsache, dass die von der ExpertInnengruppe im Konsens entwickelte Leitlinie im vorliegenden Werk einen so großen Stellenwert besitzt. Die LeserInnen erhalten nicht nur umfassendes Hintergrundwissen zur PR, sondern werden über den Konsens der ExpertInnen zum aktuellen „state of the art" ausführlich informiert. Damit eignet es sich als umfassendes und aktuelles Handbuch zur PR. In diesem Sinne wünsche ich dem Werk Verbreitung und Beachtung.

Dipl.-Psych. Dr. phil. Dietmar Ohm,
Vorsitzender der Psychologischen Fachgruppe
Entspannungsverfahren im Berufsverband
Deutscher Psychologinnen und Psychologen

Oktober 2006

Vorwort

Die Progressive Relaxation (PR)* wurde in der ursprünglichen Form Anfang des letzten Jahrhunderts von Edmund Jacobson in Harvard, Cornell und Chicago entwickelt. Jacobsons Methode ist neben dem Autogenen Training (AT) das in der Praxis am häufigsten vermittelte Entspannungsverfahren. In den USA (im Gegensatz zu Deutschland, wo das Autogene Training seine Wurzeln hat und dementsprechend häufiger beforscht und praktiziert wird) ist es bis heute die dort am meisten angewendete Entspannungstechnik. Die zunehmende Verbreitung der PR in Deutschland seit Ende der 70er Jahre ist nicht zuletzt durch die Verhaltenstherapie bedingt, die in der Tradition der systematischen Desensibilisierung nach Wolpe das Erlernen der PR als ein wesentliches Therapieelement einführte. Dies erklärt auch, warum sich bisher besonders die Psychologischen Psychotherapeuten diesem Verfahren zugewendet haben.

Das vorliegende Lehrbuch bietet erstmals im deutschsprachigen Raum eine umfassende Darstellung der neurobiologischen Grundlagen und eine Fülle von praxisrelevanten Details bei der Anwendung der verschiedenen Varianten der PR. Ausgehend von der Originalform von Jacobson werden die alltagsnäheren Weiterentwicklungen (insbesondere die Variante von Bernstein und Borkovec) vorgestellt. Auf der Basis der Expertenleitlinie [Ohm 2004] lässt sich eine für die heutige Anwendung sinnvolle Vorgehensweise ermitteln, die auch die neueren Erkenntnisse der neurobiologischen Forschung einbezieht. Für die Praxis wird ausführlich auf die verschiedenen klinischen Anwendungsmöglichkeiten, auf motivationsbezogene und gruppendynamische Faktoren sowie auf Weiterbildungs- und Abrechnungsmöglichkeiten eingegangen. Das Buch ist somit nicht nur als Standard für ärztliche und psychologische Psychotherapeuten konzipiert, sondern ein Leitfaden für alle, die in Prävention und Therapie mit der PR arbeiten wollen. Ein Kapitel über Bewegung und Entspannung

* Die international gebräuchlichere Abkürzung PR für die Progressive Relaxation wurde im Rahmen der beiden Konsensuskonferenzen zur Entwicklung einer Leitlinie 2000 in München und 2001 in Bad Mergentheim als verbindlich empfohlen. Die frühere Abkürzung PMR (Progressive Muskelrelaxation) war zwar in Deutschland allgemein geläufig, es schien jedoch sinnvoll, zum ursprünglichen und international gebräuchlichen Begriff „Progressive Relaxation" zurückzukehren, zumal der Fokus der Wahrnehmung bei der PR heute nicht mehr vorwiegend auf der Muskulatur, sondern auf den jeweils persönlichen Entspannungsempfindungen liegt. Andere Abkürzungen wie PE, PME, PM, ME, TE, TME u.Ä. gelten als überholt [siehe auch Ohm 2004].

stellt eine Verbindung zur Physiotherapie sowie Sport- und Bewegungstherapie her, da dort Elemente der PR in der Praxis oft eingesetzt werden.

Das Buch soll keine Aus- und Weiterbildung ersetzen, sondern ist als Nachschlagewerk für die Entwicklung, den wissenschaftlichen Hintergrund, die Didaktik und die Anwendung der PR gedacht. Gleichzeitig enthält es eine Fülle von praktischen Hinweisen aus der jahrzehntelangen Erfahrung des Autors mit der Vermittlung von Entspannungsverfahren.

Daher geht ein Dank an alle Patienten, Kursteilnehmer und Kollegen, deren Entspannungserlebnisse wesentlich zur Entstehung dieses Lehrbuches beigetragen haben.

Mein besonderer Dank gilt natürlich den Mitarbeitern des Deutschen Ärzte-Verlags, insbesondere Frau Annette Affhüppe, die dieses Buchprojekt von Anfang an mit einer Mischung von unterstützender Empathie und strukturierender Professionalität begleitete. Sie ließ der Gestaltung meiner Ideen viel Freiraum und bewältigte die entstehenden Verzögerungen mit Gelassenheit und positiver Motivationsarbeit.

Frau Traudel Lampel danke ich für das sehr engagierte und auch kritische Lektorat, das sie zusammen mit Frau Dr. Margit Ritzka in vorzüglicher Weise durchführte. Das Buch ist dadurch an vielen Stellen klarer und praxisgerechter geworden, die Zusammenarbeit gab auch dem Autor eine Reihe neuer Anregungen.

Bad Mergentheim, im September 2006
Claus Derra

Inhaltsverzeichnis

Dr. Edmund Jacobson (1888–1983)

„There is perhaps no more general remedy than rest."[1] Mit diesen Worten beginnt Edmund Jacobson 1929 sein erstes Buch zur Darstellung „einer Methode, die für den Allgemeinarzt, den Internisten und den Chirurgen nicht weniger als für den Nervenarzt und Neurologen interessant ist." Der Untertitel „A physiological and clinical investigation of muscular states and their significance in psychology and medical practice"[2] profiliert Jacobson sowohl als Grundlagenforscher wie auch als praktisch tätigen Arzt und Therapeuten, eine Synthese, die in der heutigen Zeit kaum mehr denkbar ist. Gedacht war die Progressive Relaxation zunächst relativ mechanistisch zur Anwendung bei allen Zuständen erhöhter körperlicher und seelischer Spannung. „Es gibt wahrscheinlich kein grundlegenderes Heilmittel als Ruhe" – Jacobson sah in seiner Entspannungsmethode eine Art Basistherapeutikum „... rest is nearly always a part of any therapeutic procedure."[3] Er nahm an, dass sich Ruhe am besten in einem Nachlassen der Muskelspannung ausdrückt und nachweisen lässt. Durch bewusste und gezielte Anspannung und Entspannung von Muskelgruppen sollte daher ein muskulärer Entspannungszustand herzustellen sein, dem dann eine mentale Entspannung folgen würde. Er warnte jedoch schon früh davor, die Progressive Relaxation als ein schnelles und einfaches Therapieverfahren anzusehen. „Zeit, Sorgfalt und Geduld werden von dem Arzt verlangt, der diese Methode verwenden will."

Edmund Jacobson wurde am 22. April 1888 in Chicago geboren. In einem Vortrag über die Ursprünge seines Verfahrens „The origins and development of progressive relaxation", den er 1975 an der Temple University in Philadephia hielt, berichtete er bezüglich seiner Motivation über ein Erlebnis, das er 1898 als 10-Jähriger hatte. Er beschreibt darin, dass er im Chicago seiner Kindheit und Jugend eigentlich nicht auf die Idee gekommen wäre, ein Entspannungsverfahren zu entwickeln. „... Chicago was a really quiet town. There were no daily murders and you could walk on the street without being molested. There were just a few motorcars ..."[4]. Die Familie war gut situiert, der Vater erfolgreicher Unternehmer in der Immobilienbranche, bekannt und beliebt in ganz Michigan. Jacobson hatte seinen Vater immer als ruhigen, besonnenen Menschen erlebt, bis es eines Nachts zu einem tragischen Unglücksfall kam. Ein fünfstöckiges Mietsgebäude aus dem Besitz der Jacobsons brannte völlig nieder, wobei der Brand sich so ungünstig im Treppenhaus entwickelte, dass ein Freund der Familie Jacobson, der im fünften Stock wohnte, sich nur einige Zeit am Fenstersims festhalten konnte, bevor er in den Tod stürzte. Edmund erlebte seinen Vater in dieser Situation plötzlich sehr erregt und verändert „... and this led me in the years following to wonder how to treat states of excitability and nervousness.“[5]

Mit 17 Jahren ging er nach Harvard und forschte im psychologischen Labor bei Hugo Münsterberg über Bewegung und Bewusstsein, insbesondere das Phänomen der Hemmung und Unterschiedsempfindungen zwischen Reizen. Seine erste Veröffentlichung „The Relational Account of Truth“ erschien jedoch im Journal of Philosophy und beschäftigte sich mit Ausführungen von William James und Josiah Royce in ihren Vorlesungen zur Frage, was denn eigentlich Wahrheit sei. Hier zeigt sich ein engagierter und kreativer Denker, der sich kritisch mit den Äußerungen seiner Lehrer auseinandersetzte. Als ein experimentell interessierter Mensch war er von den eher philosophischen Ansätzen seiner Lehrer sehr enttäuscht: „I had come to Harvard with great expectations and had found that William James, Hugo Münsterberg and Josiah Royce were theorists more than scientists.“[6] Nach seiner Promotion über Inhibition wechselte er nach Cornell und konnte dort im psychologischen Institut bei E.B. Titchener mehr Freiraum für eigene Experimente finden, so dass er die Untersuchungen seiner Promotion zur Wahrnehmung von Reizunterschieden, z.B. zur Schreckreaktion auf plötzliche laute Geräusche fortführte. Er stellte fest, dass Personen, die gelernt hatten, ihre Muskeln zu entspannen, weniger schreckhaft waren. Daher entwickelte er eine Methode, wie sich seine Versuchspersonen durch muskuläre Anspannungs-Entspannungsübungen systematisch entspannen lernen konnten. 1912 ging er zum Medizinstudium nach Chicago und entwickelte in den folgenden Jahren eine zunehmend ganzheitliche Sichtweise seiner Forschungsergebnisse. Er kam durch klinische Beobachtung zu der Überzeugung, dass kardiovaskuläre und gastroenterologische Erkrankungen durch erhöhte allgemeine Spannungen bzw. vor allem durch die Unfähigkeit, sich zu entspannen, ausgelöst werden. Ab 1918 leitete er in Chicago ein Institut für klinische Physiologie und war gleichzeitig Chefarzt einer internistischen Klinik. 1920 wurden erste klinische Studien zur Anwendung der Progressiven Relaxation veröffentlicht [„The use of relaxation in hypertensive states“, „Reduction of nervous irritability and excitement by progressive relaxation“]. In dem Bedürfnis, seine muskulären Ableitungen in den Millivoltbereich zu verfeinern, hatte er 1921 intensiven Kontakt mit dem Bell Telephone Laboratory, das ihm erste elektronische Registriergeräte für elektromyographische Messungen zur Verfügung stellte. Im Gegenzug unterrichtete er die leitenden Angestellten von Bell in Progressiver Relaxation. Durch die verfeinerten Messmöglichkeiten konnte er einen unmittelbaren Zusammenhang zwischen gedanklicher Aktivität und peripherer Spannung nachweisen. Er fand, dass innere Bilder, insbesondere wenn sie mit Bewegung assoziiert sind (z.B. in der Vorstellung eine Faust zu ballen, die Haare zu kämmen oder der Gedanke an ein vorbeifahrendes Auto), zu einer leichten, jedoch messbaren Erhöhung der Muskelaktivität führten. Er ließ Versuchspersonen an einen Gegenstand im Raum denken und fand eine entsprechend messbare Aktivität der Augenmuskulatur in dieser Richtung („Wenn der Gedanke hingeht, schaut das Auge mit"). Die gemeinsame Aktivität von Psyche und Muskulatur veranlasste ihn zu der Auffassung, dass Hirnzentren und Willkürmuskulatur wie in einem „Verstärkungskreislauf" zusammenarbeiten – „Mental activity is an activity of the whole body"[7]. Es handelt sich um einen neuromuskulären Schaltkreis, der sich aus Nerven- und Muskelgewebe zusammensetzt. Jacobson hatte die Vorstellung, dass eine entspannte Muskulatur zur Beruhigung des Denkens und zur Reduzierung der sympathischen Aktivitäten führen könnte. In seinem ersten Buch 1929 finden sich daher nach 20 Jahren Forschung sowohl umfangreiche Grundlagendaten wie auch eine detailliert ausgearbeitete Methode der Progressiven Relaxation und ihrer klinischen Anwendung an verschiedenen Fallbeispielen (Ösophagusspasmus mit manometrischen Befunden und Röntgenbildern, muköse Colitis, Endokarditis, Schlafstörungen, nervöse Spannung, Neurasthenie, Zwänge). 1934 veröffentlichte er dann seinen Ratgeber „You must relax", der in mehreren Auflagen in den USA große Verbreitung fand. Die erste deutsche Übersetzung erschien 1955 im Gerd Hartje Verlag mit dem Titel „Immer mit der Ruhe – eine praktische Methode, die Anspannungen des modernen Lebens zu lindern". Erst sieben Jahre nach seinem Tod erschien dann 1990 im Pfeiffer-Verlag eine modern überarbeitete Übersetzung „Entspannung als Therapie", die jedoch deutlich die Handschrift des ursprünglichen Verfahrens trägt. Zu diesem Zeitpunkt hatte sich im deutschsprachigen Raum allerdings längst die durch die Verhaltenstherapie völlig veränderte Form der muskulären Entspannung in der Veröffentlichung von Bernstein und Borkovec [1975] durchgesetzt, die weniger auf Körperwahrnehmung, sondern vielmehr auf kontrollierte Entspannung Wert legt. Jacobson selbst kommentierte diese Entwicklung mit Interesse, zumal er sich bei der klinischen Anwendung von Anfang an um alltagsgerechte Verkürzungen seines ansonsten viel zu aufwändigen Entspannungsverfahren bemüht hatte.

Jacobson veröffentlichte an die 70 wissenschaftliche Arbeiten und zwölf Bücher, die sich mit unterschiedlichen Aspekten von Entspannung beschäftigten. Immer war er an der Weiterentwicklung der Grundlagen interessiert [„Anxiety and tension control" 1964, „Tension in medicine" 1967, „Biology of emotions" 1967, „Modern treatment of tense patients" 1970, „The human mind" 1982], aber auch die Umsetzung seines Konzeptes in verschiedene Bereiche [„You can sleep well" 1938, „How to relax and have your baby" 1959, „Tension control für businessmen" 1963, „Teaching and learning" 1973] kennzeichnet sein breites Interesse. Etwas aus dem Rahmen fällt die Umsetzung der Entspannung auf die politische Ebene. In „The peace we Americans need" [1944] setzt er sich in sehr detail-

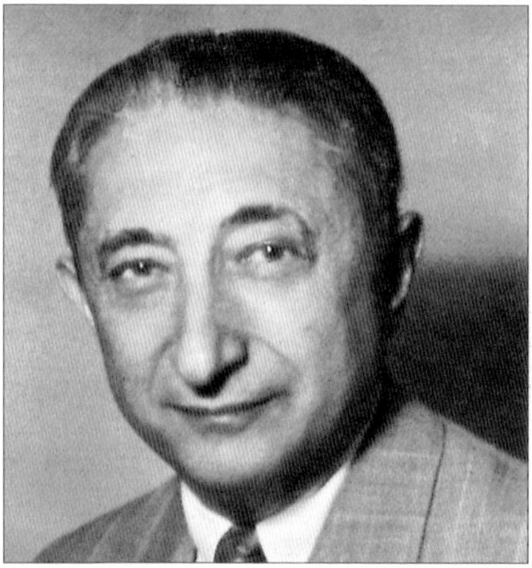

Edmund Jacobson:
Es ist gar nicht so einfach ein Photo von Jacobson zu finden. Die meisten Therapeuten, die die PR anwenden, wissen daher auch nicht, wie er ausgesehen hat. Dabei hat er sich schon in seinem ersten Buch 1929 auf Seite 92 und 93 bei der Entspannung abgebildet (ohne dies jedoch für den Leser zu erwähnen). Das Portrait hier zeigt ihn im Alter von ca. 65 Jahren.

lierter Form mit den Gründen und Folgen des Krieges auseinander und plädiert für ein „clearer thinking". Dabei vermeidet er zwar die einfache Formel, wenn die Menschen entspannter wären, gäbe es weniger Gründe für Krieg, aber dennoch drängt sich dieser Gedanke dem Leser immer wieder beinahe unwillkürlich auf.

J.H. Schultz, der Begründer des Autogenen Trainings, beschrieb ihn bei einem Treffen in Chicago als „einen äußerst sachlich, ruhig zurückhaltenden Gelehrten zierlichen Wuchses und intensiver Erfülltheit von physiologischen Problemen..." [Schultz 1964].

Etwas unklar ist das Datum seines Todes. Prof. Emrich vom Max-Planck-Institut für Psychiatrie in München erwähnt in seinem Vorwort zur überarbeiteten deutschen Erstauflage des Ratgebers „Entspannung als Therapie" das Jahr 1976. In Jacobsons Buch „The human mind" (erschienen 1982) werden dagegen eine Veröffentlichung „Some highlights of my life" 1979, sowie zwei Interviews 1978 und 1979 erwähnt. Gröninger [1996] nennt in seinem Buch 1983 als Todesjahr, und auch der Eintrag im Personenlexikon der Psychotherapie [Stumm et al. 2005] nimmt als Todesdatum den 07.01.1983 an. Auf jeden Fall ist Jacobson also recht alt geworden – vielleicht dank Progressiver Relaxation?

Anmerkungen

1 Es gibt wahrscheinlich kein grundlegenderes Heilmittel als Ruhe.
2 Eine physiologische und klinische Untersuchung muskulärer Zustände und ihrer Bedeutung für Psychologie und klinische Praxis.
3 Ruhe ist fast immer Bestandteil jeder Therapie.
4 Chicago war eine wirklich ruhige Stadt. Es gab keine täglichen Morde und man konnte die Straße entlang gehen, ohne überfallen zu werden. Es gab nur wenige Autos ...
5 Und dies brachte mich in den kommenden Jahren dazu, mich zu fragen, wie man Erregungszustände und Nervosität behandeln könne.
6 Ich war mit großen Erwartungen nach Harvard gekommen und hatte gemerkt, dass William James, Hugo Münsterberg und Josiah Royce mehr Theoretiker als Wissenschaftler waren.
7 Geistige Aktivität ist eine Aktivität des ganzen Körpers.

1 Grundlagen der Entspannung

1.1 Einführung

Mit Entspannung wird im allgemeinen Sprachgebrauch zumeist ein positiver Zustand beschrieben, der mit einer gelösten Muskulatur, mit dem Auftreten angenehmer Gefühle sowie ausgeglichenem Denken und Zufriedenheit verbunden ist. Im Handbuch der Entspannungsverfahren wird Entspannung definiert als

> *„ein spezifischer psychophysiologischer Prozess, der sich auf einem Kontinuum von Aktiviertheit-Desaktiviertheit zum Pol eines fiktiven Basalwertes hin bewegt und gekennzeichnet ist durch Gefühle des Wohlbefindens, der Ruhe und Gelöstheit." [Vaitl 2000a].*

Diese etwas abstrakte Definition beinhaltet, dass Entspannung ein normales, biologisch angelegtes Reaktionsmuster des Menschen ist. Die **Entspannungsreaktion** ist Teil des natürlichen Verhaltensrepertoires und wird unter entsprechenden Umgebungsbedingungen (z.B. körperliche Ruhehaltung, Reizabschirmung, abends beim Einschlafen) automatisch eingeleitet. Als Gegenpol zur Spannung dient sie dem Schutz des Organismus vor übermäßiger Beanspruchung, fördert den Stressabbau und die Linderung von Beschwerden und kann auch zu kreativen Freiräumen und positiveren Gedankeninhalten führen.

Physiologisch ist die Entspannungsreaktion gekennzeichnet durch:

- eine Abnahme des Muskeltonus und Veränderung der Reflextätigkeit,
- Senkung des arteriellen Blutdrucks und Umverteilung der Durchblutung zugunsten der Körperoberfläche, d.h. Hauterwärmung durch periphere Vasodilatation,
- Verlangsamung der Pulsfrequenz,
- Abnahme der Atemfrequenz (die Atmung wird flacher und gleichmäßiger),
- Minderung des Sauerstoffverbrauchs,
- Abnahme der Hautleitfähigkeit sowie
- unterschiedliche Wirkungen auf intestinale und metabolische Prozesse (z.B. Darmtätigkeit, Blutzucker, Blutgerinnung, Cholesterin).

Darüber hinaus werden im EEG Veränderungen der hirnelektrischen Aktivität (Alpharhythmus, vermehrte Theta-Wellen, K-Komplexe, Schlafspindeln) registriert. Traditionell werden diese Veränderungen einem Wechsel im vegetativen Nervensystem von aktivierender sympathischer Reaktionsbereitschaft hin zu trophotroper parasympathischer Aktivität zugeschrieben (siehe Tabelle 1.1).

Tab. 1.1: Wirkungen des Sympathikus und des Parasympathikus

Körperfunktionen	Sympathikus	Parasympathikus
Atmung	schneller, tiefer Bronchien erweitert	langsamer, flacher Bronchien verengt
Herzschlag	schneller, stärker	langsamer, schwächer
Blutdruck	höher	niedriger
Durchblutung der Skelettmuskulatur	stärker	schwächer
Durchblutung von Verdauungsorganen, Haut, Schleimhäuten, Genitalien	schwächer	stärker (Wärmeempfindungen)
Gerinnungsfähigkeit des Blutes	stärker	schwächer
Skelettmuskulatur	angespannt	entspannt
Blutzucker	höher	niedriger
Blutfette	höher	niedriger
Magensäure	vermindert	erhöht
Verdauung	unterbrochen	angeregt
Schweiß	verstärkt	verstärkt

Neuere Erkenntnisse der Stressforschung belegen jedoch, dass diese polare Vorstellung zu vereinfachend ist. Bei der Aktivierungsreaktion haben wir es mit komplexen neurophysiologischen und humoralen Abläufen zu tun [Egle et al., in Vorbereitung]. Das oben beschriebene Kontinuum tritt in der neurobiologischen Realität nicht auf (s.u.).

Psychologisch entsteht durch die Reizabschirmung und Wendung der Aufmerksamkeit nach innen:

- eine veränderte Körperwahrnehmung,
- vermehrte Schläfrigkeit,
- Wahrnehmungsschwellen werden erhöht,
- die Umgebung wird distanzierter erlebt,
- das Denken wird assoziativer,
- bildhafte Gedankensequenzen können zunehmen.

Das Gefühl der Entspannung ist ein wesentlicher Aspekt dessen, was wir heute als **Flow-Erlebnis** bezeichnen. Zufriedenheit, affektive Dämpfung, ein Gefühl des Abgeschirmtseins und der Regeneration können solche Erlebnisse hervorrufen. Verstärkt werden diese psychologischen Entspannungselemente durch die Wahrnehmung der angenehmen physiologischen Veränderungen (Hautwärme, Nachlassen des Muskeltonus, Senkung der Herzfrequenz, Beruhigung der Atmung). Auch hier ist es jedoch erforderlich, die vereinfachte dualistische Sichtweise von Anspannung und Entspannung zu differenzieren, da Entspannung und Erregung sich psychologisch nicht ausschließen.

1.1.1 Das Kontinuum von Sympathikus und Parasympathikus

Wie schon ausgeführt, ist die somatische Polarität zwischen Sympathikus und Parasympathikus ein Konzept, das nur teilweise zutrifft (siehe auch Kapitel 1.3.1). Die Vorstellung einer *„organismischen Umschaltung"* auf den Parasympathikus, wie sie von Schultz für das AT angenommen wurde, ist zwar für die grundlegende Erklärung, wie ein Entspannungsverfahren seine Wirksamkeit im Körper entfaltet, legitim. Ein Organismus steht jedoch in einem ständigen Wechsel verschiedener Aktivierungen, so dass Entspannung und Erregung gleichzeitig vorkommen können. Auch Sympathikusaktivität (z.B. Fernsehen) kann entspannend erlebt werden, **die Interpretation des Entspannungszustandes übernimmt immer das Gehirn**. Ein typisches Beispiel dafür sind die sog. „autogenen Entladungen" als Nebenwirkung beim Erlernen des AT [Luthe 1965], die teilweise dem Sympathikus, zum Teil aber auch parasympathischer Aktivität zugeordnet werden können. Anfangs werden daher vom Therapeuten Hilfestellungen gegeben, um die Nebenerscheinungen zu mindern, später lernt der Übende, sie einfach anders zu interpretieren und sogar vorher störende Impulse in den Entspannungsablauf zu integrieren.

! Zur Erklärung der Wirkung von Entspannungsverfahren kann das Bild der Polarität im vegetativen Nervensystem sinnvoll sein, um den Lernenden nicht zu sehr zu verwirren.

Es muss dem Therapeuten dabei jedoch bewusst sein, dass Stress nicht immer über den Sympathikus vermittelt wird und Entspannung nicht automatisch mit dem Parasympathikus verbunden ist. So stellt beispielsweise der Zustand der Depression eine ausgeprägte **parasympathische Stressreaktion** dar, bei der der damit verbundene innerpsychische Aktivierungszustand zumeist nicht mit einer Herz-Kreislaufreaktion verbunden ist [Derra 2006].

1.1.2 Wirkung von Entspannungsverfahren

Entspannungsverfahren sind technisch gesehen Induktionsmethoden, mit denen die oben beschriebenen unterschiedlichen vegetativen Reaktionsweisen ausgelöst werden können. Dabei verwenden die verschiedenen Verfahren unterschiedliche Zugänge zur Entspannungsreaktion. Das AT nutzt die konzentrativen mentalen Fähigkeiten des Menschen durch die monotone Wiederholung von Entspannungsformeln [Schultz 1932], während Jacobson die Konzentration auf die Spannungsänderung der Muskulatur als Einstieg zur Entspannung wählte [Jacobson 1929]. AT und PR sind systematisch aufgebaut und können schrittweise erlernt werden, zumeist werden sie in der Gruppe in Kursform vermittelt. Im Gegensatz zum AT, das unter anderem aufgrund seiner Herkunft aus der Hypnose einer differenzierten Theoriebildung unterlag [Hoffmann 2006], ist die PR in einem Teil ihrer Grundlagen zwar gut untersucht, es gibt jedoch bisher keine einheitliche Theorie der verschiedenen Ansätze der Muskelentspannung. Auch dadurch, dass die meisten PR-Therapeuten Elemente aus anderen Therapieformen bei der Entspannung mit einbeziehen, ist eine Standardisierung und einheitliche Bewertung nur schwer möglich [Klinkenberg 1996, Krampen 2004].

Anfänglich wird man bei den Entspannungsübungen zumeist nur kleine Veränderungen wahrnehmen, die auf einzelne Körperregionen verteilt sind. Später wird Entspannung zu einem spürbaren Gesamterlebnis mit Generalisierung auf den ganzen Körper und alle Funktionssysteme. Durch regelmäßiges Üben wird die Entspannungsreaktion gebahnt und stabilisiert, so dass eine **konditionierte Reaktion** entsteht. In diesem Stadium ist der Übende dann in der Lage, diese Reaktion auf den konditionierten Reiz (Entspannungsformel, Körperhaltung, ruhige Atemzüge etc.) hin schnell und in den verschiedensten Situationen hervorzurufen [Vaitl 2000a].

Bei *längerfristiger Anwendung* von Entspannungsübungen entsteht in der Regel ein Gefühl verbesserter Kontrolle und Selbststeuerung. Psychologisch wird die sog. internale Kontrollüberzeugung gestärkt, d.h. das Erleben, selbst etwas bewirken zu können und die Kontrolle darüber zu haben. Deshalb ist beim Erlernen auf das selbstständige Üben zu achten, so dass keine zu große Abhängigkeit von der Stimme oder der Person des Therapeuten oder Gruppenleiters entsteht. Auch die innere Ansprechbarkeit auf Reize kann leichter abgeschirmt werden. Schultz nannte dieses Phänomen beim AT die „affektive Resonanzdämpfung". Ein gut erlerntes Entspannungsverfahren bewirkt auch das Erleben eines Kompetenzzugewinns, eine Steigerung des Selbstwertgefühls und darüber eine verbesserte Stressimmunisierung und erfolgreicheres Bewältigungsverhalten (z.B. in Prüfungen, siehe auch Kapitel 5.1). Die klinische Wirksamkeit beider Entspannungsverfahren ist inzwischen gut belegt.

1.2 Bedeutung der neuromuskulären Abläufe

Jacobson ging aufgrund seiner Forschungen über die neurophysiologische Muskelaktivität davon aus, dass ein Zustand der Ruhe und Entspannung sich am deutlichsten in einer **Abnahme des Muskeltonus** widerspiegelt. Er konzentrierte daher seine Entspannungsmethode ausschließlich auf die Muskulatur. Durch wiederholte Anspannungs-Entspannungsübungen wird zunächst systematisch die Skelettmuskulatur in einen entspannteren Tonus gebracht. Die Abnahme der muskulären Spannung führt nach seiner Vorstellung zwangsläufig zu einer Minderung der Aktivität im zentralen Nervensystem. Außerdem postulierte er einen Zusammenhang zwischen muskulärer und viszeraler Entspannung, so dass er über die Muskelspannung eine Veränderung des gesamten Organismus erreichen wollte. Phänomene der peripheren Durchblutungsveränderung (Wärmeempfinden), mentale Vorgänge (Vorstellungen, symbolische Bedeutungen), suggestive Elemente oder auch interaktionelle Aspekte (Rolle und Wirkung des Therapeuten) interessierten ihn wissenschaftlich weniger. In der Tat zählen neuromuskuläre Phänomene, wie man heute weiß, zu den grundlegenden Vorgängen bei der Entspannung.

Rückblickend wertete Jacobson selbst seine Muskelforschung als recht undifferenzierte und grobe Messungen [Jacobson 1977]. Während er noch auf relativ einfache Methoden angewiesen war, ist heute durch differenziertere elektromyographische Messmöglichkeiten sowie den Einblick in molekulare Mechanismen der Kontraktion und des Muskelstoffwechsels sehr viel mehr über die Abläufe im Muskel unter Anspannung und Entspannung bekannt. Auch das Verständnis der zentralen Steuerung von Muskelbewegungen bis hin zu komplexen Handlungen ist unter anderem durch bildgebende Verfahren wesentlich erweitert worden [Rohen 2001, Birbaumer und Schmidt 2003]. Das Wechselspiel zwischen peripherer und zentraler Entspannung sowie die zugehörigen Wahrnehmungsprozesse bieten neue Ansätze für eine differenziertere Entwicklung von Entspannungsübungen [Übersicht bei Vaitl 2000c]. Vermutlich würde Jacobson seine Methode heute anders konzipieren, wenn ihm diese neuromuskulären Erkenntnisse schon zu Verfügung gestanden hätten (siehe Kapitel 3.6).

1.2.1 Peripheres neuromuskuläres System

Ein Muskel ist aus einigen hundert bis zu vielen tausend Muskelfasern aufgebaut. Peripher entsteht Muskelspannung durch eine Kontraktion der Muskelfasern, die in sog motorischen Einheiten organisiert sind. Eine *motorische Einheit* ist ein funktionelles System, das aus der motorischen Vorderhornzelle im Rückenmark, dem Axon im Spinalnerv und der synaptischen Verbindung zwischen Axon und Muskelfaser, der motorischen Endplatte besteht (auch Motoneuron genannt). Zusammen mit dem afferenten Neuron, das vom Muskel zum Rückenmark läuft, bildet es einen monosynaptischen *Reflexbogen* (Eigenreflex oder propriozeptiver Reflex), der peripher den wesentlichen Anteil an der Steuerung der Muskelspannung hat (siehe Abbildung 1.1)

Schon hier wird deutlich, dass die periphere Muskelspannung immer in Zusammenhang mit zentraleren Steuerungsabläufen steht. Die Anzahl der von einem Motoneuron über Axonkollateralen innervierten Muskelfasern variiert beträchtlich, je nachdem, wie fein die Bewegung abgestimmt sein muss. Ein Aktionspotenzial wird jeweils eine Zuckung in allen von einem Motoneuron versorgten Muskelfasern auslösen. Je kleiner eine motorische Einheit ist, desto feiner regulierbar sind die Kontraktionen eines Muskels. In den äußeren Augenmuskeln werden beispielsweise nur jeweils 6–10 Muskelfasern von einem Motoneuron versorgt, während im Rücken 500–1700 Muskelfasern und in der Gesäßmuskulatur mehrere tausend Fasern an einer motorischen Vorderhornzelle hängen. Jacobson berücksichtigte diese physiologischen Grundlagen, indem er die Übungen mit den Massenbewegungen der Extremitäten beginnen ließ und dann am Ende zu den feiner ab-

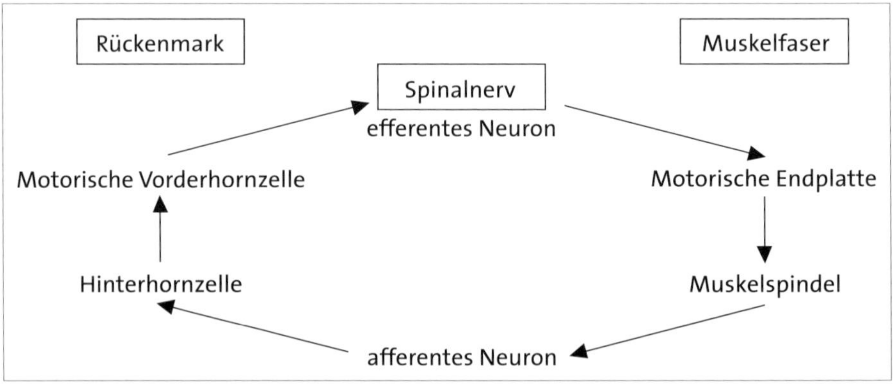

Abb. 1.1: Aufbau des monosynaptischen Reflexbogens

gestuften Bewegungsmustern der Augen und des Mundes („Sprechwerkzeuge") kam.

Bei der Kraftentwicklung gibt es zwei Möglichkeiten, die Kontraktion eines Muskels abzustufen: zum einen über die **Erregungsfrequenz** (Häufigkeit der Aktionspotenziale), zum anderen über die **Anzahl der jeweils aktivierten motorischen Einheiten**. Beide Möglichkeiten werden in der Regel gleichzeitig genutzt, wobei die Geschwindigkeit der Kontraktion vornehmlich über die Anzahl der gleichzeitig aktivierten motorischen Einheiten gesteuert wird.

Betrachtet man die Muskelkontraktion von der mechanischen Seite, so lassen sich zwei Grundmuster unterscheiden:

- **Isotonische Kontraktion:** Der Muskel verkürzt sich bei konstanter Belastung, d.h. er überträgt seine Kraft so auf seine beiden Enden, dass über die Sehnenansätze im entsprechenden Teil des Skelettsystems eine Bewegung entsteht; er leistet Bewegungsarbeit.
- **Isometrische Kontraktion:** Der Muskel leistet Haltearbeit, er entwickelt Spannung ohne Längenänderung, intramuskuläre elastische Strukturen werden belastet.

Die im Alltag häufigste Form der Muskelanspannung ist die sog. **Unterstützungszuckung**, wenn wir z.B. eine Last heben. Dabei kommt es zunächst zu einer isometrischen Anspannung bis zum Beginn des Anhebens der Last. Die anschließende Hebearbeit entspricht einer isotonischen Kontraktion.

1.2.2 Isotonische und isometrische Kontraktion bei der PR

Die umgekehrte Situation einer sog. **Anschlagszuckung** finden wir bei den einzelnen Übungen der PR (Abbildung 1.2). Die Muskelanspannung beginnt nach einer Ruhephase (a) zunächst mit einer **isotonischen Kontraktion**. Der Muskel bewegt sich (b) und wird in seiner Bewegung entweder durch den antagonistischen Muskel oder durch das Ende der Gelenkbeweglichkeit gestoppt. Es folgt für 5–10 Sekunden eine isometrische Muskelanspannung (c), bei der der Muskel nur noch in seiner inneren Elastizität zusammengezogen wird, während die Antagonistenmuskeln passiv gedehnt werden. Wenn die Spannung isometrisch noch weiter gesteigert wird, verkrampft der Muskel zunehmend. Bei der PR wird heute bei den meisten Übungen die Spannung nicht mehr gesteigert, sondern nach sanfter Anspannung zur Entspannung (e) hin vermindert.

Auch physiologisch lässt eine isometrische Kontraktion mit der Zeit nach (**postisometrische Relaxation**). Je nach Spannungsverlauf beginnt die postisometrische Relaxation des Muskels (d) nach 10–15 Sekunden. Wollte man dieses Phänomen daher bei der PR zur besseren Entspannung nutzen, müsste man die Spannung wenigstens für diesen Zeitraum halten. Dies spricht sehr für die Originalmethode, bei der jeweils 1–2 Minuten angespannt wurde, während die neueren Varianten mit ihren 5–10 Sekunden Anspannung zu kurz greifen (siehe auch Kapitel 3.6). Jacobson im Original nannte die isotonische Kontraktion „moving tension“ und die isometrische Kontraktion „static tension“.

1.2.3 Muskeltonus und Entspannung

Während für die Muskelarbeit, d.h. die Kraftübertragung auf das Skelett, physiologische Parameter wie das komplexe Zusammenwirken zwischen elastischen und kontraktilen Elementen, die Unterscheidung zwischen schnellen und langsamen Muskelfasern sowie die Ruhelänge und Vordehnung der Muskelfaser von grundlegender Bedeutung sind, spielen diese Faktoren bei der Entspannung kaum eine Rolle. Muskuläre Entspannung kommt neurophysiologisch dadurch zustande, dass die Anzahl der aktiven motorischen Einheiten abnimmt oder sich die Entladungsfrequenz der beteiligten Motoneurone verringert [Vaitl 2000a].

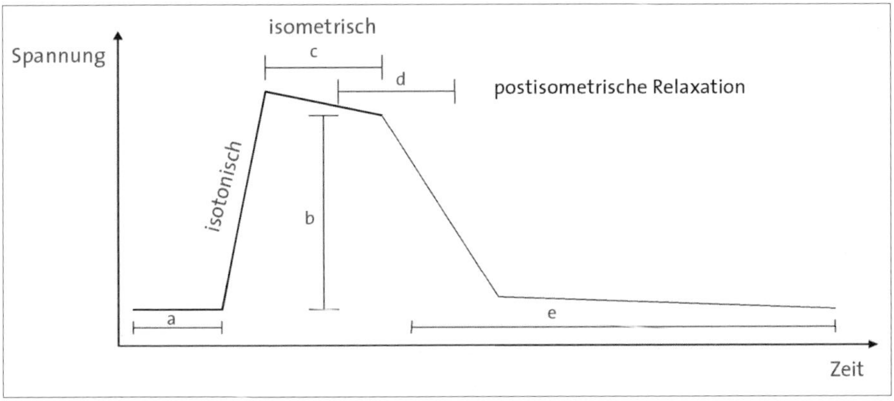

Abb. 1.2: Ablauf der isotonischen und isometrischen Kontraktion

Ein wichtiges gemeinsames Element von Kraft und Entspannung ist jedoch der **Muskeltonus**. Er dient dazu, ohne ständige bewusste Kontrolle eine bestimmte Körperstellung aufrechtzuerhalten. Diese Grundanspannung des Muskels wird durch eine asynchrone, also zeitlich etwas versetzte Summation von Einzelzuckungen vieler motorischer Einheiten [Birbaumer und Schmidt 2003] erreicht. Alle Muskeln im Körper haben einen Tonus, der jeweils unterschiedlich sein kann und in der Intensität ständig wechselt. Bei Aktivierungsreaktionen wie bei geistiger Anspannung und Aufregung kann der Grundtonus sich synchron in allen Muskeln erhöhen.

In psychischen Belastungssituationen werden jedoch oft einzelne Muskelgruppen mehr als andere angespannt. Der Organismus neigt zu (erlernten) **Reaktionsstereotypien**, wodurch Verspannungen entstehen. Solche Reaktionsstereotypien können klinisch eine bedeutsame Rolle spielen: Wenn z.B. jemand bei allen Aktivitäten deutlich die Zähne zusammenbeißt oder bei jedem Schritt die untere Rückenmuskulatur kräftig und anhaltend anspannt, ist die Entstehung von Gesichts- oder Rückenschmerzen vorprogrammiert.

Auch bei der Muskelentspannung gibt es Reaktionsstereotypien. Manche Menschen reagieren z.B. schon auf die Vorgabe, sich zu entspannen, mit einer deutlichen Muskelanspannung, andere mit einer schnellen und generalisierten Tonusabnahme. Außerdem lässt die Spannung unter Umständen in verschiedenen Muskeln unterschiedlich schnell nach (siehe Kapitel 1.2.5).

1.2.4 Muskeldehnung – Sehnenorgane und Muskelspindeln

Auch im entspannten Zustand, wenn keine Aktionspotenziale mehr in der Muskelfaser ankommen, sinkt der Muskeltonus nicht völlig auf Null, da der Tonus unter anderem durch ein eigenes System von Dehnungssensoren in den Sehnen und der Muskulatur gesteuert wird.

Die **Sehnenorgane** haben nur eine afferente Innervation und messen vorwiegend Spannung. Sie werden besonders durch isometrische Kontraktionen aktiviert.

In bzw. zwischen den Muskelfasern sind die **Muskelspindeln** integriert. Es handelt dabei um kleine sog. intrafusale Muskelfasern, die über sensible Afferenzen den Spannungszustand der Muskulatur ins Rückenmark melden und über eigene feine motorische Nervenfasern in ihrer Sensibilität gesteuert werden. Sie wirken dadurch einerseits als Dehnungssensoren, messen aber vornehmlich die Längenänderung der Muskulatur. Funktionell wird über die Muskelspindeln auf peripherer Ebene die Vorbereitung einer Muskelkontraktion gesteuert: Sie bringen den Muskel in eine Vorspannung, damit ein Bewegungsimpuls tatsächlich ausgeführt werden kann. Ihre Aktivierung spielt daher eine zentrale Rolle bei den **spinalen Reflexen.** Sie können sowohl auf passive Dehnung reagieren (z.B. bei der neurologischen Untersuchung) als auch durch **eigene Kontraktion** die Muskelreaktion beeinflussen. Letzteres erklärt ihre wichtige Bedeutung bei der Planung, Vorbereitung und Steuerung von Willkürbewegungen. Sie bewirken z.B., dass eine mental vorgestellte Bewegung am äußerlich scheinbar ruhenden Muskel messbar wird, oder sie können die Muskellänge zur Durchführung einer feineren Bewegung konstant halten.

Muskelspindeln und Sehnenorgane bilden aber nicht nur einen peripheren Regulationsapparat. Sie sind gleichzeitig für die **Wahrnehmung der Tiefensensibilität** zuständig. Über ihre Afferenzen wird daher auch die jeweilige Muskelspannung zentral wahrgenommen. Würde man die Wirkung der PR lediglich über das Spüren einer veränderten Muskelspannung definieren, so würde sich dieser Effekt sehr auf diese Strukturen beschränken – dies ist jedoch in der Praxis nicht der Fall (siehe auch Kapitel 1.4). Da bei der PR üblicherweise *sehr langsame Bewegungen* durchgeführt werden, spielt die Vorspannung der Muskulatur physiologisch keine Rolle. Sowohl eine verspannte Muskulatur als auch eine schon recht entspannte Muskulatur können weiter entspannt werden. Es kommt vor allem auf die *Wahrnehmung* des Spannungsunterschiedes an.

Anders ist die Situation bei der Durchführung *schneller Bewegungen*, hier ist eine entspannte Muskulatur eine wichtige Voraussetzung für einen harmonischen Ablauf. Eine entsprechend entspannte Vordehnung ist unter anderem Aufgabe der Muskelspindeln. Damit ergibt sich ein wichtiger Einsatzbereich des Entspannungstrainings im Sport und auch bei komplexen motorischen Tätigkeiten im handwerklichen und künstlerischen Bereich wie z.B. beim Spielen eines Musikinstrumentes.

1.2.5 Zentrale Steuerung des motorischen Systems

Während die periphere Muskelphysiologie einige wichtige Aspekte zum Verständnis des unmittelbaren Anspannungs-Entspannungsablaufes liefert (Abbildung 1.2), tragen die zentralen Anteile der neuromuskulären Steuerung (Abbildung 1.3) wesentlich mehr zur Erklärung der Entspannungsfähigkeit bei. Wie oben ausgeführt, unterliegt die Feineinstellung der Muskelspindeln supraspinaler Kontrolle, ihre Aktivität wird entscheidend durch absteigende Bahnen aus verschiedenen Funktionsbereichen des Gehirns beeinflusst. Je weiter wir im motorischen System nach zentral kommen, desto bewusster und differenzierter sind die Einflüsse auf eine Muskelbewegung.

Auf **spinaler Ebene** sind es Reflexabläufe und automatisierte Bewegungszentren, die zumeist als Schutzmechanismen sehr undifferenzierte und basale Bewegungen steuern. Der Schreitreflex beim Neugeborenen, die trainierbaren Automatismen bei Querschnittsgelähmten, der gekreuzte Streckreflex oder auch pathologische Reflexe wie der Babinski-Reflex sind Beispiele solcher Bewegungsmuster.

Die Funktion des **Hirnstamms** besteht insbesondere in der Aufrechterhaltung des Gleichgewichts und einer normalen Körperhaltung entgegen der Schwerkraft. Diese so genannte Stützmotorik arbeitet normalerweise automatisch, also ohne Einschaltung des Bewusstseins, nutzt jedoch die Leistung verschiedener Hirnnerven zur Orientierung und Informationsverarbeitung (Sehen, Hören, Gleichgewichtsor-

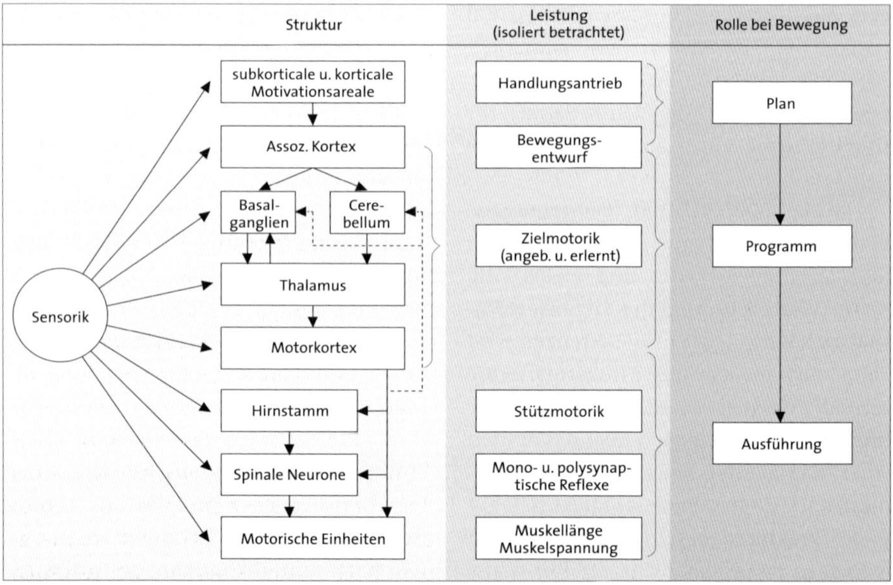

Abb. 1.3: Aufbau des motorischen Systems, in Anlehnung an [Birbaumer und Schmidt 2003]

gan). Wie anfällig dieses System ist, zeigt sich bei Änderung der Gravitation im Rahmen von Weltraumflügen. Typische Hinweise auf gestörte Abläufe sind hier Schwindel und Übelkeit. Weniger dramatisch aber dennoch zu beachten sind die Veränderungen durch das Einnehmen einer bestimmten Körperhaltung bei der Entspannungsübung. Es handelt sich dabei in der Regel um besondere, von der Alltagshaltung abweichende Haltungen der Stützmotorik. Sehr feinfühlige Menschen können auch hier mit Schwindel reagieren, der durch das Schließen der Augen verstärkt wird.

Eine weitere Struktur des Hirnstamms, die Kerngebiete der **Formatio retikularis**, ist das zentrale Verarbeitungszentrum für die Aktivitätssteuerung. Von ihr gehen sowohl aktivierende (Locus coeruleus) wie auch beruhigende (Raphe-Kerne) Impulse aus, es gibt Verbindungen zu allen vegetativen Zentren, zum limbischen System und Hypothalamus sowie insbesondere zu Sympathikus und Parasympathikus. Alarm- und Schreckreaktionen laufen in erster Instanz über den Hirnstamm nach unten (motorische Reaktion) und zentral nach oben (sekundäre Verarbeitung, Bewertung).

Die motorischen Kerngebiete des Hirnstamms werden von den höheren Zentren der **Basalganglien**, des **Kleinhirns** und des **motorischen Kortex** (gyrus praecentralis) beeinflusst. Der motorische Kortex hat zur unmittelbaren Ausführung von Bewegungen eine direkte Verbindung zum Rückenmark, den tractus corticospinalis oder auch **Pyramidenbahn**. Für eine differenzierte Funktion des motorischen Systems sind Verbindungen zu **assoziativen Kortexfeldern**, zum **präfrontalen Kortex** (Bewegungsentwurf und Programmplanung) sowie zu **subkortikalen Arealen** (Motivation, Antrieb, emotionale Befindlichkeit) notwendig. Für Koordination von Bewegungsabläufen ist darüber hinaus das Wahrnehmungssystem von Bedeutung.

In Abbildung 1.3 wird der **Einfluss der Sensorik** auf alle Ebenen des motorischen Systems bezogen. Dieser besteht jedoch in unterschiedlicher Form und Intensität und hat für die Durchführung einer Entspannungsübung nicht in allen motorischen Zentren die gleiche Bedeutung. Darüber hinaus verursachen Erklärungen und Motivation durch den Kursleiter, das Umsetzen in eigene Bewegungsabläufe, die begleitende Wahrnehmung der eigenen Entspannungserlebnisse sowie ihre Interpretation und symbolische Verarbeitung (z.B. das Gefühl der Schwere und Entspannung) vermutlich recht komplexe Abläufe sowohl im Bereich der neuromuskulären Steuerung als auch der Körperwahrnehmung. Daraus folgt, dass es bei der Einleitung der neuromuskulären Entspannung nicht allein auf eine passive Ruhigstellung des Bewegungsapparates ankommt. Ein sinnvolles Entspannungsverfahren muss auf den verschiedenen Ebenen der zentralen und peripheren Steuerung und Verarbeitung eine Dämpfung der dort jeweils ablaufenden Prozesse bewirken.

1.2.6 Muskeltonus bei der PR

Dass das anfängliche Erleben der Entspannung paradoxerweise sogar eher weniger von der messbaren Abnahme des Muskeltonus abhängig ist, belegen Grundlagenstudien zur PR [Schneider et al. 1987, Vaitl 2000c] und Effektvergleiche mit dem Autogenen Training [Shapiro und Lehrer 1980, Takaishi 2000, Übersicht bei Krampen 2004]. Takaishi konnte bei Angstpatienten in EMG-Ableitungen sogar eine bessere Muskelentspannung durch AT als bei der Durchführung der PR feststellen [Takaishi 2000]. Betrachtet man den Ablauf der Übung mit dem Wechsel von Anspannung (A) und Entspannung (E) in Abbildung 1.4, so erscheint dieses Phänomen durchaus plausibel.

Es erscheint in der Tat nicht einleuchtend, warum ein ständiger Wechsel von Aktivität und Loslassen eine vermehrte Entspannung hervorrufen soll. Ein zu schneller Wechsel wird muskuläre Ent-

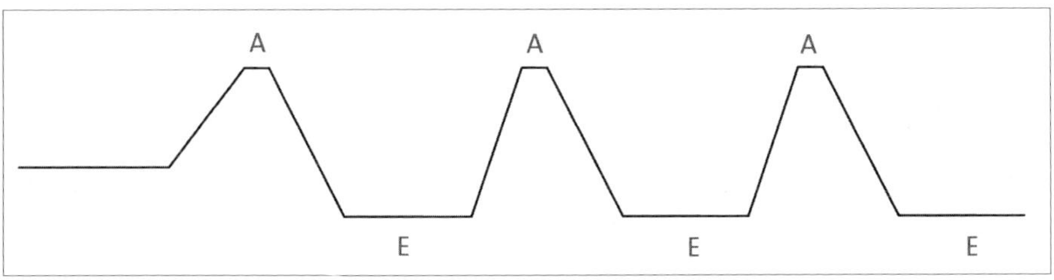

Abb. 1.4: Wechsel von Anspannung und Entspannung

spannung verhindern und bei zu langer Entspannungsphase wird jede Anspannung eine erneute, möglicherweise störende Sympathikusaktivierung auslösen.

Jacobson legte daher die eigentliche Entspannungsphase an das Ende der Übung, indem er die Lernenden bis zu 30 Minuten lediglich ruhen ließ. Ihm war es außerdem wichtig, nicht von „Entspannungstraining" zu sprechen, da der Begriff des Trainings von den meisten Menschen mit gesteigerter Anstrengung verbunden wird. Die Muskelbewegungen dienten ihm eher zur Demonstration unterschiedlicher Empfindungen aus dem Muskelgewebe. Er wollte seine Patienten bei der Wahrnehmung möglichst niedriger Spannungsniveaus unterstützen und zielte daher auf eine immer mehr abnehmende Muskelkontraktion („Methode der Spannungsminderung", siehe Kapitel 2).

Wie ungünstig sich Muskelspannung auswirken kann, konnte er experimentell belegen: An ungeübten Teilnehmern konnte er messen, dass die muskuläre Spannung noch mehrere Minuten nach einer Kontraktion andauerte, auch wenn die Teilnehmer bewusst schon längst wieder losgelassen hatten [Jacobson 1934a]. Er schloss daraus, dass bei Untrainierten auch gelöste Muskelspannung zumindest für kurze Zeit die individuelle Entspannung behindert. Auch seine Anweisung, jede dritte Übungsstunde einfach nur in passiver Ruhe zu liegen, ohne eine Muskelbewegung durchzuführen (siehe Kapitel 2), belegt den relativ geringen Stellenwert, den er der Muskelkontraktion zuordnet.

Die späteren Varianten vernachlässigten den Zusammenhang zwischen muskulärer Entspannung und Muskeltonus, wenn sie statt Entspannung vor allem Symptomkontrolle in den Mittelpunkt stellten, wie bei der systematischen Desensibilisierung von Angststörungen (siehe Kapitel 3). Außerdem nahmen die Vertreter der verhaltenstherapeutischen Ansätze offensichtlich lange Zeit an, dass besonders starke Muskelanspannung zu einer besonderen Vertiefung der nachfolgenden Entspannung führen müsste (siehe Abbildung 3.1 und 3.2), ohne dies freilich experimentell zu bestätigen [Vaitl 2000c]. Manche verwendeten außerdem neben dem Muskeltonus zusätzliche mentale Entspannungselemente wie z.B. die Konzentration auf die Atmung oder Nutzung von Imaginationen (z.B. Ruhebilder).

Verschiedenen Studien zufolge führt die heutige Version der PR in der Lernphase sogar eher zu einer *Steigerung* des Spannungsgrades von Teilen der Muskulatur [Bischoff 1989], nicht aber zu einer Verbesserung der Muskelentspannung, selbst wenn die Versuchspersonen von Gefühlen des entspannt Seins berichten. In der Muskulatur messbare entspannende Effekte der PR stellen sich **erst nach längerem Üben** ein [Borkovec und Sides 1979]. Diese heutigen Erkenntnisse, die sich mit den ursprünglichen Untersuchungen von Jacobson teilweise decken, sollten beim Erlernen der PR berücksichtigt werden (siehe Kapitel 3.6).

! Bei der Muskelentspannung handelt es sich offensichtlich um ein höchst subjektives Phänomen, das nicht mit objektivierbaren Messungen korrelieren muss. Zum Verständnis

der Abläufe bei der Entspannung müssen wir neben der Motorik weitere Parameter berücksichtigen.

1.3 Neurobiologie der Entspannung

Wie aus der eingangs zitierten Definition der Entspannungsreaktion hervorgeht, wird die Abstimmung von Aktivierung und Entspannung im Wesentlichen durch das **vegetative Nervensystem** bzw. durch **Neurotransmitter** gesteuert. Die „Väter" der Entspannungsverfahren nahmen hier vereinfachend eine Polarität zwischen Sympathikus und Parasympathikus an. Diese vereinfachte dualistische Sichtweise ist didaktisch gut geeignet, die Wirkweise eines Entspannungsverfahrens zu erklären (siehe Abbildung 1.5), auch wenn sie mittlerweile überholt ist.

Im angespannten Zustand ist das Gleichgewicht ganz auf den Sympathikus verlagert **(A)**. Im Entspannungszustand (also auch bei der Durchführung einer Entspannungsübung) wird das Aktivierungsniveau in Richtung Parasympathikus verschoben **(B)**. Durch die wieder aktivierende Rücknahme der Entspannungsübung wird ein Ausgleich zwischen Sympathikus und Parasympathikus geschaffen **(C)**, so dass der Organismus **flexibler** geworden ist. Dieser Zustand (C) wird sehr treffend durch das Sprichwort „In der Ruhe liegt die Kraft" beschrieben. Aus der Mittellage heraus können wir durch eine Aktivierung Kraftreserven mobilisieren. Dies wäre im sehr aktivierten (Stress-)Zustand (A) nicht mehr möglich. Andererseits können wir im Zustand C auch gut den Parasympathikus aktivieren – und dies weitaus leichter als im Zustand A.

Das ist für die Praxis insofern von Bedeutung, als beim Erlernen der PR die meisten Menschen die Erwartung haben, dass sie ihren Stress dadurch direkt besser beeinflussen können. Das ist grundsätzlich natürlich richtig, aber es gilt zu berücksichtigen, dass bei einer länger andauernden Sympathikusaktivierung der Körper durch adrenerge Transmitter so überstimuliert ist, dass **ein Entspannungsverfahren nicht mehr wirken kann.** Der Stoffwechsel der aktivierenden adrenergen Transmitter (Adrenalin, Noradrenalin) findet zu einem wesentlichen Teil in der Muskulatur statt. Das bedeutet, dass akuter Stress neurobiologisch viel besser durch **Muskelarbeit, Bewegung oder Abreaktion** abgebaut wird als durch Ruhe und verstärkte Körperwahrnehmung.

Diesbezüglich gibt es bei der PR oft noch ein weiteres Missverständnis: **PR ist kein Muskeltraining und man leistet auch keine Muskelarbeit dabei.** Die sanften Bewegungen während der Entspannungsübung führen zwar im Verlauf zur Parasympathikusaktivierung, aber nicht zu einem schnelleren Abbau adrenerger Transmitter.

Klinisch wird dieses Phänomen durch den Einsatz der PR bei Angstpatienten bestätigt. Der subjektiv erlebte Stressabbau durch Angstminderung korreliert nur wenig mit objektivierbaren Änderungen in den physiologischen Parametern [Vaitl 2000a, Takaishi 2000, Ohm 2003a], der unmittelbare Einfluss der PR auf die

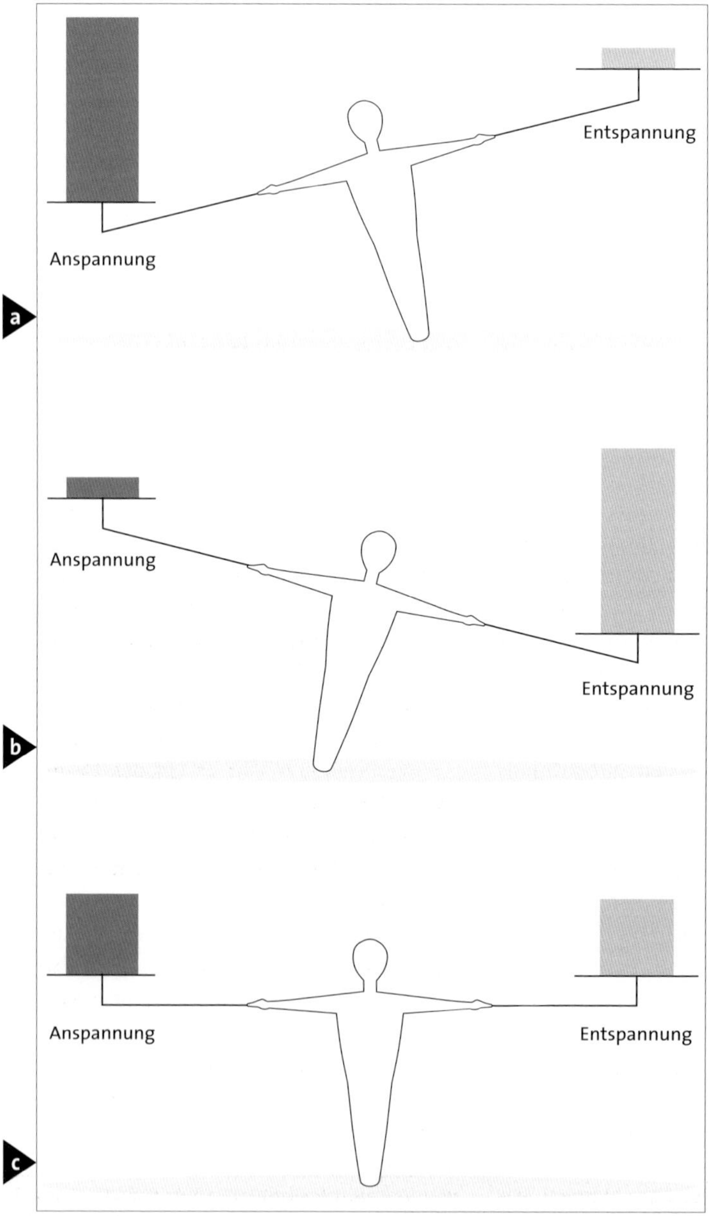

Abb. 1.5: Wechsel Anspannung – Entspannung

Angstattacke scheint zum überwiegenden Teil ein psychologischer Effekt („Ich bekomme die Situation in den Griff"). Erst durch eine längere Entspannungsübung „passt" sich die Physiologie der subjektiven Empfindung an.

! Der Einsatz von Entspannungsverfahren in akuten Stresssituationen oder bei starken Symptomen (z.B. Schmerz, Tinnitus, Angst, Ärger) ist anfangs nicht zu empfehlen, da es vorhersehbar zu Enttäuschungen kommen wird.

Der *Anfänger* sollte daher darauf achten, die PR nicht im angespannten Zustand A zu üben, sondern den Parasympathikus besser aus dem mittleren Spannungszustand C heraus zu aktivieren. Er wird die Entspannung so leichter erreichen und mit der Zeit eine gute Empfindung für den Kontrast zwischen C und B entwickeln. Erst der *Fortgeschrittene* wird akuten Stress recht zuverlässig z.B. durch eine Kurzübung im Sinne einer verhaltenstherapeutischen Stopptechnik beeinflussen können, da dann auch die Konditionierungseffekte wirksam werden.

Längerfristig sind Entspannungsverfahren wesentlich sinnvoller in der *Stressprophylaxe* eingesetzt, d.h. es gilt, sooft wie möglich zu entspannen, bevor der Stress stärker wird. Dies gelingt umso besser, wenn, wie in Kapitel 1.4 ausgeführt, durch die Entspannung auch die Wahrnehmung für Stresssymptome geschärft wurde. Wer für Verspannungen sensibilisiert ist, wird öfter daran denken, zwischendurch zu entspannen.

1.3.1 Neuroanatomie des vegetativen Nervensystems

Die Polarität von Sympathikus und Parasympathikus ist aufgrund unserer heutigen neurobiologischen Erkenntnisse differenzierter zu betrachten. Funktionell neuroanatomisch lässt sich das vegetative, autonome Nervensystem in einen peripheren, einen sog. spinotegmentalen und einen zentralen Bereich einteilen.

Der **periphere Bereich** besteht aus vom Rückenmark ausgehenden efferenten Neuronen, die hinsichtlich Größe und Transmittern (adrenerg/cholinerg) zunächst gut dem Sympathikus bzw. Parasympathikus zugeordnet werden können. In den Endstrecken, den sog. **intramuralen Plexus** der inneren Organe, vermischt sich jedoch durch Schaltneurone und Rückkopplungskreise die Polarität von Sympathikus und Parasympathikus [Rohen 2001]. Besonders viele dieser intramuralen Plexus gibt es im Magen-Darm-Trakt. Das Phänomen der dort besonders verminderten Polarität erklärt, warum gerade der Bauch bei verschiedenen Personen teilweise äußerst unterschiedlich auf Entspannung reagiert, je nachdem, welche imaginativen Erwartungen mit der Wirkung der Anspannung oder Entspannung an den Bauch gerichtet werden. Gerade im peripheren Bereich des vegetativen Nervensystems spielen Konditionierungen eine besonders wichtige Rolle, was sich beispielsweise recht gut bei dem oft sehr festgelegten Rhythmus unserer Stuhlgangsgewohnheiten feststellen lässt. Obwohl der Darm von vegetativen Nervenplexus durchsetzt ist und auch für

Neurotransmitter wie Serotonin eine wichtige Rolle spielt, ist er oft durch Entspannungsverfahren erstaunlich wenig zu beeinflussen.

Der **spinotegmentale Bereich** umfasst die Nervenkerne von Mittelhirn, Hirnstamm (Formatio reticularis) mit den autonomen Steuerungszentren für Kreislauf, Atmung, Nahrungsaufnahme und -verarbeitung, Speichelsekretion etc. sowie autonome Kerngruppen der Hirnnerven und des Rückenmarkes einschließlich Grenzstrang des Sympathikus und Nervus vagus. Hier besteht eine eindeutige Abgrenzung und damit die Möglichkeit funktioneller Gegensätzlichkeit zwischen Sympathikus und Parasympathikus. Die Funktionseinheit des spinotegmentalen Bereiches ist daher der anatomische Bezug, wenn wir in unseren Entspannungskursen den Teilnehmern die Polarität von Sympathikus und Parasympathikus erklären.

Oberstes Steuerungszentrum des **zentralen autonomen Bereiches** ist der Hypothalamus mit seinen Kerngruppen für Kreislaufregulation, Wärmehaushalt, Blutzuckerregulation, Wasserhaushalt, Nahrungs- und Flüssigkeitsaufnahme, Sexualfunktionen sowie Schlaf-Wachrhythmus.

Daneben bildet das **limbische System** mit seinen vielen Verbindungen zu den verschiedensten zerebralen Zentren den zentralen Anteil des autonomen Nervensystems. Das limbische System ist das zentrale Bewertungssystem unseres Gehirns. Es arbeitet bei seinen Entscheidungen nach den Grundkriterien Lust vs. Unlust und sorgt für die emotionale Verarbeitung von Erlebnissen und Gedächtnisinhalten. Wichtigste Strukturen dabei sind der Hippocampus und die Amygdala (siehe Abbildung 1.6).

Den **Hippocampus** fungiert als Organisator von emotionalem Lernen und bewusstem Gedächtnis. Findet sich hier eine Störung, reagiert die Person zwar vegetativ und z.B. auch mit Angst, hat aber keine Erinnerung oder Erklärung warum.

Die **Amygdala** (Mandelkerne) sind für die Bewertung der emotionalen Begleitumstände beim Speichern von Gedächtnisinhalten zuständig. Sie stellen eine Kopplung zwischen neutralem Geschehen und seiner Bedeutung her und sind daher die zentrale Schaltstelle für unsere Gefühle. Auch das Erleben von Belohnung und motivationale Affekte werden hier gesteuert. Findet sich hier eine Störung, weiß der Betroffene zwar, dass er etwas fühlen müsste, nimmt aber entweder die Ereignisse emotionslos hin und zeigt keine vegetativen Reaktionen, oder er reagiert mit überschießenden emotionalen und vegetativen Sensationen. Daraus lässt sich ableiten, dass hier auch die wesentlichen Wirkfaktoren für das positive Erleben von Entspannung gesteuert werden. Auch die Motivation zum regelmäßigen Üben, der Spaß und das Interesse werden über diese Strukturen gesteuert.

Die Verbindung zwischen zentralem und spinotegmentalem Bereich erfolgt im Wesentlichen im Hirnstamm für den Sympathikus im **Locus coeruleus** und für den Parasympathikus in den **Raphekernen**. In den Kerngebieten des Hirnstamms werden vornehmlich die biogenen Amine Dopamin, Noradrenalin und

Abb. 1.6: Gehirn und serotonerges System

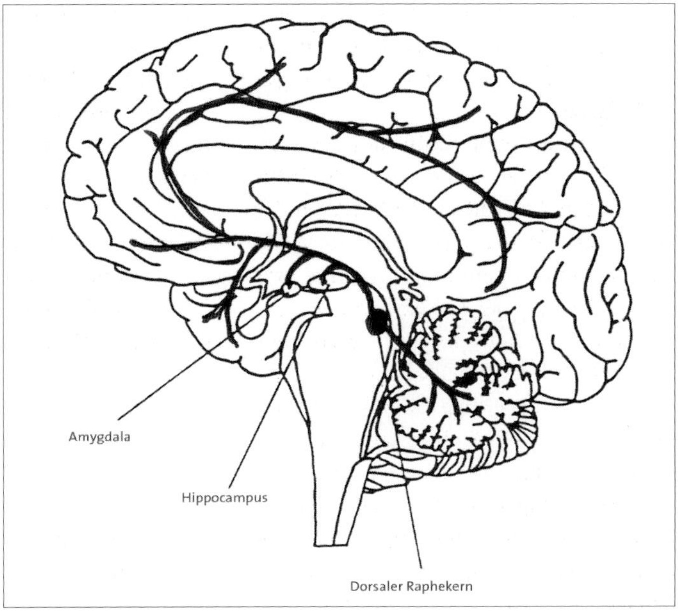

Serotonin gebildet und als Neurotransmitter freigesetzt. Wie in Abbildung 1.6 beispielhaft für das serotonerge System dargestellt, gehen von diesen Kernen lange und weit verzweigte Bahnen zu anderen Strukturen des Gehirns aus, die überwiegend aktivierende bzw. dämpfende Wirkungen entfalten.

1.3.2 Rolle der Neurotransmitter

Damit wird deutlich, dass die funktionelle Differenzierung des Nervensystems nicht nur durch anatomische Aufteilungen, sondern überwiegend durch die verschiedenen Neurotransmittersysteme entsteht – die sieben wichtigsten Transmitter sind mit ihren Wirkungen in Tabelle 1.2 aufgelistet.

Innerhalb des Gehirns dienen Glutamat, Gammaaminobuttersäure (GABA) und Glycin der direkten Signalübertragung an den Synapsen, während die Transmitter Noradrenalin, Serotonin, Dopamin und Acetylcholin eine modulatorische Wirkung haben. Sie können die Wirkung anderer Transmitter verändern und werden deshalb auch **Neuromodulatoren** genannt. Neben den genannten Neurotransmittern gibt es im Gehirn mehrere hundert Neuropeptide wie z.B. das Opioid- und das Cannabinoidsystem. Letztere haben beide eher eine hemmende Wirkung und interagieren bei der Aktivierung zentraler Belohnungssysteme mit dem Dopamin [Derra 2003b].

Regulierend auf die Entspannung wirken insbesondere Noradrenalin (aktivierend), Serotonin (dämpfend) und Dopa-

Tab. 1.2: Neurotransmittersysteme

Noradrenalin	aktivierend, Weckreaktionen
Serotonin	• allgemein dämpfend, schützt das Gehirn vor Reizüberflutung • dämpft die Schmerzleitung • macht gezielte Aufmerksamkeit möglich
Dopamin	aktiviert zentrale Belohnungssysteme psychotrop
Acetylcholin	beeinflusst Informationsverarbeitung
Glutamat	aktivierend
Gammaaminobuttersäure (GABA)	hemmend
Glycin	aktivierend

min (Wohlbefinden steuernd). Dabei ist das **serotonerge System** von wesentlicher Bedeutung. Ausgehend von den Raphekernen zieht es seine Bahnen in praktisch alle wichtigen Bereiche des Gehirns (siehe Abb. 1.6), so dass hier vermutlich die wesentlichen zentralen und biochemischen Korrelate der Entspannungsreaktion zu finden sind. Zu berücksichtigen ist jedoch, dass die Neurotransmitter zum Teil in einem höchst komplexen Wechselspiel zueinander und mit den Neuropeptiden stehen. Mit Sicherheit kann nicht ein Transmitter alleine die Wirkung eines Entspannungsverfahrens erklären, und wir werden Entspannung ohne Nebenwirkungen nie auf einfache biochemische Art etwa durch die Einnahme von Serotonin herbeiführen können.

Interessant ist die Rolle des **Dopamins**. Da es aktivierend auf zentrale Belohnungssysteme wirkt bzw. wichtig für die Antizipation von Belohnung ist (wenn wir kein Dopamin hätten, könnten wir nicht mehr wahrnehmen, dass eine Belohnung auf uns wartet – oder einfacher gesagt: es steuert unsere Lust, unser Verlangen) wird es wesentlich dazu beitragen, dass wir eine Entspannungsübung als angenehm und lustvoll erleben. Somit finden in den Aktivitäten dieses Transmittersystems die eingangs erwähnten zentralen Aspekte der Entspannung (Wohlbefinden, affektive Indifferenz, motivationale Aspekte etc.) ein gewisses Korrelat.

1.3.3 EEG und Entspannung

Schon in den 50er und 60er Jahren versuchte man, Veränderungen zentraler Abläufe bei der Entspannung mit dem EEG zu erfassen. Studien zum AT zeigten bei Langzeittrainierten im Unterschied zu Kurzzeittrainierten keine Einschlafzeichen (K-Komplexe, Schlafspindeln) und eine Abnahme der Theta-Wellenaktivität, d.h. sie hatten gelernt, längere Zeit im entspannten Wachstand zu bleiben ohne einzuschlafen. Die Kunst eines Entspannungsverfahrens besteht also darin, dass der Übende lernt, über längere Zeit in einem Zustand zwischen Wachsein und Einschlafen zu bleiben [Vaitl 2000a]. Während dies anfangs allenfalls wenige Minuten gelingt, kann der Langzeittrainierte einen solchen Zustand durchaus 20–30 Minuten halten.

Durch die Akzentuierung der PR als peripher betontes Entspannungsverfahren finden sich nur wenige EEG-Untersuchungen. Ein Vergleich zwischen Kurzzeit- und Langzeittrainierten ergab hier im Gegensatz zum AT eine Zunahme von Einschlafstadien bei den Langzeittrainierten. Dabei war mit Einschlafprozessen besonders dann zu rechnen, wenn die Übungen länger als 15 Minuten dauerten [Warrenburg et al. 1980]. Will man die PR nicht als Einschlaftraining konditionieren, spricht dies (nach anfänglichem Erlernen der Gesamtübung) für eine Verkürzung der Übungsdauer auf unter 10 Minuten, oder sogar für einen direkten Beginn mit einer ähnlich kurzen Übung wie beim AT (3 Minuten, siehe Kapitel 7).

1.4 Körperwahrnehmung, Imagination und Entspannung

Das Erlernen eines Entspannungsverfahrens führt zwangsläufig zu einer verstärkten Auseinandersetzung mit dem eigenen Körper. Durch die bewusste Wendung der Wahrnehmung weg von den äußeren Einflüssen kann sich eine Aufmerksamkeit für Empfindungen aus dem Inneren entwickeln, die manchen Menschen ganz neue Erfahrungen ermöglicht. Diese sog. **Interozeption** bewirkt, dass physiologische Prozesse, die sonst überhaupt nicht registriert würden, verstärkt wahrgenommen werden können. Schon allein das ruhige entspannte Sitzen und das Schließen der Augen verändert die Wahrnehmung durch eine verstärkte Selbstaufmerksamkeit. Gleichzeitig wird die Wahrnehmung auf andere Qualitäten verlagert und dort akzentuiert (siehe Abbildung 1.8). Bei der weiteren Verarbeitung kommt es automatisch zu einer Bewertung der Signale aus dem Körperinneren: der Herzschlag kann beispielsweise als sehr beruhigend wahrgenommen werden, er kann aber auch (weil ungewohnt) ängstliche Beobachtungen auslösen.

Die Wahrnehmung und Verarbeitung **sensibler und sensorischer Afferenzen** ist auch Voraussetzung für das Empfinden von Entspannung. Dabei handelt es sich einerseits um neuronale Reizverarbeitungen, die zentral unter Einbeziehen sensorischer und motorischer Funktionsstrukturen des Gehirns die Veränderung von Körpervorgängen ermöglichen. Interozeption umfasst jedoch weit mehr als lediglich die Wahrnehmung physiologischer Vorgänge, vielmehr ist damit auch eine **symbolische Umsetzung in Sprache und Bilder** verbunden. Die Eindrücke werden sprachlich benannt und mit Vorstellungen aus dem bisherigen vertrauten Leben verglichen. Wenn die Übenden über ihre Erlebnisse berichten, müssen sie entsprechende sprachliche Begriffe und bildhafte Beschreibungen verwenden, um dem Gegenüber ihre Empfindungen deutlich zu machen. Wir nehmen heute an, dass vermutlich jede Form psychotherapeutischer Intervention durch eine gezielte Herstellung und Veränderung bestimmter Vorstellungen und Erlebnisse wirksam wird [Hüther 2005]. **Imagination** ist daher vermutlich der zentrale Mechanismus des Entspannungsvorgangs, und Imaginationsfähigkeit ist die Voraussetzung, die entsprechenden Wahrnehmungen zu kommunizieren. Andererseits wird gerade durch das Erlernen eines Entspannungsverfahrens eine Verfeinerung und Differenzierung von Wahrnehmung und Imaginationsfähigkeit gefördert.

1.4.1 Periphere Reizleitung

Sind die Afferenzen wie z.B. bei einer diabetischen Polyneuropathie oder nach einem Schlaganfall krankheitsbedingt unterbrochen, ist es kaum möglich, ein Entspannungsverfahren über die periphere Wahrnehmung zu lernen (siehe auch Kapitel 5.3). Wie oben ausgeführt, können wir heute die Determinanten der peripheren Reizleitung sowie ihre anatomischen Korrelate differenzierter benennen. Zunächst sind es peripher verschiedene Rezeptortypen (Temperatur, Berührung, Druck, Lage, Vibration, Muskel- und Sehnenspannung und Schmerz), die auf unterschiedlichen Wegen Informationen nach zentral melden. Bezüglich ihrer Funktion lassen sich periphere Nervenfasern einer *Oberflächensensibilität* (Information aus den Hautarealen) oder einer *Tiefensensibilität* (Muskelwahrnehmung, Vibration, Lagesinn) zuordnen.

Für die Konzeption der PR stand von Anfang an die Tiefensensibilität mit ihren Afferenzen von Muskelspindeln und Sehnenrezeptoren im Vordergrund. Diese werden besonders in der isometrischen Phase der Anspannung (siehe Abbildung 1.2) aktiviert. Die Muskelwahrnehmung wird durch die Intensität der muskulären Anspannung verstärkt. Isotonische Bewegungen, Veränderungen des Lagesinns und auch die veränderte Durchblutung und Erwärmung der Muskulatur während der Muskelarbeit sind dagegen deutlich schwieriger zu spüren und benötigen mehr Konzentration bzw. eine Fokussierung der Aufmerksamkeit. Die Wahrnehmungsschwellen hängen aber nicht nur von der *Sinnesmodalität,* d.h. vom jeweiligen Rezeptortyp, ab, sondern variieren zusätzlich je nach Körperregion und Umgebungsreizen. Auch psychische und körperliche Erkrankungen (z.B. Angststörungen, chronische Schmerzen) können zu erheblichen Wahrnehmungsveränderungen führen.

Neben der Haut- und Muskelwahrnehmung haben wir eine weitere Form der Tiefensensibilität, die wir im Alltag selten wahrnehmen, die *viszerale Sensibilität.* Signale aus dem viszeralen Bereich müssen ausreichend intensiv sein, damit sie in unser Bewusstsein vordringen können. Dies liegt daran, dass Afferenzen aus dem Herz-Kreislaufsystem, der Atmung und dem gastrointestinalen Bereich vorwiegend der Aufrechterhaltung des inneren Milieus und der Homöostase viszeraler Prozesse dienen, nicht aber der Vermittlung von Sinneseindrücken [Vaitl 2000c]. Während einer Entspannungsübung können sich jedoch viszerale Empfindungen im Rahmen der verstärkten Interozeption unvermutet bemerkbar machen und dann vom Übenden (weil ungewohnt) subjektiv als Störung eingeordnet werden. Hier sind beruhigende Informationen durch den Therapeuten besonders wichtig.

Die meisten dieser Afferenzen werden im Rückenmark umgeschaltet und laufen dann nach zentral zum Thalamus. Dabei werden sie vorher mit verschiedenen Kerngruppen des Hirnstamms z.B. Nucleus ruber, Nuclei olivaris, Nuclei vestibularis (Gleichgewichtskerne) sowie mit dem Kleinhirn verschaltet, so dass schon vor der bewussten Wahrnehmung eines Reizes eine komplexe Informationsvernetzung entsteht (siehe Abbildung 1.3). Der Ort der eigentlichen bewussten Wahrnehmung ist der Gyrus postcentralis der Hirnrinde (SI in Abb. 1.7), der wiederum mit verschiedenen Assoziationsfeldern (PPC) in Verbindung steht. Bekanntermaßen sind die peripheren Teile des Körpers zentral auf der Hirnrinde nicht gleichförmig, sondern nach ihrer Wichtigkeit in Form eines *Homunculus* (siehe Abbildung 1.7) mit riesigem Kopf und Händen und eher verkümmertem Restkörper repräsentiert (*kortikale Repräsentation*).

Abb. 1.7: Homunculus

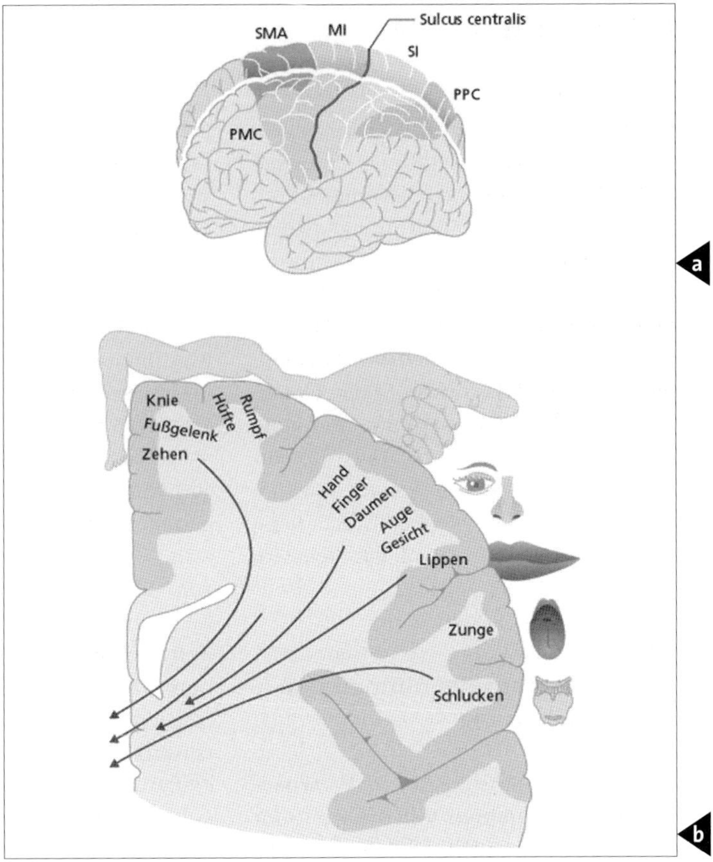

Interessanterweise gibt es bei der peripher-zentralen Reizleitung eine wichtige Ausnahme: Die Afferenzen aus der Muskulatur von den Muskelspindeln als Messfühler der Muskelspannung nehmen einen anderen Weg. Ihre Impulse wandern zunächst über den Olivenkern unmittelbar zum Kleinhirn und werden dort weiter verarbeitet [Rohen 2001]. Dies ist insofern von Bedeutung, als der Muskelsinn das wesentliche Wahrnehmungskorrelat bei der PR darstellt. Somit könnte man sich vorstellen, dass AT und PR nicht nur unterschiedliche Vorgehensweisen der Entspannungsinduktion beinhalten, sondern auch unterschiedliche neurophysiologische Korrelate haben.

Eine der Aufgaben des Kleinhirns ist die Speicherung von Körperhaltungen und Bewegungsabläufen. Bei seinem Konzept der „gezielten Entspannung" [Jacobson 1938a] griff Jacobson auf genau diesen Effekt zurück, als er seine Versuchspersonen anleitete, im Alltag sooft wie möglich Körperhaltungen einzunehmen, als wollten sie gerade entspannen. Schon dies allein genügte zur Entspannung und kann heute damit erklärt werden, dass „Körperentspannungserinnerungsprogramme" im Kleinhirn aktiviert werden. Auch beim sog. Schmerzgedächtnis soll das Kleinhirn eine wichtige Rolle spielen.

1.4.2 Bedeutung der Aufmerksamkeitslenkung

Einerseits ist die ungestörte Wahrnehmung von Afferenzen Voraussetzung für das Erlernen einer aktiven Entspannung, andererseits wird gerade dabei auch die Empfindung der Afferenzen geschult und verändert. Sobald wir die Augen schließen, werden interozeptive Reizwahrnehmungen automatisch intensiver. Dies bedeutet aber, dass nicht nur physiologisch erwünschte Wahrnehmungen verstärkt werden, sondern auch Spannungen und Symptome wie z.B. Schmerz, Tinnitus oder auch die viszeralen Abläufe intensiver wahrgenommen werden können. Während der Entspannung kann es daher auch zu störenden und subjektiv beunruhigenden Sensationen kommen, die über eine Aktivierungsreaktion zu plötzlichen Muskelanspannungen führen können. Im Gegensatz zum AT, bei dem der Übende außer der Konzentration auf Formeln nichts machen muss und sich dem Entspannungszustand kontinuierlich überlassen kann, wird bei der PR durch jede neue Muskelanspannungsübung eine Aktivierungsreaktion ausgelöst (siehe Abbildung 1.4). In diesem Kontext sind die o.g. Ergebnisse einer anfangs eher geringen messbaren Muskelentspannung nachvollziehbar.

Es scheint andererseits auch nicht sinnvoll, die Übungsbedingungen so zu gestalten, dass möglichst alle Reize reduziert werden. Dies würde im Extremfall zum Zustand einer sensorischen Deprivation führen, bei der die fehlende Reizstimulation durch verstärkte Eigenwahrnehmung bis hin zu Halluzinationen kompensiert wird. Bei Jacobson war eine verstärkte Innenwahrnehmung durchaus erwünscht: Der Übende sollte für Muskelverspannungen sensibilisiert werden, damit er genauer spüren lernte, wo er sich besonders entspannen müsste. Jaocbson vermied jedoch starke Muskelanspannungen, er ließ den Übenden jeweils lange Zeit zum Spüren und verordnete am Ende eine längere Ruhephase. Damit nutzte er die aktivierende Wirkung der Muskelanspannung vor allem zur *Aufmerksamkeitslenkung*. Vermutlich ist ein reduzierter aber Aufmerksamkeit dennoch ausreichend haltender Informationsfluss der beste Mittelweg. Eine recht plausible Modellvorstellung der Bedeutung der Aufmerksamkeitslenkung ist das sog. **Scheinwerfermodell der Wahrnehmung** (siehe Abbildung 1.8).

Unser Bewusstsein kann nur eine begrenzte Menge an Information aufnehmen und verarbeiten, daher kommt es immer zu einer **Selektion nach der Bedeutsamkeit**. Im aktiven Wachzustand wird das Sehen, Hören und Denken die meiste Aufmerksamkeit auf sich ziehen,

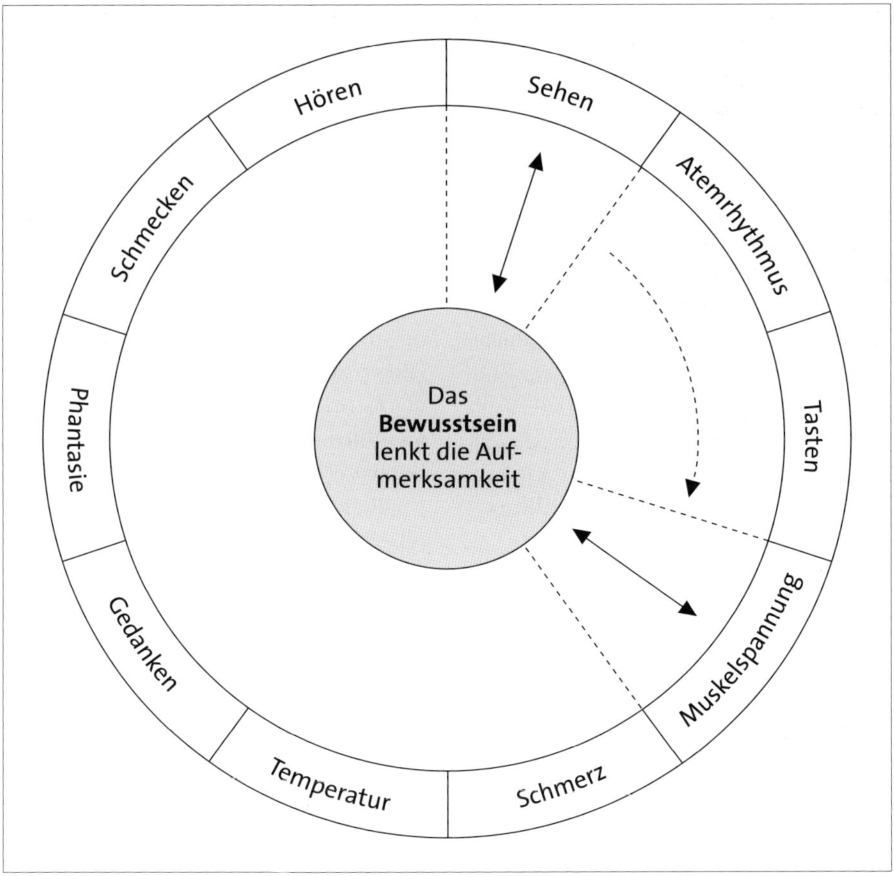

Abb. 1.8: Das Scheinwerfermodell der Wahrnehmung

wir müssen reaktionsbereit sein, um den Alltag zu bewältigen. Dies entspricht einer Sympathikusaktivität (siehe auch Kapitel 1.2). Sobald wir die Augen zur Entspannung schließen, wird einerseits unser bildhaftes Denken aktiviert, wir „sehen" weiter mit geschlossenen Augenlidern. Andererseits wird unser Bewusstsein seine für das Leben notwendigen Informationen aus anderen Sinneskanälen abrufen, d.h. unser Hören wird intensiviert und es kommt zu einer verstärkten Interozeption (s.o.). Dieses Phänomen nutzen wir für das Entspannungstraining: Statt vermehrter Wachsamkeit lenken wir die Aufmerksamkeit auf entspannende physiologische Abläufe, bei der PR insbesondere auf die Muskulatur (siehe Abbildung 1.8). Beim AT nutzen wir dazu nicht nur die Muskulatur (Entspannungsformel: „Mein rechter Arm ist schwer"), sondern auch die Oberflächensensibilität (Wärme) und die Konzentration auf die eigenen Gedanken. Dies entspricht einer intensiveren Aktivierung des Parasympathikus.

1.4.3 Zentrale Reizverarbeitung

Bildgebende Verfahren haben unsere Kenntnis über Strukturen und Funktionen des menschlichen Denken und Fühlen wesentlich erweitert, so dass wir auch ein differenzierteres Verständnis für die Abläufe bei der Körperwahrnehmung annehmen können. Traditionell gehen wir davon aus, dass die durch Entspannungsverfahren induzierte Entspannungsreaktion als eine Art **Wechselspiel zwischen peripheren Veränderungen** (z.B. Muskelspannung, Durchblutung) und **zentraler Wahrnehmung** sowie der Verarbeitung dieser Veränderungen abläuft. Bei der Durchführung einer Entspannungsübung könnte der initiale Impuls von der zentralen Planung ausgehen „Ich möchte mich entspannen". Es könnten aber auch als erstes die peripheren sensorischen Afferenzen melden „Du bist verspannt, es wird Zeit für eine Entspannungsübung!"

Die Tabelle 1.3 zeigt eine schematische Darstellung der Reizverarbeitung in den jeweils zugehörigen anatomischen Korrelaten. Die **vorbewusste Wahrnehmung** spielt sich auf peripherer Ebene ab und läuft im Wesentlichen über Reflexe, deren feinere Steuerung aus zentralen Strukturen des Gehirns erfolgt.

Von der **bewussten Wahrnehmung** geht eine erste kognitive Einschätzung aus: „Was ist los?" Bei der Verarbeitung von Reizinformationen aus der Muskulatur spielt hier neben den Wahrnehmungsfeldern des sensorischen Kortex und seiner Assoziationsfelder besonders auch das Kleinhirn im Erkennen von Körperhaltungen und Bewegungsmustern eine wichtige Rolle. Die Zusammenarbeit dieser Funktionsstrukturen führt z.B. dazu, dass Körperhaltungen als Entspannungshaltungen wieder erkannt werden, so dass Konditionierungen ablaufen können.

Über das limbische System (siehe Kapitel 1.3.1) erfolgt die weitere Reizverarbeitung durch eine **emotionale Bewertung** „Wie ist die Empfindung?" und in Verbindung mit den Strukturen des präfrontalen Kortex „Was soll ich tun?". Über das Frontalhirn werden dann entsprechende **Handlungspläne** entwickelt

Tab. 1.3: Komponenten der zentralen Reizverarbeitung

Aktion	Bewertung	Ort der Reizverarbeitung
Vor- bzw. unbewusste Wahrnehmung		
Schutzreflexe, vorbewusste Verarbeitung		Rückenmark, Hirnstamm, Thalamus
Bewusste Wahrnehmung		
Kognitive Einschätzung	Was ist los?	Gyrus postcentralis, Assoziationsfelder
Emotionale Bewertung	Wie ist die Empfindung?	Amygdala, Hippocampus
Exekutive Abwägung	Was soll ich tun?	Präfrontaler Kortex, Frontalhirn
Prospektive Einschätzung	Wann kommt der Reiz wieder?	Assoziationsfelder, Hippocampus

und dem Kortex (Gyrus praecentralis) und den übrigen Strukturen des motorischen Steuerungssystems zur Ausführung übermittelt. Gleichzeitig wird in einer **prospektiven Einschätzung** antizipiert, was als nächstes zu erwarten ist. Für die weitere Entwicklung von Reizwahrnehmung und Anpassung an Veränderungen sind die kortikalen Assoziationsfelder die Strukturen, die unsere **Erwartungen aus der Erinnerung an frühere Erfahrungen** ableiten und der Hippocampus wägt dabei die emotionale Bedeutung für zukünftige Entwicklungen ab [Roth 1997, Derra 2003b]. Die dann folgenden **efferenten Impulse** an die Körperperipherie werden ähnlich komplex wie die Afferenzen mit verschiedenen Kerngebieten im Mittelhirn und Hirnstamm verschaltet und abgestimmt (siehe Abbildung 1.3). Sie verstärken peripher die Entspannungsreaktion, was darauf entsprechend durch die Afferenzen wieder rückgemeldet wird.

Will man von dieser etwas schematischen Darstellung zu dem komplexen Phänomen der Körperwahrnehmung kommen, muss man kybernetische Modelle hinzuziehen, wie Garcia das schon in den 80er Jahren für das AT getan hat [Garcia 1983]. Ähnliche Ansätze fehlen bei der PR bisher. Manches kann jedoch vermutlich übertragen werden z.B. die peripher-zentralen Informationskreisläufe oder die Bedeutung von Sprache und bildhaftem Denken.

1.4.4 Die Bedeutung der sprachlichen Repräsentanz

Während Garcia seine Konzepte noch in relativ einfachen kybernetischen Verbindungen zwischen der Sprache und ihrer Bedeutung entwickelte, gehen wir heute bei der zentralen Verarbeitung von Körperwahrnehmung von sehr viel komplexeren Netzwerken aus [Vaitl 2000b]. Dabei steht Sprache immer in Verbindung mit Imagination, das Lesen oder Hören eines Wortes ist ohne begleitende (zumeist bildhafte) Vorstellungen nicht denkbar. Das Wort „Muskelentspannung“ beispielsweise kann auf verschiedene Art verarbeitet werden. Zunächst kennzeichnet dieser Begriff einen Wahrnehmungsinhalt, der sich ganz konkret auf die Muskelabläufe beziehen kann (sog. **perzeptuelle Repräsentation**). Je nach persönlicher Erfahrung kann dieser Begriff mit unterschiedlicher Bedeutung verbunden werden, ein Sportler wird andere Erlebnisse damit verbinden als ein Mensch, der unter einer Muskelkrankheit leidet (sog. **semantische Repräsentation**). Eine weitere Dimension entsteht durch den Vergleich unterschiedlicher Möglichkeiten der Muskelentspannung z.B. in verschiedenen Körperregionen oder in unterschiedlichen Situationen (sog. **lexikalische Repräsentation**). Schließlich beinhaltet die sog. **reaktive Repräsentation** eine direkte Verbindung zwischen Sprache und Imagination, indem die Vorstellung des Wortes „Muskelentspannung" ein entsprechendes peripheres muskuläres Reaktionsmuster auslöst (Carpenter-Effekt s.u.).

Neuroanatomisch sind neben dem Sprachzentrum der Thalamus, das limbische System (insbesondere der Hippocampus) sowie der frontale und assoziative Kortex in die Verarbeitung einbezogen. In der motorischen und sensorischen kortikalen Repräsentation sind die Rindenfelder des Gesichtes, des Mundes und der Zunge besonders umfangreich ausgeprägt. Dies unterstreicht die Bedeutung der Sprache als einer hoch komplexen Gehirnleistung sowohl bei der Kommunikation als auch bei der Kodierung der inneren Erlebniswelt. Auf die Theorien zum Spracherwerb kann hier nicht eingegangen werden, jedoch scheint es bedeutsam, dass wir z.B. unterschiedliche Wege beim Erlernen einer Fremdsprache einschlagen können. Der früher übliche Weg, eine neue Sprache in Verbindung mit der eigenen Muttersprache zu lernen (Vokabel für Vokabel und systematische Regeln der Grammatik), wird heute alternativ ergänzt durch das Lernen nur im Hören der Sprache (ohne die Bedeutung im Detail sofort zu erarbeiten). Wenn wir das Erlernen eines Entspannungstrainings mit einer neuen Sprache vergleichen, spielen in der Praxis beide Wege eine Rolle. Der Übende muss sich auf die für ihn zum Teil neuen Entspannungserlebnisse einlassen, ohne sie sofort zuordnen zu können. Wenn beispielsweise das Gefühl entsteht, dass der Arm in der Entspannung größer oder dicker ist, kann der Betroffene das mit Interesse oder auch mit Sorge (weil ungewohnt) wahrnehmen.

! Die Aufgabe des Therapeuten oder Kursleiters ist es, diese Erlebnisse zu übersetzen und damit verständlich zu machen.

Durch die Verbindung der neuen Erfahrungen mit früheren vertrauten Körpererlebnissen lernt der Übende die „Sprache" der Entspannung. Anfangs wird der „Entspannungserwerb" daher ähnlich dem traditionellen Spracherwerb erfolgen, wohingegen im Fortgeschrittenenstadium ein ausreichender „Wortschatz" zur eigenständigen Weiterentwicklung vorliegt.

Während beim AT und besonders bei der Hypnose die Bedeutung der Worte und sprachlichen Formulierungen immer als ein zentrales Element der Wirksamkeit angesehen wurde, vernachlässigte Jacobson diesen Bereich. Da er zudem die Suggestion bei der Entspannung ablehnte, fand die Bedeutung der Sprache auch keinen Platz in seinen Konzepten. Vergleicht man die Instruktionen, die Jacobson im Original verwendete, mit den späteren Varianten, finden sich deutliche Unterschiede schon allein in der Wortwahl. Jacobson versuchte, Suggestionen mit allen Mitteln zu vermeiden, und verwendete daher möglichst wenige Vorgaben in Richtung Spannung oder Entspannung, sondern lenkte die Aufmerksamkeit auf die Muskeltätigkeit. Im Kontrast zu der eher langweiligen verbalen Begleitung hatte er gleichzeitig originelle Namen für einzelne Muskelbewegungen, so dass auf diesem Wege Imaginationen induziert wurden. Im Gegensatz dazu machte die spätere Entwicklung des Verfahrens den Übenden sehr klare Vorgaben und akzentuierte durchaus auch suggestiv die Wahrnehmung von Spannung und Entspannung [Klinkenberg 1996].

! Die Sprache spielt in zweifacher Hinsicht bei der PR eine wichtige Rolle. Zum einen dient sie der Kommunikation zwischen Therapeut und Patient, zum anderen ermöglicht sie durch eine enge Beziehung zur imaginativen Verarbeitung eine innere symbolhafte Verdichtung von Erlebnisinhalten.

In einer der wenigen klinischen Untersuchungen zur Sprache bei der PR unterscheidet Brandl [1996] drei verschiedene Formen der Entspannungsinstruktion:

- neutrale Entspannungsinstruktion
- bildhafte Sprache mit vergleichenden und symbolischen Inhalten
- gezielte Suggestionen und bewusster Einsatz der Therapeut-Patient-Beziehung („Rapport“)

Er untersuchte in einer sehr differenzierten Erhebung die Wirkung auf die Variablen Aktiviertheit, Konzentriertheit, Desaktiviertheit, Müdigkeit, Benommenheit, Extrovertiertheit, Introvertiertheit, Selbstsicherheit, gehobene Stimmung, Erregtheit, Empfindlichkeit, Ärger, Ängstlichkeit, Deprimiertheit, Verträumtheit.

Die Untersuchung zeigte keine grundsätzliche Überlegenheit einer der Instruktionen (siehe Kasten), sondern vielmehr unterschiedliche Auswirkungen auf die einzelnen Variablen. Da Brandl seine Versuchspersonen randomisiert auf die drei Untersuchungsbedingungen verteilte, konnte er feststellen, dass die Ergebnisse sehr davon abhängig waren, wie die Instruktionen von den jeweiligen Übenden verarbeitet wurden.

Neutrale Entspannungsinstruktion: Ballen Sie jetzt die rechte Hand zu einer Faust, winkeln Sie sie zum Unterarm an und spannen Sie Faust und Unterarm an… Kräftiger… noch kräftiger, achten Sie auf die Spannung … und lassen Sie wieder los … legen den Arm ganz locker auf den Oberschenkel und achten darauf, wie sich die Entspannung entwickelt … Spüren Sie nach, wie sich die Entspannung anfühlt … Spüren Sie die Finger … die Hand … das Handgelenk … den Unterarm …

Bildhafte Sprache:
Schließen Sie Ihre rechte Hand zu einer Faust und pressen Sie sie ganz fest zusammen, so als wollten Sie einen Gegenstand zerdrücken ...
Ihre rechte Hand ist ganz entspannt, wie nach einer schweren kräftezehrenden Arbeit ...
Sie haben das Gefühl, als bildeten Sie mit Ihrer Unterlage eine Einheit ... als wäre sie genau auf Ihren Körper abgestimmt ...
Während Sie ihren Arm entspannen, stellen Sie sich vor, Sie sind im Urlaub an Ihrem Lieblingsort am Meer ... Sie treiben auf einer Luftmatratze ... das Wasser ist angenehm warm ...
Gezielte Suggestionen:
Sie bemerken die Spannung, den immer stärker werdenden Zug der Muskeln ... dieser Zustand ist äußerst anstrengend ... jede Sehne, jede Muskelfaser ist angespannt...
Sie fühlen nun eine angenehme Schwere und Wärme in Ihrer rechten Hand und im Unterarm ... In den Fingerspitzen bemerken Sie das leichte rhythmische Pochen Ihres Pulses ... Während der Arm auf die Unterlage zurücksinkt, fühlen Sie wie die Anspannung entweicht und die Muskeln immer entspannter werden ...
Sie können jetzt mitverfolgen, wie die Kraft aus dem Arm entweicht... wie sich die einzelnen Muskelfasern langsam lockern und nun immer entspannter werden...
Sie werden innerlich ruhig. Nichts kann Sie stören. Ihre Gedanken konzentrieren sich nur auf die Entspannung. Alles andere ist unwichtig ... ohne Bedeutung ... Sie überlassen sich ganz der Ruhe ...

Die Nutzung von **Suggestionen und Rapport** erwies sich für die Variablen des Entspannungszustandes (Desaktiviertheit, Müdigkeit, Benommenheit) als etwas günstiger als die anderen Instruktionen. **Neutrale Entspannungsinstruktionen** wirken weniger desaktivierend, sondern eher harmonisierend und leistungssteigernd (Zunahme von Aktiviertheit und gehobener Stimmung, Abnahme von Erregtheit, Empfindlichkeit, Ängstlichkeit und Deprimiertheit). Die **bildhafte Sprache** wirkte, wenn die Versuchspersonen mit dem bildhaften Erleben schon vertraut waren und dies als angenehm empfanden, in Form einer Spannungsminderung (Abnahme von Konzentriertheit, Extrovertiertheit und Erregtheit).

! Bei der erfolgreichen Vermittlung eines Entspannungsverfahrens stehen weniger die Strategie und Vorlieben des Therapeuten im Vordergrund, sondern es sollte eine Passung zwischen der Anleitung und den Verarbeitungsmöglichkeiten des Übenden entwickelt werden.

Im Einzel-Setting kann sich der Therapeut leichter auf die Erlebniswelt seines Gegenübers einstellen. Im Gruppen-Setting stellt dies jedoch hohe Anforderungen an die empathischen und kommunikativen Fähigkeiten eines Therapeuten.

1.4.5 Imagination und Entspannung

Imaginationen entstehen üblicherweise spontan. Unser Denken wird gewöhnlich automatisch von Vorstellungen begleitet, wobei die Fähigkeit zum bildhaften Denken bei jedem Menschen unterschiedlich ausgeprägt ist. Schon zum Zeitpunkt der Geburt verfügt ein Kind über einen beträchtlichen Schatz an inneren Bildern. Die sog. **inneren Repräsentanzen** beziehen sich zunächst auf den eigenen Körper und werden dann durch die Wahrnehmung der äußeren Welt in ständig neuen Verschaltungen ausdifferenziert, bis sich schließlich komplexe und teilweise symbolisch hoch verdichtete Objektrepräsentanzen entwickeln. Die Vorstellungen vom eigenen Körper differenzieren sich in ein subjektives Körperschema. Es entsteht eine Wahrnehmung des Innenraums, der Körpergrenzen, eine Erfahrung mit physiologischen Abläufen, Erwartungen an gesunde Körperfunktionen und Belastbarkeit sowie eine differenzierte Wahrnehmung möglicher gestörter Funktionen [Vaitl 2000b].

! Entspannungsübungen nutzen die entwicklungspsychologisch frühe Fähigkeit des Menschen, sich etwas vorzustellen. Sie haben daher immer auch ein regressives Element, sie können uns in frühere Erlebnisbereiche führen. Jede Entspannungsmethode versucht direkt oder indirekt, mit Ruheinstruktionen Vorstellungen von Gelöstheit und Wohlbefinden zu erzeugen.

Wie oben ausgeführt, wird die Interozeption physiologischer Vorgänge von einer ständigen subjektiven Bewertung begleitet, wobei imaginative Fähigkeiten eine Verbindung zu sprachlichen Vorstellungen herstellen. Die Originalmethode von Jacobson blieb mit der Imagination zunächst sehr in der körperlichen Wahrnehmung, die Übenden sollten anfangs ihren „Muskelsinn" kultivieren.

Im weiteren Verlauf setzte Jacobson gezielt **Übungen mit Visualisierungen** ein (z.B. vorbeifahrendes Auto, Schauen zu einer Turmspitze, Verfolgen eines Haken schlagenden Hasen), wobei er damit keine Entspannung induzieren wollte. Es kam ihm vielmehr darauf an, die Konzentration auf die Augenmuskeln zu lenken. Er nutzte dabei den so genannten **Carpenter-Effekt**: Die gedankliche und visuelle Vorstellung einer Bewegung löst auch in der ruhenden Muskulatur entsprechende Erregungspotentiale und kleine Muskelbewegungen aus. Auf diesem Effekt beruht auch das **Chevreuillsche Pendel**: Eine Versuchsperson nimmt ganz ruhig ein ca. 60–80 cm langes Pendel zwischen Daumen und Zeigefinger und konzentriert sich beispielsweise auf die Vorstellung, dass das Pendel von rechts nach links schwingt. Die Vorstellung setzt sich in Mikrobewegungen des Armes um, so dass das Pendel ohne bewusstes Zutun tatsächlich schwingt.

Wir wissen heute, dass Imaginationen nicht nur ein messbares peripheres Korrelat haben, sondern es lässt sich auch durch bildgebende Verfahren belegen, dass zentral bei der Vorstellung eines Bildes die gleichen Gehirnareale aktiviert werden wie bei der realen Betrachtung dieses Bildes. Innere und äußere Wahrnehmung nutzen die gleichen Zentren. Dies erklärt z.B. auch die unmittelbare Eindrücklichkeit und realistische Anmutung mancher Wahrnehmungen im Zustand des Traumes oder während einer Entspannungsübung.

Ein weiteres wichtiges Phänomen im Zusammenhang mit Imagination ist die Entdeckung der sog. **Spiegelneurone**. Es handelt sich dabei um „empathische" Nervenzellverbände, die eine Verbindung von visueller oder akustischer Wahrnehmung und unseren Handlungen herstellen. So gibt es beispielsweise Neurone in der prämotorischen Rinde unmittelbar vor dem Gyrus praecentralis, die 100–200 Millisekunden eher als die Nervenzellen des motorischen Kortex feuern (also vor der Ausführung einer Bewegung), weil sie das eigentliche Programm für eine Handlung entwerfen. Interessanterweise werden diese Neurone auch aktiv, wenn wir *eine Handlung bei jemand anderem beobachten.* Auch wenn wir hören, wie jemand eine Bewegung beschreibt, werden entsprechende zentrale handlungsplanende Areale aktiviert. Inzwischen sind weitere Spiegelneuronengruppen im vorderen Teil des Gyrus cinguli sowie im insulären Kortex entdeckt worden, die für das Verständnis von Gefühlen anderer Menschen eine wichtige Rolle spielen und somit wohl die neurobiologische Grundlage für unsere empathischen Fähigkeiten darstellen.

Dies hat möglicherweise weit reichende Folgen für die zukünftige Vorgehensweise bei der Vermittlung von Entspannungsverfahren. Denn Spiegelneurone werden vor allem **in der zwischenmenschlichen Interaktion aktiviert**, reagieren aber kaum, wenn man eine Bewegung im Fernsehen sieht oder eine Beschreibung von einem Tonträger hört [Bauer 2005].

! **Der Einsatz von Kassetten und CDs wird daher zukünftig noch kritischer zu überdenken sein. Der Übende muss unsere Worte und Bewegungen unmittelbar in der persönlichen Interaktion wahrnehmen und verstehen können. Der Vorbildfunktion des Therapeuten kommt eine viel größere Bedeutung zu als bisher angenommen.**

Im Gegensatz zum Original nutzten die Weiterentwicklungen der PR gezielt suggestive Elemente und regten den Übenden an, auf entspannende Imaginationen zu achten, bzw. bestimmte Vorstellungen auf sich wirken zu lassen (Atemrhythmus, Meeresrauschen, beruhigende Naturbilder etc.). Erfahrungsgemäß hat jedoch nicht jeder Zugang zum bildhaften Denken, was auch durch die Untersuchung von Brandl (s.o.) belegt wurde.

Will man die **Imaginationsfähigkeit eines Menschen** im Vorfeld der Entspannung genauer ermitteln, können verschiedene Teste durchgeführt werden. Besonders bewährt haben sich erlebnisintensive imaginative Übungen, die bei beinahe jedem eine Reaktion auslösen, wie z.B. eine Körperwahrnehmungsübung (siehe Begrüßungscocktail Kapitel 4.3), das Gedankenpendel (Kapitel 4.5.) oder die Zitronenübung (s.u.).

Beispiel für eine Wahrnehmungsübung („Das Zitronenexperiment")
Bevor wir beginnen, möchte ich Ihnen kurz erklären, worum es bei dieser Übung geht. Ich werde Sie gleich bitten, die Augen zu schließen und sich einen Gegenstand vorzustellen. Es handelt sich dabei um einen harmlosen Alltagsgegenstand, der dennoch bei Ihnen körperliche Reaktionen und auch unterschiedliche Gedanken auslösen wird. Ich möchte Sie bitten, sich diesen Gegenstand möglichst realistisch und genau vorzustellen und dabei gleichzeitig darauf zu achten, was währenddessen in Ihnen vorgeht. Es geht also darum, dass Sie sich etwas vorstellen und gleichzeitig darauf achten, was in Ihnen geschieht, während Sie sich diesen Gegenstand vorstellen. Dies bedeutet, dass Sie in einer Art geteilter Aufmerksamkeit Ihre Wahrnehmung sowohl auf das Vorstellungsbild und die gleichzeitigen Reaktionen Ihres Körpers lenken werden.
(*Bei Übung in der Gruppe:*) Sie alle werden sich dabei den gleichen Gegenstand vorstellen, den ich Ihnen vorgeben werde, und diese kleine Übung wird vermutlich unterschiedliche Wahrnehmungen bei Ihnen auslösen. Es kommt überhaupt nicht darauf an, dass Sie etwas Bestimmtes erreichen oder etwas ganz Bestimmtes wahrnehmen. Achten Sie lediglich darauf, was spontan geschieht, was Sie spontan körperlich merken und welche Gedanken spontan kommen.
Haben Sie zur Vorgehensweise noch irgendeine Frage? ...
Dann wollen wir mit der Übung beginnen, indem Sie sich zunächst einmal bequem hinsetzen ... und dann einen tiefen Atemzug nehmen ... dann schließen Sie einfach die Augen und spüren einmal zunächst Ihrer Atmung nach, wie Sie ein- ... und ausatmen ... und spüren den Unterschied zwischen Einatmung und Ausatmung ... Dann lenken Sie die Aufmerksamkeit auf den Gedanken, dass vor Ihnen auf einem Tisch eine gelbe, saftige, reife Zitrone liegt ... Stellen Sie sich diese gelbe, reife, saftige Zitrone so gut Sie können vor und achten Sie dabei auch darauf, was Sie körperlich spüren, was Sie körperlich wahrnehmen können. Es ist eine wunderschön gelbe, richtig reife saftige Zitrone, die Sie recht gut wahrnehmen können... Dann stellen Sie sich vor, dass Sie die Zitrone in zwei Hälften zerteilen. Sie sehen, wie der Saft herausspritzt, es ist ja eine reife saftige Zitrone, und Sie riechen vielleicht das Fruchtige und achten gleichzeitig darauf, was spüren Sie in Ihrem Körper, wo spüren Sie Veränderungen, was fällt Ihnen auf? ... Jetzt nehmen Sie eine der beiden Zitronenhälften in die Hand und führen sie zu Ihrer Nase und riechen einmal an dieser fruchtigen reifen Zitrone ... und nehmen gleichzeitig wahr, was Sie körperlich spüren ... in der Nase, im Mund, im Rachen oder auch sonst ... nehmen Sie ein, zwei tiefe Atemzüge und riechen ganz intensiv an dieser Zitrone

... Dann führen Sie die Zitrone zu Ihren Lippen und schmecken mal ein wenig am Fruchtfleisch und an der Zitrone ... Wie schmeckt diese saftige reife Zitrone? ... Vielleicht wollen Sie auch ein wenig mit den Zähnen an der Zitrone knabbern und spüren, wie Sie das schmecken? Achten Sie dabei auch darauf, was Sie im Mund wahrnehmen, in der Nase, im Rachen, im Bauch und auch sonst im Körper. Vielleicht berühren Sie das Fruchtfleisch auch mal ein wenig mit der Zungenspitze und schmecken etwas intensiver ... Dann offnen Sie den Mund weit und beißen kräftig in die Zitronenhälfte hinein, kräftig reinbeißen und spüren, was Sie dabei wahrnehmen. Achten Sie auf Ihre körperlichen Wahrnehmungen, achten Sie auch auf Ihre Gefühle und Ihre Gedanken, während Sie kräftig in diese Zitronenhälfte hinein beißen ... Dann nehmen Sie die Zitronenhälfte wieder aus dem Mund und legen sie beiseite ... Lassen Sie nun das Bild der Zitrone zunehmend in den Hintergrund treten, bis es ganz verschwunden ist ... Konzentrieren Sie sich auf Ihre Atmung, wie Sie ein- und ausatmen und spüren nach, wie Sie sich körperlich fühlen und welche Gedanken in Ihnen vorgehen ... Dann vertiefen Sie die Atmung weiter, und nach ein zwei tiefen Atemzügen strecken Sie die Arme nach vorn oder nach oben, dehnen und räkeln sich, kommen dann mit Ihrer Aufmerksamkeit wieder hierher in den Raum zurück und öffnen die Augen.

Diese scheinbar harmlose Wahrnehmungsübung wirkt durch ihre heterosuggestiven Elemente, deren Wirkung sich kaum jemand entziehen kann, wie eine Hypnose. Sie sollte daher mit Bedacht eingesetzt werden und wirklich nur dazu dienen, sich über die Imaginationsschwerpunkte eines Übenden klar zu werden. Anwenden sollte solche Übungen nur der Therapeut, der eine entsprechende therapeutische Ausbildung besitzt. Sie sollte gut vorbereitet werden (siehe Einleitungstext) und es ist unbedingt notwendig, **vor Beendigung der Übung die Bilder zurücktreten zu lassen**, wie das bei einer seriös durchgeführten Hypnose üblich ist. An die Übung schließt sich ein mehr oder weniger langes Gespräch über die Erlebnisse an. **Beim gezielten Einsatz von Imaginationen müssen darüber hinaus die üblichen Sorgfaltsmaßnahmen der Hypnose beachtet werden**, was leider oft nicht geschieht.

! Ob und welche Imaginationen ansprechend und hilfreich sind, ist von Mensch zu Mensch verschieden. Auch hier sind gute empathische Fähigkeiten des Therapeuten gefragt. Dieser sollte möglichst wenig Vorgaben machen, lediglich Anregungen geben und auf spontan entstehende Bilder und Eindrücke achten, um diese dann zu verstärken.

1.5 Die Arzt-Patient-Beziehung beim Entspannungstraining

Im Gegensatz zum AT gibt es in der Literatur der PR wenig Interesse für die Bedeutung der Beziehung zwischen Arzt und Patient. Dies ist umso erstaunlicher, als Jacobson zwar die suggestive Beeinflussung vehement ablehnte, wenig Vorgaben bei der Anleitung machte, die Übenden auf ihre eigenen Erlebnisse verwies, durch sein konkretes Vorgehen jedoch **intensive Beziehungsarbeit** leistete. Lange Therapieeinheiten (50–60 Minuten), teilweise mit Körperkontakt, regressive Elemente durch das anfängliche Üben im Liegen, beinahe schelmisch anmutende Übungssequenzen bei den Visualisierungen und Sprechübungen (siehe Kapitel 2), Förderung euthymer Erlebnisweisen, regelmäßige Einzelsitzungen über viele Monate, Beziehungsintensivierung durch umfängliche Hausaufgaben sind Gestaltungselemente einer derart intensiven Arzt-Patient-Beziehung, wie sie heute in der Psychotherapie selten zu finden ist.

Da das AT als konzentrative Selbstentspannung von Schultz aus den Erfahrungen mit der Hypnose entwickelt wurde, wurde die **Bedeutung der Anleitung** durch die Person des Therapeuten dort immer wieder kontrovers diskutiert. Das Vorsprechen der Entspannungsformeln wurde von einem Teil der Therapeuten als notwendige Hilfe, von anderen als störende Heterosuggestion angesehen. Auch wurde früher traditionell betont, dass nur ein Arzt das AT anleiten dürfe, da nur er die Bedeutung der körperlichen Abläufe richtig einschätzen könne [Hoffmann 2006]. Die Annahme, dass das AT über konzentrative innerseelische Prozesse seine Wirkung entfaltet, ließ sich auch gut mit tiefenpsychologischen Überlegungen vereinbaren (siehe Kapitel 9, Kombinationen). Wie sehr das AT mit der Psychodynamik verbunden ist, belegt auch das Konzept der formelhaften Vorsatzbildung, bei der bestimmte mit dem Patienten erarbeitete Vorgaben über die Einflussnahme im entspannten Zustand eine besondere Wirkung auf Ressourcen in der Persönlichkeit haben. Einen besonderen Stellenwert hatten darüber hinaus beim AT immer schon auch gruppendynamische Abläufe unter den Kursteilnehmern. Da Jacobson sein Verfahren praktisch immer im Einzel-Setting vermittelte, gibt es hier keine vergleichbaren Überlegungen.

Auch die Übernahme der PR durch die **Verhaltenstherapie** führte nicht zu einer Auseinandersetzung mit der Bedeutung der Beziehung. Im Gegenteil, zwar werden suggestive Elemente nun direkt eingesetzt und auch motivationale Fragen wie z.B. das Konzept der Kontrollüberzeugungen (s.u.) aufgegriffen. Therapeutische Beziehung und Gruppendynamik wurden jedoch bis vor einigen Jahren weitgehend ignoriert, da die Verhaltenstherapie in ihren Konzepten andere Schwerpunkte setzte. Erst in letzter Zeit widmet die Verhaltenstherapie sich auch vermehrt den interaktionellen Aspekten.

1.5.1 Warum ist Beziehung bei der Vermittlung eines Entspannungsverfahrens wichtig?

Die Leitlinienkonferenzen 2000 und 2001 konnten feststellen, dass die PR im Vergleich zum AT erstaunlich wenig standardisiert ist:

> *„Es gibt so viele Varianten, wie es Kursleiter gibt, zwar ist der Grundgedanke gleich, im Detail gestaltet jedoch jeder die Anleitung nach eigenen Vorlieben."*

Dadurch erhält die Person desjenigen, der die Übungen vermittelt, eine wesentliche Bedeutung. Der Anmeldemodus zur Entspannungsgruppe, die erste Kontaktaufnahme (Vorgespräch), die konkreten Rahmenbedingungen (ruhiger gemütlicher Raum, Unterrichtsmaterialien), die er schafft, die Art und Weise wie er auftritt (er wirkt als Modell, natürlich sollte er entspannt sein und das Verfahren selbst beherrschen), wie er anleitet, wie er Erklärungen gibt, die Stimmlage, mit der er spricht, seine Körpersprache, seine Glaubwürdigkeit, die Art wie er Teilnehmer zum selbstständigen Üben motiviert, wie interessiert er nachfragt – alle diese Faktoren spielen eine Rolle [Sammer 2006a]. Entsprechend belegen alle Studien, die die Wirksamkeit von persönlichen Anleitungen mit Tonbandinstruktionen verglichen, eine deutliche Überlegenheit der persönlichen Anwesenheit [Paul und Trimble 1970, Beimann et al. 1978, Borkovec und Sides 1979, Lehrer 1982]. Es wurden sowohl stärkere und stabilere physiologische Effekte wie auch deutlich bessere und intensivere persönliche Entspannungserfahrungen erreicht, die sich natürlich auch dadurch erklärten, dass die Therapeuten im Gegensatz zu Kassetten den Übenden persönliche und individuell passende Rückmeldungen geben konnten. In der Studie von Brandl wurde in diesem Zusammenhang auch auf die Bedeutung der Wortwahl für unterschiedliche Effekte hingewiesen (Kapitel 1.4.4) [Brandl 1996].

Psychodynamisch werden die Erwartungen und Reaktionen, die zwei Menschen in eine Beziehung einbringen, im sog. **Bindungsverhalten** zusammengefasst. Dem liegt die Beobachtung zugrunde, dass wir Erfahrungen mit früheren Beziehungen oft sehr unmittelbar auf neue Kontakte mit anderen Menschen übertragen. Das Bindungsverhalten ist ein relativ stabiles Persönlichkeitsmerkmal und hängt damit zusammen, wie positiv oder negativ wir uns selbst und unsere Umgebung erleben, so dass wir **verschiedene Bindungstypen** unterscheiden können, die dem Kursleiter ganz unterschiedliche Probleme bereiten können:

- **sicheres Bindungsverhalten:** Der Kursteilnehmer wird sich adäquat verhalten, ausreichend gut motiviert sein, seinen Körperzustand nachvollziehbar beschreiben und Rückmeldungen seitens des Kursleiters hilfreich für sich umsetzen können. Er wird Bereitschaft zum eigenen Üben mitbringen und Entwicklungsfortschritte mit Interesse registrieren.
- **ambivalentes Bindungsverhalten** (Grundtendenz: depressiv anklammernd): Der Kursteilnehmer wird mit

hohen Erwartungen an den Kursleiter kommen und nicht selten schon in der ersten Stunde nach den vorgesprochenen Übungen ungewöhnlich intensive Entspannungserlebnisse berichten. Die anfängliche Idealisierung des Kursleiters schlägt jedoch schon in den ersten Tagen des eigenen Übens in Enttäuschung um. Diese Teilnehmer üben dann nicht mehr weiter und kommen oft mit ganz negativer Grundhaltung in die zweite Stunde, und man hat dann große Mühe, die Motivation wieder aufzubauen.

- **vermeidendes Bindungsverhalten** (Grundtendenz: narzisstisch Autonomie betonend): Hier besteht die umgekehrte Problematik. Es wird eine überkritische Grundhaltung an den Tag gelegt, die Teilnehmer haben große Schwierigkeiten, sich auf die Vorschläge des Therapeuten einzulassen. Oft werden eigene Übungsvarianten praktiziert und schwer einzuordnende Körpererlebnisse berichtet. Es macht wenig Sinn, überredend oder belehrend auf diese Teilnehmer einzuwirken, da dies eher das vermeidende Verhalten verstärkt. Hier ist einerseits Freiraum, andererseits sanfte Strukturierung notwendig. Mit etwas Geschick kann der Kursleiter das Autonomiethema zur Motivation zum eigenständigen Üben nutzen.
- **desorganisiertes Bindungsverhalten** (Grundtendenz: emotional instabil, starke Schwankungen, chaotisches Verhalten): Diese Menschen leiden in der Regel an einer tiefer gehenden Problematik in ihrer Persönlichkeit. Sie fallen dadurch auf, dass sie die Gruppenarbeit durch ihre ungesteuerte Emotionalität (Ängste, Aggression, Abwertung) immer wieder stören, oder auch sehr bizarre Übungserlebnisse berichten und Rückmeldungen des Leiters kaum für sich verwenden können. Menschen mit diesem Bindungsverhalten sollten daher eher im Einzel-Setting die PR erlernen.

Auf weitere spezielle Aspekte der Gruppendynamik wird in den Kapiteln 4, 8 und 10 eingegangen.

Das Konzept der sog. **Kontrollüberzeugungen** greift einen Teil des Bindungsverhaltens heraus, der für das Erlernen der PR besonders prägnant ist:

- Menschen mit vorwiegend **externaler** Kontrollüberzeugung sehen sich selbst nur wenig beteiligt am Zustandekommen der Entspannung, sondern erwarten Vorgaben von außen. Sie machen sich dadurch gerne abhängig von äußeren Entspannungshilfen (Stimme des Kursleiters, Kassetten, CDs, Duftlämpchen etc.), üben nicht regelmäßig oder oft überhaupt nicht zu Hause und müssen daher freundlich und beharrlich immer wieder auf ihre eigenen Fähigkeiten hingewiesen werden.
- Bei der **internalen** Kontrollüberzeugung wird das Verhalten durch die Prämisse gesteuert, auf die eigenen Fähigkeiten zu vertrauen, sich nicht so sehr an andere anzulehnen und die Dinge besser selbst in die Hand zu nehmen. Der Kursleiter wird hier

schnell zum Störfaktor. Er sollte sich in dieser Situation daher eher zurücknehmen, Autonomie gewähren und die Entwicklungen gezielt verstärken, die für das Erlernen und die Anwendung der PR notwendig sind. Dazu ist oft sehr viel Gelassenheit erforderlich.

Aus diesen Überlegungen zur Arzt-Patient-Beziehung lässt sich ableiten, dass Kursleiter ohne psychotherapeutische Ausbildung zwar die PR vermitteln können, jedoch in der Regel zu einer professionellen und ausreichend differenzierten Beziehungsgestaltung z.B. bei den o.g. Problemen kaum in der Lage sein werden und auch die Möglichkeiten einer Gruppendynamik nur wenig nutzen können. Gerade die Verbindung von pädagogischen mit psychotherapeutischen Elementen bei der PR macht eine *gute Selbsterfahrung und persönliche Reflexionsfähigkeit* notwendig. Für Psychotherapeuten ist es dagegen nicht immer einfach, sich auf den Auftrag, „nur" ein Entspannungsverfahren zu vermitteln, zu beschränken. Allzu häufig werden Entspannungsgruppen dann plötzlich zu Therapiegruppen umfunktioniert.

1.6 Untersuchungen zur Wirksamkeit der PR

In den *Grundlagenstudien* zur Wirksamkeit der PR wurden zumeist physiologische Parameter wie Herzfrequenz, Blutdruck, Atemrhythmus, Muskelspannung (Elektromyogramm), Hauttemperatur oder EEG im Entspannungsverlauf untersucht und mit anderen Verfahren verglichen [Übersicht bei Vaitl 2000 a und c, Hamm 2000, Krampen 2004]. Darüber hinaus liegen Studien z.B. zur Entwicklung mentaler Vorstellungen [Borgeat et al. 1983], zur emotionalen Befindlichkeit (Ängstlichkeit, Depressivität) [Shapiro und Lehrer 1980, Eppley et al. 1989] oder zu Reaktionslatenzen auf dargebotene Reize [Lehrer et al. 1988] vor. Borkovec und Sides [1979] fanden jedoch in einer Übersicht über annähernd 30 Studien nur in etwa der Hälfte der Untersuchungen tatsächlich signifikante Entspannungseffekte bei der Messung physiologischer Parameter bei der PR. Lehrer und Woolfolk [1984] kamen in einer Übersicht zum Ergebnis, dass durch die Anwendung der PR physiologische Parameter effektiv und signifikant beeinflusst werden können.

Die Ergebnisse der Grundlagenstudien über die heutigen Varianten der PR sind jedoch im Gegensatz zu den umfangreichen frühen muskelphysiologischen Studien von Jacobson am Originalverfahren ungewöhnlich inkonsistent und teilweise sogar widersprüchlich. Ein Beispiel dafür sind die Untersuchungen von Bischoff, der bei Patienten mit Spannungskopfschmerz keine Verringerung der EMG-Aktivität im Unterarm durch die Anwendung der PR, sondern sogar eine verstärkte EMG-Aktivität in der Stirnmuskulatur fand (Kap. 1.2.6) [Bischoff 1989]. Lichstein andererseits zitiert Studien, die genau das Gegenteil ergaben [Lichstein 1988].

Hamm [2004] resümiert, dass es bei einer adäquaten Durchführung der PR zwar zur konsistenten Reduktion einzelner physiologischer Erregungsindikatoren kommt. Eine generelle Reduktion der Aktivität des sympathischen Teils des autonomen Nervensystems mit gleichzeitig parallel verlaufenden Veränderungen in allen entsprechenden Effektorsystemen habe man in den Grundlagenstudien der PR jedoch nicht belegen können. Dies entspricht in etwa auch den Ergebnissen der Grundlagenstudien zum AT [Übersicht bei Hoffmann 2006].

In einer Zusammenfassung der **Grundlagen- und Vergleichsstudien** stellte Vaitl [2000a] darüber hinaus fest, dass die PR verglichen mit anderen Entspannungsverfahren wie AT, Meditation, Hypnose oder Biofeedback hinsichtlich der effektiven Wirkung auf die o.g. Parameter eher schlecht abschnitt. Das heißt, dass mit anderen Verfahren der Zustand der Entspannung besser und intensiver zu erreichen ist als mit der PR, wobei die Studien sich im Wesentlichen auf die heutigen Varianten der PR (siehe Kapitel 3) beziehen. Zu ähnlichen Ergebnissen kommt Krampen [2004] beim Vergleich der differenziellen Indikation von AT und PR.

Dennoch gibt es auch einige gut gesicherte Befunde:

- So wird eine gute eigenständige Entspannungsfähigkeit durch die PR *am ehesten nach längerer Übungserfahrung* erreicht, d.h. wenn die Nutzer sehr erfahren in der Anwendung der Technik sind [Lehrer et al. 1994].
- Außerdem gelingt die Reduktion des physiologischen Erregungsniveaus bei den Personen besser, die *individuell Elemente aus anderen Entspannungstechniken hinzunehmen und anwenden* [Borkovec und Sides 1979].
- Die *Anleitung der Übung durch einen Kursleiter* ist deutlich effektiver als das Hören eines Tonbandes [Paul und Trimble 1970].

Für die **klinische Anwendung** ist die Datenlage dagegen deutlich umfangreicher als für andere Entspannungs- und Psychotherapieverfahren (siehe Kapitel 5). Die PR erweist sich hier insgesamt als wesentlich erfolgreicher, als von den widersprüchlichen Befunden der Grundlagenstudien zu erwarten wäre [Grawe et al. 1994, Gröninger und Stade-Gröninger 1996, Ohm 2004]. Eine ganze Reihe von Untersuchungen zeigt, dass die physiologischen Variablen der Entspannung unter Belastung (Stress, erhöhte Ängstlichkeit, Krankheitssymptome) durch die PR wirksamer beeinflusst werden. Lehrer et al. [1988] konnten experimentell belegen, dass die physiologischen Effekte der PR sehr viel deutlicher während Stressinduktion auftreten als unter Ruhebedingungen. Patienten, die unter Krankheitssymptomen leiden, sind durch den „Symptomstress" vermutlich empfänglicher für angenehme Körpererfahrungen als Teilnehmer eines Präventionskurses, die die PR einfach nur aus Interesse erlernen.

Auf einen wichtigen weiteren Aspekt weist Grawe [1994] in seiner Metaanalyse hin: Die Studien zur klinischen Anwendung der PR wurden früher beinahe ausschließlich im Einzelsetting durchgeführt, also ähnlich wie die Originalmethode von Jacobson. Im Einzelsetting tritt jedoch der Wirkfaktor „Arzt-Patient-Beziehung" mehr in den Vordergrund, so dass die Wirksamkeit des Verfahrens durch die Person des Therapeuten verstärkt wird. Damit ergibt sich in den klinischen Studien eine nachvollziehbar hohe Wirksamkeit. In der therapeutischen Realität wird die PR jedoch praktisch immer in der Gruppe vermittelt, obwohl diese Form der Anwendung eigentlich nicht gut evaluiert ist.

In einer Übersicht führt Hamm [2004] zwei Hauptprobleme bei der Evaluation der Wirksamkeit der PR an:

- Es gibt unter dem Etikett „Progressive Relaxation“ eine Vielzahl verschiedener Induktions- und Interventionstechniken. Dass es für die wesentlichen Variablen des Übungsablaufs (Rahmenbedingungen und Zeitdauer der Übung, Stellenwert der Anspannung, Stärke der Kontraktion, Art, Anzahl und Reihenfolge der Muskelgruppen, Ausmaß der Suggestion, erforderlicher Trainingsaufwand etc.) keine richtige Standardisierung gibt, stellten auch die Leitlinienkonferenzen 2000 und 2001 fest. Manchmal besteht die einzige Gemeinsamkeit bei in zwei Studien verwendeten Entspannungsmethoden in dem Namen „Progressive Relaxation“.
- Nicht nur die mangelnde Vergleichbarkeit, sondern auch die Vielzahl der Einzeluntersuchungen erschwert eine integrative Beurteilung der Wirksamkeit. Einer großen Zahl von Studien, die einen signifikanten Einfluss auf verschiedene physiologische Parameter nachweisen konnten, steht eine ebenso große Zahl von Studien gegenüber, die genau das nicht belegten. Auch Vergleichsstudien mit anderen Verfahren ergaben immer wieder inkonsistente Ergebnisse.

Eine mögliche Erklärung für diese Inkonsistenz findet sich in den inzwischen umfangreichen klinischen Studien zum AT. Eine genauere Analyse [Hoffmann 2006] konnte zeigen, dass Gruppenvergleiche oft keine signifikanten Ergebnisse aufwiesen, da die interindividuelle Schwankungsbreite zum Teil extrem hoch war. Die intraindividuellen Schwankungen waren dagegen deutlich geringer, d.h. die Anwendung von AT führte bei der gleichen Person jeweils immer wieder zu ähnlichen Effekten, die Vergleichbarkeit zwischen den Personen war jedoch eingeschränkt. Daher sind einerseits hohe Fallzahlen für die Studien sinnvoll. Eine differenzierte statistische Aufarbeitung der Daten ist dabei jedoch unerlässlich.

Eine interessante Perspektive für die weitere Erforschung der PR ergibt sich durch den Einsatz bildgebender Verfahren, die einen Einblick in die zentrale Verarbeitung von Entspannung geben werden. Die neurobiologische Forschung hat sich in den letzten Jahren sehr erfolgreich mit Untersuchungen zur Entstehung von Trancephänomenen und zur Wirkung der Hypnose beschäftigt. Durch die Ergebnisse konnten sowohl die Theoriebildung der Hypnose als auch die klinische Anwendung wissenschaftlich gesichert und weiterentwickelt werden.

Für die Zukunft ist zu erwarten, dass auch die Konzepte der PR von dieser Entwicklung profitieren werden.

1.7 Fazit für die Praxis

1. Ausgehend von einer recht einfachen Definition der Entspannungsreaktion wurde deutlich, dass es sich dabei um ein komplexes Phänomen mit verschiedenen Variablen handelt.
2. Die frühere einfache dualistische Sichtweise einer Polarität von Anspannung und Entspannung, von Sympathikus und Parasympathikus, wird heute sehr viel differenzierter gesehen.
3. Die zentralen Abläufe beim Erlernen und die individuellen Bewertungen der Körperwahrnehmungen sind für die Entspannung entscheidender als die peripher-physiologisch messbaren Parameter.
4. Je nach Vorgehen und Vorgaben des Therapeuten können höchst unterschiedliche Effekte bei den einzelnen Übenden erzielt werden.
5. Die Muskelübungen der PR sind für das Erlernen der Entspannung insofern hilfreich, da sie eine gute Hilfe zur Konzentration der Aufmerksamkeit bieten und die Körperwahrnehmung erleichtern. Für die Entspannung selbst sind die Muskeln nicht von der bisher angenommenen Bedeutung.
6. Sprachliche Präsentation der Übungsanleitung und imaginative Umsetzung in eigenes Üben und Wahrnehmen sind bei der PR stärker als bisher zu berücksichtigen.
7. Konditionierungen durch regelmäßiges längerfristiges Üben (z.B. mehrfache tägliche Kurzübungen) sind entscheidende Faktoren für die Wirksamkeit.
8. Nach heutiger Vorstellung erhöht sich die Wirksamkeit, wenn ein Entspannungsverfahren nicht eindimensional auf die Muskulatur fokussiert ist, sondern auf möglichst vielen peripheren und zentralen Ebenen des Entspannungsvorgangs einwirkt.
9. Daher wird es sinnvoll sein, Elemente aus verschiedenen Entspannungsverfahren so zu kombinieren, dass sich die Effekte verstärken (z.B. Muskelentspannung der PR mit Wärmeempfindungen, Atemrhythmus, Imagination, Heterosuggestion u.Ä.).
10. Die differenzierte Kenntnis der Grundlagen der Entspannung schafft dem Trainer oder Therapeuten eine sichere Basis, von der aus er glaubwürdiger auftreten kann und überzeugendere Modellvorstellungen vermitteln kann.
11. Für die Anleitung und Durchführung des Verfahrens bei Patienten und im Umgang mit Gruppen ist für eine differenzierte Beziehungsgestaltung in der Regel eine therapeutische Qualifikation notwendig.

2 Die Originalform der Progressiven Relaxation von Edmund Jacobson

„Es gibt vermutlich kein grundsätzlicheres Heilmittel als Ruhe."

Wie im einleitenden Kapitel ausgeführt, ging Jacobson aufgrund seiner Forschungen über die neurophysiologische Muskelaktivität davon aus, dass ein Zustand der Ruhe und Entspannung am deutlichsten und zuverlässigsten in einer **Abnahme des Muskeltonus** sichtbar wird. Er nahm an, dass zentralnervöse Abläufe und periphere muskuläre Veränderungen sich wechselseitig beeinflussen. In seiner Veröffentlichung entwickelte er in 14 Thesen ein ausführliches Erklärungsmodell [Jacobson 1929], das sich in drei Hauptpunkten zusammenfassen lässt:

- Jacobson konnte durch verschiedene Experimente gut belegen, dass mentale Vorstellungen einen direkten Einfluss sowohl auf die quer gestreifte wie auch die glatte, viszerale Muskulatur haben [Übersicht bei McGuigan 1984] (siehe auch Kapitel 1.4).
- Für den Umkehrschluss, dass allein schon die Abnahme von peripheren muskulären Afferenzen zu einer Aktivitätsminderung im zentralen Nervensystem führt, konnte er zwar einige Belege finden. Diese Annahme wurde jedoch durch spätere Forschungen weitgehend wiederlegt (siehe auch Kapitel 1.2).
- Auch die angenommene Kopplung zwischen muskulärer und viszeraler Entspannung blieb auf der Ebene des hypothetischen Konstrukts belegt durch Einzelfallbeobachtungen [Hamm 2000, Jacobson und Höfler 2006].

Das vorhergehende Kapitel über die Grundlagen der Entspannung setzt sich detailliert mit diesen Thesen auseinander. Unsere heutigen physiologischen und neurobiologischen Erkenntnisse ergeben ein deutlich differenzierteres Bild, so dass eigentlich nur die erste Grundannahme von Jacobson als wirklich bestätigt angesehen werden kann.

2.1 Kultivierung der Muskelsinne

Ausgehend von den o.g. Grundannahmen stand im Mittelpunkt seiner Vorgehensweise bei der Entspannung die willentliche, progressive, d.h. kontinuierliche Reduktion der Spannung einzelner Muskelgruppen des Bewegungsapparates. Bei der Durchführung der Übungen verzichtete Jacobson im Gegensatz zum AT, bei dem die Entspannung vorwiegend über die psychische Konzentration und Autosuggestion erreicht wird, ganz bewusst auf suggestive Elemente. Als das wichtigste Ziel seines Entspannungstrainings nannte er die **„Kultivierung der Muskelsinne“** [Jacobson 1929].

Die Muskelanspannungen waren zunächst nicht dazu gedacht, eine bessere nachfolgende Entspannung zu erreichen, sondern dienten zur Demonstration: Der Lernende sollte spüren lernen, was er *nicht* tun sollte, nämlich Muskeln zu verspannen („Instruction in relaxation largely consists of preventing the beginner from doing the wrong thing.“). Es ging Jacobson dabei um eine **Schulung der Körperwahrnehmung**, bei der der Übende für Verspannungen der Muskulatur sensibilisiert werden sollte: Wenn jemand wahrzunehmen lernt, wo er in seiner Muskulatur verspannt ist, dann weiß er auch relativ genau, wo er zielgerichtet entspannen kann. Damit das fortschreitend besser gelingt, führte Jacobson das **Prinzip der Spannungsminderung** („diminishing tensions“) ein:

- Mit zunehmender Erfahrung in der PR sollte der Übende versuchen, möglichst feine und geringfügige Anspannungen einzelner Muskelgruppen wahrzunehmen und immer schwächere Kontraktionen zu unterscheiden.
- Anfangs diente dazu die Muskelbewegung, später wurde die Wahrnehmung auf den ruhenden Muskel gelenkt.
- Im weiteren Verlauf sollte dann diese Restspannung („residual tension“) noch weiter abgebaut werden (Verschwindenlassen der Restspannung).

Ziel der Unterweisungen und Übungen war das Erlernen von Körperwahrnehmung und Körperkontrolle mit einer eher homöostatischen oder eutonischen Zielsetzung, ein verbesserter Umgang mit dem eigenen Körper und mehr eine Verhaltensänderung auf Dauer als lediglich eine Maßnahme zum Erreichen eines Entspannungszustandes [McGuigan 1984, Lichstein 1988, Klinkenberg 1996].

Nach den heutigen neurophysiologischen Erkenntnissen lässt sich durch die Vorgehensweise von Jacobson tatsächlich eine progressive Entspannung erreichen (siehe Abbildung 2.1), da er auf starke Anspannung verzichtete und zwischen den Übungen mehrere Minuten die Muskeln ruhen ließ. Durch die starken Anspannungen in den späteren Versionen (vergleiche Abbildung 3.1) wird dagegen keine besondere Entspannungstiefe, sondern

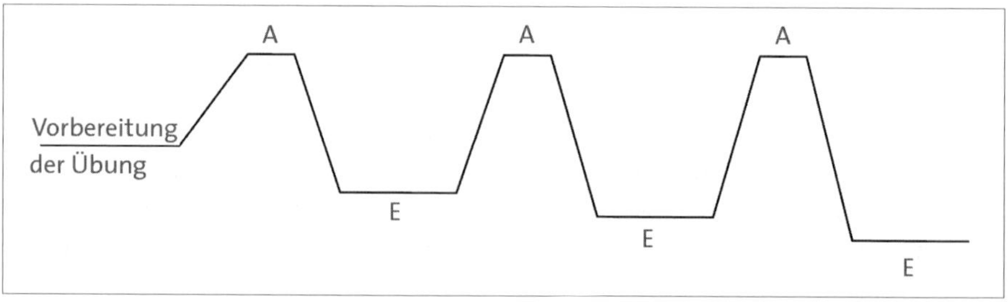

Abb. 2.1: Anspannung und Entspannung bei der Originalform der Progressiven Relaxation

eher eine verbesserte Selbstkontrolle bewirkt [Lehrer 1996].

2.2 Stellenwert der Suggestion

Die Vehemenz, mit der sich Jacobson gegen die Suggestion wandte, lässt vermuten, dass genau dieses Phänomen bei seiner Vorgehensweise ein Problem darstellte. Durch die sehr langen Einzelsitzungen mit teilweise regressiven Elementen (Liegen, Körperkontakt) entstand zwangsläufig eine intensive Beziehungssituation (siehe auch Kapitel 1.5), die natürlich unter Kontrolle gehalten werden musste, um den Übenden bei der Konzentration auf die Muskelentspannung zu halten. Entsprechend formulierte Jacobson in seiner ersten Darstellung 32 (!) Thesen, warum Suggestion störend sei und wie man suggestive Faktoren vermeiden könne. Auch argumentierte er explizit gegen Autosuggestion, die er deswegen als Störfaktor ansah, da sie den Übenden von der wachen Aufmerksamkeit abbrachte. Er meinte damals, dass man nicht den Hypnotiseur nachahmen sollte, und er betonte ausdrücklich die *völlige Eigenständigkeit bei der Durchführung* der Übungen und die *Unabhängigkeit vom Therapeuten.* Quasi als Präambel vor den 32 Thesen formulierte er: „Der Arzt …, der in dieser Methode ausgebildet wurde, ist aufgefordert, sich mit suggestiven Vorgehensweisen vertraut zu machen, um sie strikt zu vermeiden, wenn er das Verfahren anwendet …" [Jacobson 1929]. Dem ersten Teil wird man sicherlich zustimmen. Wer die PR im Einzel-Setting oder im therapeutischen Kontext vermittelt, sollte Erfahrung mit Suggestion und Imagination haben. Der zweite Teil ist in der Realität nicht zu vermeiden. Wie darüber hinaus im Grundlagenkapitel ausgeführt, sehen wir heute in der Autosuggestion einen wichtigen Teil der Wirkung bei der Entwicklung der Entspannungsfähigkeit.

2.3 Praktische Durchführung

Jacobson betonte vorab, dass es sich nicht um Übungen oder ein Training handelt („These are not exercises"), sondern dass es darauf ankäme, sich mit der kontrollierten Anspannung des jeweiligen Körperteils vertraut zu machen („Interest yourself in becoming familiar with the control sensation in each part …"). Dadurch sei es längerfristig möglich, Anspannung in allen Lebenssituationen zu vermeiden („… so that you can learn really to run yourself properly relaxed under all conditions"). Ziel sei das Erlernen von Körperwahrnehmung und Körperkontrolle bis hin generell zu einem verbesserten Umgang mit dem eigenen Körper, so dass eine entspannte Grundhaltung den Alltag bestimmen könne [Jacobson 1934b]. Darüber hinaus gab er den Übenden vorab kaum Informationen über die Hintergründe seines Verfahrens. Später verwendete er neben seinem Ratgeber („You must relax") eine Art Übungsheft [„Self-operations control", Jacobson 1964a], in dem die wichtigsten Grundlagen des Verfahrens sehr klar und patientengerecht beschrieben waren und eine sehr detaillierte illustrierte Auflistung aller Übungen zu finden war.

> Jacobsons Anweisungen für die erste Übung (linke Hand strecken, d.h. die linke Hand gestreckt nach hinten beugen):
> „Suchen Sie sich einen ruhigen Raum, ungestört von anderen Menschen oder Telefonanrufen.
> 1. Legen Sie sich auf den Rücken, die Arme an den Seiten, lassen Sie die Augen noch 3–4 Minuten offen.
> 2. Schließen Sie schrittweise die Augen und halten Sie diese für den Rest der Stunde geschlossen.
> 3. Warten Sie 3–4 Minuten mit geschlossenen Augen, bevor sie beginnen, die linke Hand nach oben zu strecken (wie auf der Abbildung zu sehen), beachten Sie die kontrollierte Spannung ein bis zwei Minuten und nehmen Sie wahr, wie sich diese von Verspannungen im Handgelenk und im Unterarm unterscheidet.
> 4. Lassen Sie für 3–4 Minuten los („go negative").
> 5. Strecken Sie die linke Hand erneut nach oben und lenken Sie die Aufmerksamkeit wie vorher.
> 6. Lassen Sie erneut 3–4 Minuten los.
> 7. Strecken Sie die linke Hand ein drittes und letztes Mal und achten Sie erneut 1–2 Minuten auf die Muskulatur
> 8. Lassen Sie schließlich los und ruhen für den Rest der Stunde"

Die Muskeln wurden also jeweils 1–2 Minuten kontrahiert, wobei nicht zu stark angespannt werden sollte, sondern im Gegenteil abwechselnd intensive Anspannungen und besonders auch ganz geringe und feine Anspannungen erspürt werden sollten. Jacobson vermied dabei die Anweisung „anspannen", sondern verwendete vielmehr Worte wie „beugen", „ziehen" oder „nach unten drücken". Er selbst ging dabei oft in Körperkontakt mit den Übenden und ließ sie beispielsweise gegen seine eigene Hand drücken oder ziehen. Es war ihm wichtig, dass der Unterschied zwischen Spannung („tension") und Verspannung („strain") in jeder Übung deutlich wurde.

Danach folgte eine Phase von ca. 3–4 Minuten, in der der gerade angespannte Muskel losgelassen werden sollte. Jacobson verwendete dafür nicht das Wort „entspannen" oder „relax" sondern den Terminus „go negative". Dies erklärte er seinen Patienten vorher in einer kleinen Übung: „Beugen Sie die Hand nach oben, dies nennen wir „go positive". Was würde jetzt für Sie „go negative" bedeuten?" Die Patienten ließen dann automatisch die Hand sinken. Jacobson wollte damit vermeiden, dass sie die Entspannungsphase als etwas Aktives ansahen, sondern deutlich machen, dass sie in dieser Phase nichts machen müssen, jedoch neue Erfahrungen und Wahrnehmungen zulassen können.

Jede Anspannungs-Entspannungsübung wurde zweimal wiederholt, und nach ca. 25–30 Minuten ruhte der Patient dann für den Rest der Stunde. Eine Übungssequenz dauerte insgesamt 50–60 Minuten.

Mit zunehmender Erfahrung des Patienten kam es Jacobson nicht mehr auf die Zahl der Wiederholungen an. Als maßgeblich für die Zeitstruktur der Übung galten die Entspannungserfahrung und Zufriedenheit des Patienten. So konnten durchaus auch zwei verschiedene Muskeln in einer Übung behandelt werden.

Die Übungen wurden zunächst im Liegen durchgeführt, später im Sitzen. Jacobson entwickelte eigene Versionen für das Sitzen, wobei sich im Grunde nur die Übungen der Beine und der Nackenmuskulatur im Liegen und im Sitzen voneinander unterschieden.

Üblicherweise hielten die Übenden die Augen anfangs offen und schlossen sie dann langsam. Damit sollte die Aufmerksamkeit nach innen gelenkt und die Körperwahrnehmung erleichtert werden. Auf den meisten Abbildungen in den Büchern von Jacobson haben die Übenden jedoch die Augen geöffnet, so dass dieser Faktor wohl flexibel gehandhabt wurde. Dies ist auch verständlich, da bei geschlossenen Augen die meisten Patienten sicherlich schnell eingeschlafen wären. Laut Jacobson war das Einschlafen nicht das Ziel seines Verfahrens, er hielt es aber auch nicht für schlimm, wenn der Übende zwischendurch einnickte.

Eine eigene Rücknahme der Entspannungsübung war nicht vorgesehen. Offensichtlich ging Jacobson davon aus, dass am Ende der Übungen ein inneres Signal automatisch wieder genug Spannung für die wache Aktivität induziert.

Nachdem der Übende mit den Grundprinzipien des Verfahrens einschließlich der sog. „differenziellen Entspannung" (s.u.) vertraut war, konnte er mit einem umfangreichen und sehr langwierigen **Übungsplan** selbstständig weiterarbeiten (siehe Tabellen 2.1–2.7). Das Gesamtprogramm beinhaltet mehr als 80 verschiedene Übungen, sodass man wohl mehrere Monate damit beschäftigt war, denn täglich sollte nicht mehr als eine Muskelgruppe geübt werden. Insbesondere die Entspannung des Gesichtsbereiches wurde mit vielen verschiedenen Muskeln und darüber hinaus mit visualisierten Bildern und Sprachübungen sehr ausführlich behandelt.

Die Konzentration auf nur jeweils eine Muskelgruppe ermöglichte eine sehr konzentrierte und differenzierte Wahrnehmung und diente damit der Kultivierung des Muskelsinnes (s.o.). Jacobson führte dabei begleitend ein bis zwei Mal pro Woche eine Einzelsitzung mit den Patienten durch, um Übungsprobleme besprechen zu können und ein regelmäßiges Übungsprotokoll („record of tension control") zu erstellen. Es kam Jacobson dabei weniger darauf an, dass der Patient rückmeldete, ob sich seine Muskeln entspannt hatten oder nicht. Wichtig war ihm, welche Erfahrungen er in der Zwischenzeit mit den Übungen zu Hause gesammelt hatte.

2.3.1 Übungen für die Armmuskulatur

Begonnen wurde mit dem linken Arm (Tabelle 2.1). Dies liegt vielleicht darin begründet, dass Jacobson die (rechte)„trainierte Arbeitshand" als ungünstig ansah, da sie möglicherweise aus reiner Gewohnheit die Übung als „Entspannungsarbeit"

Tab. 2.1: Übungsplan Arme

Tag	Linker Arm	Tag	Rechter Arm
1.	Hand nach hinten beugen	8.	Hand nach hinten beugen
2.	Hand nach vorne beugen	9.	Hand nach vorne beugen
3.	Nur ruhen („relax only")	10.	Nur ruhen
4.	Ellenbogen beugen	11.	Ellenbogen beugen
5.	Handgelenk nach unten drücken	12.	Handgelenk nach unten drücken
6.	Nur ruhen	13.	Nur ruhen
7.	Zunehmende Spannung und Entspannung im ganzen Arm	14.	Zunehmende Spannung und Entspannung im ganzen Arm

ansehen könnte. Fehlentwicklungen dieser Art wollte er unbedingt vermeiden. Zu dem Thema Rechts- und Linkshändigkeit äußerte er sich nicht.

Die Übungspläne waren sehr strukturiert und gaben in einer Art Hausaufgabe genau an, in welcher Reihenfolge welche Übung an welchem Tag durchgeführt werden sollte. Täglich sollte wenigstens einmal geübt werden, d.h. mindestens 60 Minuten PR pro Tag! An jedem dritten Tag wurde keine Muskelübung durchgeführt. sondern lediglich eine Stunde geruht („relax only“, siehe Tabelle 2.1). Diese Übungen nannte Jacobson „Null-Perioden“ („zero-period“).

Anweisung für die Nullperiode am dritten Tag der Übung des linken Armes:
„Liegen Sie ruhig auf dem Rücken wie die Tage zuvor, die Arme an den Seiten. Sie lassen die Augen noch einige Minuten offen, dann schließen Sie sie langsam und halten sie für den Rest der Stunde geschlossen. Während der ganzen Zeit machen Sie nichts („... go negative only ...“): Sie beugen oder strecken den Arm nicht und machen ihn auch nicht steif. Wenn Ihnen dies dennoch absichtlich oder unabsichtlich passiert, können Sie bemerken, dass sich darüber eine kontrollierte Anspannung im linken Arm entwickeln kann, aus der Sie sofort wieder loslassen können. Versuchen Sie aber bitte nicht, um jeden Preis zu entspannen“ („Do not tense to relax“).

Die Null-Perioden dienten unter anderem der Vorbereitung der **differenziellen Entspannung** (siehe Kapitel 2.5).

Im Übungsplan für den Arm (Tabelle 2.1) wird zunächst eine Woche der linke, dann der rechte Arm geübt. Für denjenigen, der den Übungsablauf in einer der heutigen PR-Versionen gelernt hat, die üblicherweise mit dem Schließen der rechten Hand zur Faust beginnen, ist die Originalübung mit Beugen der gestreckten Hand nach hinten (Extension) und dann nach unten (Flexion) etwas gewöhnungsbedürftig. Das Schließen der Hand zu Faust ist jedoch muskulär gesehen keine sehr differenzierte Übung, da damit Agonisten und Antagonisten gleichzeitig angespannt werden, was schnell zu einer Verkrampfung der Muskeln führen kann. Jacobson wählte mit dem Beugen im Handgelenk sicherlich die physiologischere Variante, welche eine differenziertere Muskelwahrnehmung im Unterarm ermöglicht.

Die 7. bzw. 14. Übung („Progressive tension and relaxation of whole arm") diente dazu, die Einzelübungen noch einmal in ein ganzheitliches Erleben zu integrieren.

2.3.2 Übungen für die Beinmuskulatur

Jacobson konzipierte seinen Übungsplan nach den Prinzipien von außen nach innen, von der Peripherie zum Zentrum, von größeren Muskeln zu kleineren, von gröberer zu immer feinerer Wahrnehmung. Daher folgen nach den Armen zunächst die Beine.

Wieder wird mit dem linken Fuß begonnen. Es gibt sieben verschiedene Übungen, die im Sitzen etwas anders als im Liegen durchgeführt werden, und drei Ruhephasen. Dann folgt am 11. Tag das rechte Bein. Auch hier dienen die Übungen am 9. und 10. bzw. 19. und 20. Tag zum ganzheitlichen Erleben der Entspannung des Beines.

Wenn die Übungen bis hierher konsequent durchgeführt wurden, hat man sich im ersten Monat praktisch nur mit den Armen und Beinen beschäftigt und kann mit dieser Erfahrung an die etwas schwieriger zu spürende Rumpfmuskula-

Tab. 2.2: Übungsplan Beine

Tag	Linkes Bein	Tag	Rechtes Bein
1.	Fuß vorne nach oben ziehen	11.	Fuß vorne nach oben ziehen
2.	Fuß vorne nach unten drücken	12.	Fuß vorne nach unten drücken
3.	Nur ruhen („relax only")	13.	Nur ruhen
4.	Fuß insgesamt etwas anheben, ohne Bein zu strecken	14.	Fuß insgesamt etwas anheben ohne Bein zu strecken
5.	Fuß im Absatz nach unten drücken	15.	Fuß im Absatz nach unten drücken
6.	Nur ruhen	16.	Nur ruhen
7.	Ganzen Fuß auf den Boden stellen und nach unten drücken	17.	Ganzen Fuß auf den Boden stellen und nach unten drücken
8.	Knie anziehen, Unterschenkel locker lassen	18.	Knie anziehen, Unterschenkel locker lassen
9.	Das ganze linke Bein ruhen lassen	19.	Das ganze rechte Bein ruhen lassen
10.	Zunehmende Spannung und Entspannung im ganzen linken Bein	20.	Zunehmende Spannung und Entspannung im ganzen rechten Bein

tur herangehen. Zu diesem Zeitpunkt begann Jacobson mit der **differenziellen Entspannung** (siehe Kapitel 2.5) und ermunterte seine Patienten, sich im Alltag Verspannungen bewusst zu machen:

> „Zu diesem frühen Zeitpunkt Ihres Trainings sollten Sie besonders auf Spannungen in den Körperbereichen achten, die wir bisher geübt haben. Achten Sie auf Ihre Arme, während Sie Probleme lösen, wenn Sie nervös sind, ängstlich oder verwirrt! Achten Sie auf die Spannungen dort und spüren Sie was sie eigentlich mit Ihren Armen machen möchten. Dann gehen Sie weiter zur Entspannung."

Er schlug im Alltag ein Vorgehen in drei Schritten vor:

- Sich bewusst machen, dass man verspannt ist.
- Spannungen in der Muskulatur wahrnehmen.
- Dann dort loslassen („go negative").

Mit der *differenziellen Entspannung* entwickelten seine Patienten somit automatisch **alltagsgerechte Kurzübungen.**

2.3.3 Übungen für Rumpf- und Nackenmuskulatur

Bei der **Rumpfmuskulatur** gab Jacobson für die Übungen mit der Atmung spezielle Instruktionen: „Eine kontrollierte Atmung läuft in vier Schritten ab. Erstens die Einatmung, zweitens ein kurzes Anhalten der Luft, drittens die Ausatmung, viertens eine kurze Pause vor dem nächsten Einatmen. Für die Übung nehmen Sie einen etwas tieferen Atemzug, um besser beobachten zu könnten, was geschieht."

Die Verbindung von Armen, Beinen und Rumpf führte dann zu einer ruhenden Sitzposition („go negative while sitting"). Das möglichst häufige Einnehmen

Tab. 2.3: Übungsplan Rumpf

Tag	Rumpf
1.	Bauch einziehen (deutlich zu spüren im ganzen Bauch)
2.	Aufrecht sitzen und leicht zurücklehnen (spüren rechts und links der Wirbelsäule)
3.	Bauch, Rücken und Beine ruhen lassen
4.	Auf die Atmung während eines tiefen Atemzuges achten (spüren im ganzen Brustkorb)
5.	Schultern nach hinten ziehen (spüren zwischen den Schulterblättern)
6.	Nur ruhen (spüren von Bauch und Brustkorb)
7.	Linken Arm nach vorne und rechts ziehen (spüren in der Brust links oben)
8.	Rechten Arm nach vorne und links ziehen (spüren in der Brust rechts oben)
9.	Nur ruhen (Arme liegen locker)
10.	Schultern nach oben ziehen (spüren in den Schultern und beidseits im Nacken)

Tab. 2.4: Übungsplan Nacken

Tag	Nacken
1.	Den Kopf leicht zurückneigen (spüren im Nacken und vielleicht im oberen Rücken)
2.	Das Kinn nach vorne zur Brust ziehen (spüren im Nacken und seitlich am Hals)
3.	Nur ruhen, Kopf leicht nach vorne neigen
4.	Den Kopf nach rechts neigen (spüren im rechten Halsbereich)
5.	Den Kopf nach links neigen (spüren im linken Halsbereich)
6.	Nur ruhen
7.	Kopf aufrecht halten und den Nacken soweit wie möglich entspannen

dieser bequemen Sitzposition stellt eine sehr wichtige quasi standardisierte Kurzentspannung dar. Im Verlauf des Übungsplanes von Rumpf und Nacken führte Jacobson, systematisch die **Methode der Spannungsminderung und des Verschwindenlassens der Restspannung** (siehe Kapitel 2.1) ein. Das Vorgehen bei der Spannungsminderung machte er an einer Übung mit den Armen deutlich, die ungefähr so formuliert war:

> Beugen Sie Ihre Hand zurück, wie Sie das von der Übung her kennen. Dann lassen Sie die Hand wieder nach vorne sinken. Beugen Sie Ihre Hand jetzt erneut zurück, aber dieses Mal mit nur halb so großem Kraftaufwand wie zuvor. Halten Sie die Hand etwa eine Minute in dieser Position. Achten Sie auf die Empfindungen in der Muskulatur. Dann lassen Sie los und spüren das Nachlassen der Spannung. Lassen Sie sich viel Zeit für das Verschwinden der restlichen Spannung. Nehmen Sie sich dazu wenigstens drei Minuten. Dann beugen Sie die Hand wieder nach hinten, dies jedoch mit dem abermals halbierten Kraftaufwand. Halten Sie die Hand eine Minute lang und achten Sie auf das Gefühl der Spannung. Dann lösen Sie die Spannung wieder und lassen los, mehr … und noch mehr …
> Nun beugen Sie das Handgelenk unter ganz minimalem Kraftaufwand und halten sie diese absolut geringste Spannung eine Minute …
> Und nun führen Sie diese Übung nur in Ihrer Vorstellung in Ihrem Kopf aus … Und achten Sie darauf ob Sie eine Spannungsänderung wahrnehmen können …

Bei den **Übungen zur Nackenmuskulatur** wurde im Sitzen für die „Ruhetage“ eine andere Entspannungshaltung vorgeschlagen als im Liegen. Den Abbildungen des Originals ist zu entnehmen, dass der Übende in der Entspannung der Kopf leicht nach vorne geneigt halten sollte. Dies ist ungewöhnlich, da entweder durch die dabei notwendige Haltearbeit Spannungen im Nacken bestehen oder eine passive Dehnung der Nackenmuskulatur oft als Spannung wahrgenommen wird.

2.3.4 Übungen der Augen und Sprechmuskulatur

Mit dem Übergang zu den Übungen der Augen- und Sprechmuskulatur verband Jacobson die **Übertragung der körperlichen auf die psychische Entspannung**. Obwohl ein Teil seiner Überlegungen hierzu sich wissenschaftlich nicht bestätigen lässt, seien seine recht kreativen Vorgehensweisen hier kurz dargestellt.

Bei der Augenregion werden die Muskeln der Stirne und Augenlider als gut wahrnehmbare Muskulatur, der Beobachtung den sehr feinen und unscheinbaren Augenmuskeln gegenübergestellt. Jacobson wies darauf hin, dass der Lidschlagreflex auch mit geschlossenen Augenlidern wahrnehmbar sei.

Die Übungen zu den Augenbewegungen (nach links, nach rechts, nach oben, nach unten und geradeaus) dienen quasi als **Vorübungen für die Visualisierungen** (Tabelle 2.6). Sie haben insofern eine andere Qualität als die Übungen der peripheren Muskulatur, da der Therapeut hier nicht genau beobachten kann, was der Übende mit seinen Augen macht. Er ist daher in besonderem Maße auf die Rückmeldungen des Patienten angewiesen. Die **Visualisierungen** beginnen daher mit offenen Augen.

Es kam Jacobson weniger darauf an, was der Patient wirklich sah, sondern wie sich seine Vorstellungen der zu sehenden Bewegungen in muskuläre Veränderungen umsetzten. Er benutzte also für die Übung am ersten Tag zunächst einen realen Stift, den er den Patienten in ca. 50 cm Abstand vor die Augen hielt und dann mit unterschiedlicher Geschwindigkeit hin und her bewegte. Dann ließ er sie die gleichen Bewegungen mit geschlossenen Augen durchführen und später dann nur noch imaginieren. Auch dabei kam es weniger darauf an, wie intensiv oder exakt die Bewegungen durchgeführt wurden, sondern vielmehr darauf, dass der Patient seine Wahrnehmung auf die sich verändernde Spannung der verschiedenen Augenmuskeln lenkt. Wer diese Übung einmal in Selbsterfahrung durchführt, wird bemerken, wie schwierig das Spüren der eigenen Augenmuskeln ist. Ohne die Vorübungen dürfte die Arbeit mit Visualisierungen für die meisten Menschen zu schwierig sein.

Jacobson teilte seine Visualisierungen in drei „Klassen" ein:

1. Einfache Imaginationen eines Objektes ohne besondere emotionale Bedeutung (z.B. fliegender Vogel)
2. Imaginationen aus dem vertrauten Umfeld des Patienten (z.B. Frühstückssituation, das Wohnzimmer, die Straße, in der der Patient wohnt)
3. Imaginationen, die den Patienten tiefer berühren und unmittelbar mit Gefühlen verbunden sind.

Für die dritte Klasse von Imaginationen betonte Jacobson, dass der Therapeut gut mit der Biographie und psychosozialen Faktoren des Patienten vertraut sein müsse. Man solle auch nur dann zur nächsten Klasse übergehen, wenn die vorherige gut geübt worden sei, da es in der Regel beim Übergang zu dem Problem komme, dass der Patient mehr auf seine neue Imagination als auf seine Muskeln achte. Wäh-

Tab. 2.5: Übungsplan Augenbewegungen

Tag	Augenregion
1.	Stirn in waagrechte Falten legen (spüren auf der ganzen Stirn)
2.	Augenbrauen vorn zusammenziehen, senkrechte Falten auf der Stirne (spüren zwischen den Augen)
3.	Nur ruhen
4.	Augenlider zusammenkneifen (spüren im ganzen mittleren Gesichtsbereich)
5.	Mit geschlossenen Augen nach links schauen (spüren in den linken Augenmuskeln)
6.	Nur ruhen
7.	Mit geschlossenen Augen nach rechts schauen (spüren in den rechten Augenmuskeln)
8.	Nach oben schauen (spüren in den oberen Augenmuskeln)
9.	Nur ruhen
10.	Mit geschlossenen Augen nach unten schauen (spüren in den unteren Augenmuskeln)
11.	Mit geschlossenen Augen nach vorne schauen (spüren in allen Muskeln rund um das Auge)
12.	Nur ruhen

Tab. 2.6: Übungsplan Visualisierungen

Die Visualisierungs-Übungen werden zuerst mit offenen, dann mit geschlossenen Augen durchgeführt.

Tag	Visualisierung	Tag	Visualisierung
1.	Stellen Sie sich vor, wie sich ein Stift von rechts nach links und zurück bewegt: • Stift bewegt sich sehr langsam • Stift bewegt sich nicht mehr • Stift bewegt sich sehr schnell	5.	• Ball rollt am Boden • Ball liegt ruhig • Eiffelturm betrachten
2.	• Raketenstart • Zug fährt schnell vorbei • Ein Mann läuft vorbei	6.	Nur ruhen
3.	Bewegung der Augen auf Null reduzieren	7.	• Kaninchen schlägt Haken • Nadelspitze betrachten
4.	• Vogel, der von Baum zu Baum fliegt • Vogel sitzt still	8.	Auf den Präsidenten der USA schauen
		9.	Nur ruhen

rend der Imaginationen wurde offensichtlich auch miteinander gesprochen, in der anschließenden Ruhephase wurde der Patient jedoch alleine gelassen. Es erfolgte dann aber ein Nachgespräch über die Entspannungserfahrungen. Dieses sehr individuelle Vorgehen erweiterte nicht nur die Fähigkeit der Körperwahrnehmung, sondern führte sicherlich oft auch zu emotionalen Erfahrungen ähnlich wie in einem psychotherapeutischen Prozess.

Der Übungsplan zu den Visualisierungen (Tabelle 2.6) ist in diesem Zusammenhang eher als eine Sammlung von Vorschlägen zu verstehen, da die einzelnen Übungen für den jeweiligen Patienten unterschiedliche emotionale Bedeutungen gehabt haben dürften. So wird die Aufforderung „Schauen Sie auf den Präsidenten der USA“ je nach politischer Ausrichtung unterschiedliche emotionale Reaktionen ausgelöst haben. Es bleibt unklar, in welche Klasse Jacobson diese Übung einordnete, jedenfalls ist sie ein schönes Beispiel für seine humorvolle Sichtweise von Entspannung. Auch eine gewisse Nähe zur Hypnotherapie ist hier gegeben, teilweise erinnert das Vorgehen an die gestufte Aktivhypnose nach Kretschmer und Langen [Langen 1972].

2.4 Einfluss der PR auf das Denken

Jacobson sah die Augenmuskulatur als besonders eng mit dem Denken verbunden, da auch das Denken zu inneren Bildern führt, die je nach Intensität von einem Spannungsgefühl um die Augen herum begleitet sein können. Er nahm nun an, dass eine Spannungsminderung im Bereich der Augen zum Verschwinden dieser Bilder und damit auch des Denkens führen würde („mind is a blank“). Auch die Sprechmuskulatur sah er eng mit dem Denken verbunden. Das Denken in Worten verursacht feine Spannungsschwankungen in der Zunge, um den Mund und in der Kiefermuskulatur. Jacobson schloss daraus, bei Entspannung der Sprechmuskulatur sei es dem Übenden daher nicht mehr möglich, in Worten zu denken. Dieser Umkehrschluss ist, wie zu Beginn dieses Kapitels ausgeführt wurde, nicht belegt. Dass das bewusste Denken in einem völlig entspannten Körper aufhört, ist unter unseren heutigen homöostatischen Modellüberlegungen kaum denkbar. Wenn wir keine Außenstimulation mehr haben, wird interne Stimulation aktiviert, d.h. es entstehen wachtraumähnlich spontane Bilder (siehe auch Kapitel 1.4).

Der **Übungsplan zur Sprachregion** ist ähnlich umfangreich und kreativ wie bei den Visualisierungen und beinhaltet teilweise auch einen Übergang zu den imaginativen Übungen. Der Therapeut kann zu Beginn die Spannung des Kiefers dem Patienten durch Bewegung mit der Hand bewusst machen. Jacobson legte bei den Mundübungen Wert darauf, dass während der Mundbewegungen die Wahrnehmung in die verschiedenen muskulären Komponenten differenziert wird, d.h. Zunge, Lippen, Mund, Kiefer, Schläfen, Nacken. Beim lauten Zählen oder Sprechen sollte sich der Patient nicht auf das Hören, sondern die Veränderung der Muskulatur konzentrieren.

Tab. 2.7: Übungsplan Sprachregion

Tag	Übung
1.	Kiefer fest schließen (spüren im Unterkiefer, auf den Wangen und den Schläfen)
2.	Kiefer öffnen, Kopf leicht heben (spüren am Unterkiefer beidseits und im Nacken)
3.	Nur ruhen
4.	Zähne zeigen wie beim Lächeln (spüren in den Wangen)
5.	Einen Kussmund machen (spüren rund um die Lippen)
6.	Nur ruhen
7.	Zunge nach vorne gegen die Zähne drücken (spüren in der Zunge)
8.	Zunge nach hinten ziehen (spüren in der Zunge und im Mundboden)
9.	Nur ruhen
10.	Laut bis zu 10 zählen (bei dieser und allen folgenden Übungen soll die Aufmerksamkeit auf die Veränderungen in den Wangen, Lippen, Zunge, Kiefer, Rachen, Brust und vielleicht auch im Abdomen gelenkt werden)
11.	Nur noch halb so laut zählen
12.	Nur ruhen
13.	Ganz leise zählen
14.	Nicht wahrnehmbar zählen
15.	Nur ruhen
16.	Nur noch in der Vorstellung zählen
17.	In der Vorstellung das Alphabet aufsagen
18.	Nur ruhen
19.	• in der Vorstellung den eigenen Namen dreimal sagen • in der Vorstellung die Adresse dreimal sagen • in der Vorstellung dreimal den Namen des Präsidenten der USA sagen

Gerade den möglichen Problemen, die beim Üben auftreten können, widmete Jacobson sehr viel Aufmerksamkeit. In seinen Büchern gab er eine Reihe von Hinweisen zum Umgang mit Problemen, die insbesondere auf den Umgang mit der Muskelspannung bezogen waren. Dabei neigte er dazu, immer wieder grundsätzlich auf die korrekte Durchführung seines Verfahrens zurückzukommen. Er war überzeugt, dass, wenn jemand die PR genau wie von ihm vorgegeben durchführte, er keine Fehler machen und von selbst merken würde, was hilfreich zur Verbesserung des persönlichen Vorgehens sein könnte. Die Einführung von zusätzlichen

Tab. 2.8: Übungsprogramm für die allgemeine Entspannung [Jacobson 1934b]

Körperteil	Zeitaufwand
Rechter Arm	4 Tage
Linker Arm	4 Tage
Rechtes Bein	6 Tage
Linkes Bein	6 Tage
Rumpf	3 Tage
Nacken	2Tage
Stirn	1 Tag
Augenbrauen	1 Tag
Augenlider	1 Tag
Visuelle Imaginationen	1 Woche
Wangen	1 Tag
Kiefer	2 Tage
Lippen	1 Tag
Zunge	2 Tage
Imaginiertes Sprechen	1 Woche

Hilfsmitteln lehnte er ab, da sie von der Muskelwahrnehmung ablenken könnten. Das Hauptproblem, mit dem offensichtlich auch Jacobson immer wieder bei seinen Patienten konfrontiert war, bestand in der mangelnden Motivation zum regelmäßigen Üben.

Die Patienten, die bei Jacobson das ganze Programm gelernt haben, waren sicherlich mehrere Monate, nach seinen Kasuistiken teilweise wohl auch ein bis zwei Jahre bei ihm in Therapie. Sein Verfahren stellt somit ein sehr aufwändiges und intensives Psychotherapieverfahren dar, das nur wenigen zugute kommen konnte. Obwohl Jacobson aus der Versorgungsrealität heraus auch ein Kurzprogramm entwickelte (siehe Tabelle 2.8) und später vereinfachte Möglichkeiten einer Gruppenanwendung für die Durchführung in der Schule konzipierte [Jacobson 1973], blieb sein praktisches Vorgehen zu kompliziert und konnte sich dementsprechend nicht durchsetzen.

2.5 Die differenzielle Entspannung – PR für den Alltag

Unter der differenziellen Entspannung verstand Jacobson ein Konzept, bei dem die im Liegen oder Sitzen gelernte muskuläre Entspannung während alltäglicher Betätigungen und Aktivitäten z.B. beim Lesen oder Schreiben hergestellt und beibehalten wird. Für eine Handlung sollte nur das Minimum der gerade zur Durchführung erforderlichen Spannung bei gleichzeitiger Entspannung anderer Muskel aufgewendet werden. Er unterschied dazu primäre und sekundäre Muskelspannungen. **Primäre Spannungen** sind zur normalen Alltagsbewältigung notwendig (Bewegung der Augen, Sprechen, Haltemuskulatur, zielgerichtete Bewegungen etc.), **sekundäre Muskelspannungen** entsprechen den Verspannungen und werden als unökonomisch und überflüssig angesehen. Im Alltag wird der Übende angehalten, lediglich die für Aktivitäten notwendigen primären Spannungen zu nutzen, alle nicht benötigten Muskelgruppen jedoch maximal zu entspannen.

Ein praktisches Beispiel:
Der Leser, der diese Zeilen gerade liest, könnte sich jetzt bewusst machen, ob er wirklich nur die Muskeln verwendet, die dieser Aufgabe entsprechen (Buch festhalten, Augenbewegungen, Kopfhaltung etc). Wenn Sie jetzt in Ihren Körper spüren, werden Sie sicherlich weitere (unnötige) Muskelspannungen bemerken (z.B. im Rücken, im Gesicht, Bewegungen der Mundmuskulatur, in den Beinen), je nachdem ob Sie sitzen oder liegen, in welcher Umgebung und zu welchem Zweck Sie diese Zeilen lesen. Ihre Spannung wird anders sein, je nachdem ob Sie schnell, bevor die Entspannungsgruppe in zwanzig Minuten beginnt, noch irgendwelche kreativen Ideen suchen, die Sie gerade dieser schwierigen Gruppe heute bieten wollen, oder ob Sie am Wochenende einfach aus Interesse etwas in diesem Buch schmökern. Während Sie jetzt Ihre Aufmerksamkeit auf Ihre muskulären Spannungen gelenkt haben, werden Sie vielleicht automatisch die wahrgenommenen Verspannungen durch Dehnung und Lockerung etwas gelöst haben. Dies wäre aber nicht im Sinne Jacobsons gewesen, er lehnte Bewegungsübungen zur Lockerung ab, sondern lehrte seine Patienten systematisch die differenzielle Entspannung zu nutzen, um für andere Menschen völlig unsichtbar in allen Lebenssituationen zu entspannen.

! Die differenzielle Entspannung entspricht der praktischen Anwendung der PR, dem Transfer in den Alltag.

Dazu ist zunächst der Wechsel der liegenden Übungshaltung in die alltagsgerechtere Sitzposition notwendig. Danach wird mit der differenziellen Entspannung (in der deutschen Übersetzung seines Buches wird auch von „gezielter Entspannung" gesprochen) bei einfachen Tätigkeiten begonnen. So wird z.B. geübt, während des Lesens einer Zeitschrift, beim Schreiben oder (in heutiger Zeit besonders) beim Sitzen am PC alle nicht notwendigen Muskelspannungen zu lösen.

Dazu ging Jacobson in vier Schritten vor:

- Eine Tätigkeit wird isoliert herausgenommen und möglichst konkret betrachtet (am PC sitzen, an der Kasse im Supermarkt stehen, den Garten umgraben, das Öffnen eines belastenden Briefes etc.).
- Die entsprechende Körperhaltung wird eingenommen.
- Es erfolgt eine Spannungsreduktion bis *unter* das für die Tätigkeit notwendige Minimum.
- Die primären Spannungen (siehe oben) werden auf das zur Durchführung notwendige Minimum angehoben.

Die Anweisungen könnten beim Lesen eines Buches konkret wie folgt aussehen:
„Sie sitzen im Sessel und halten ein aufgeschlagenes Buch in Ihrem Schoß. Nehmen Sie die Spannung so

weit aus Ihrer Haltung, bis das Buch beinahe fällt. Entspannen Sie Ihre Augen und Sprechmuskeln so weit, dass Sie dem Text nicht mehr folgen können. Erhöhen Sie dann Schritt für Schritt die Spannung, bis das Buch sicher in Ihrem Schoß liegt und Sie die Worte sehen können. Erhöhen Sie jetzt die Spannung so weit, dass Sie den Text verstehen können."

Die Entwicklung einer solchen differenziellen Entspannung ist anfangs sicherlich ohne Anleitung durch einen Therapeuten nicht möglich. Und sie dürfte auch bei einfachen Tätigkeiten wie Lesen oder Schreiben noch relativ leicht zu entwickeln sein, schwierig wird es bei komplexeren Tätigkeiten z.B. auch im Stehen oder Gehen, die vermutlich eine umfangreiche Körpererfahrung notwendig machen. Das Beispiel macht auch deutlich, dass für ein solches Vorgehen die Intensität eines Einzel-Settings notwendig ist. In einer Gruppe sind üblicherweise nur sehr einfache und globale Körperwahrnehmungsübungen möglich.

Dennoch ist aufgrund des Alltagstransfers in den späteren Formen der PR vor allem der Gedanke der differenziellen Entspannung aufgegriffen worden (siehe Kapitel 3), allerdings oft in etwas abgewandelter Form und eher im Zusammenhang mit Selbstkontrolle und Konditionierung. Dazu sitzt der Übende beispielsweise bequem im Stuhl, in der gleichen Haltung wie bei der Entspannungsübung im Sitzen. Es wird ihm dann nicht schwer fallen, nur das Buch zu halten und die Aufmerksamkeit dorthin zu lenken, während der Rest des Körpers in die in dieser Haltung schon gewohnte Entspannung gehen kann. Da die sitzende Entspannungshaltung, wie wir heute wissen, im Verlauf der Übungserfahrung vom Kleinhirn „gelernt" wird, bzw. dort als Haltungsschema abgespeichert wird, kann sie auch konditionierte Entspannungsreaktionen auslösen. Der Grundgedanke wurde auch in der Physiotherapie (z.B. Alexander-Technik, Mitchell-Technik) und von der Sportphysiologie in vielfacher Form aufgegriffen, auch im klinischen Bereich könnte man sich im Rahmen von Körpertherapie umfangreiche Anwendungsfelder (z.B. bei Schmerzpatienten) vorstellen.

2.6 Evaluation

Jacobson war zunächst eher ein **Grundlagenforscher**. Seine Untersuchungen zur Muskelphysiologie beschäftigten sich beispielsweise mit der Reaktion auf plötzlichen Schmerz, mit der Wirkung von Muskelrelaxation auf den Kniesehnenreflex, auf kognitive Leistungen, auf vegetative Parameter und die emotionale Befindlichkeit.

Hinsichtlich der klinischen Möglichkeiten seines Verfahrens nahm Jacobson **eine universelle Anwendbarkeit** an, beschränkte sich in seinen Belegen jedoch auf ausführliche Fallberichte. Seine Werke beinhalten eine ganze Reihe von sehr interessanten Kasuistiken, mit denen er die Wirksamkeit seines Verfahrens bei verschiedenen Störungen und Krankheitsbildern belegte (z.B. spastischer Ösophagus, muköse Colitis, Schlafstörungen, Phobien, Zwänge, depressive Störungen, Hypochrondrie, Bluthochdruck). Es gibt jedoch aus nahe liegenden Gründen keine kontrollierte und randomisierte Studie zum Originalverfahren, sondern lediglich Prä-post-Vergleiche der klinischen Anwendung. Seine Untersuchungen führte er vor allem an seinen Mitarbeitern und Privatpatienten durch und hatte dadurch *einen hohen Selektionseffekt durch sehr motivierte Probanden.* Ob der positive Effekt, ein bis zweimal pro Woche mit einem so netten und engagierten Menschen wie Edmund Jacobson eine lange Entspannungsübung durchzuführen, außerdem wirklich immer dem Verfahren zugerechnet werden kann, muss kritisch überdacht werden (siehe auch Kapitel 1.5). Legt man den heutigen Standard für klinische Studien zugrunde, ist das Originalverfahren im Gegensatz zu den Weiterentwicklungen bezüglich klinischer Indikationen eher schlecht evaluiert. Studien mit größeren Fallzahlen wurden überwiegend mit Studenten als Probanden durchgeführt [Lehrer und Woolfolk 1984]. In einer Übersicht erwähnt Lichstein unter anderem zwei unveröffentlichte Dissertationen aus den 70er Jahren von W.G. Snow und P.E. Turner, die die Originalmethode systematisch mit den späteren Variationen vergleichen [Lichstein 1988]. Die Analyse ergab, dass Jacobson im Gegensatz zu den Untersuchern späterer verkürzter Varianten (siehe Kapitel 1.6 und 3.5) in seinen Studien relativ konsistente und eindeutige Ergebnisse fand. Dies legt die Vermutung nahe, dass es sich bei der Verkürzung nicht nur um eine „Weiterentwicklung", sondern um ein eigenständiges Verfahren handelt.

Auch wenn die statistische Analyse der Daten zu wünschen lässt, bleibt festzuhalten, dass Jacobson, gemessen an den damaligen Standards, ein hervorragender Wissenschaftler war, sehr exakte Untersuchungen durchführte und eine außergewöhnliche Brücke zwischen der Grundlagenforschung und der klinischen Anwendung schlagen konnte. Man kann ihn daher zu Recht einen **Pionier der wissenschaftlichen Begründung von Entspannungsverfahren** nennen [Payne 1998].

2.7 Zusammenfassung

Vorteile

- intensives Körpertherapieverfahren mit einem sehr differenzierten Übungsplan
- systematischer Aufbau mit täglichen Hausaufgaben
- intensive therapeutische Beziehung
- sowohl Entspannung als auch ein Training von Körperwahrnehmung, insbesondere der Muskulatur (Kultivierung des Muskelsinnes)
- bessere Entspannung als bei den späteren Varianten durch das ruhigere Vorgehen und die jeweils langen Ruhephasen
- systematische Umsetzung der Entspannung in den Alltag (differenzielle Entspannung)
- Transfer wird zunehmend situationsunabhängig
- tägliche Übungen fördern Konditionierungseffekte

- Verfahren fördert die salutogenetischen Prinzipien des Körperbewusstseins und der Selbstachtsamkeit
- Teile des Verfahrens sind durch solide Grundlagenforschung abgesichert.

Nachteile

- extrem umständlich und langwierig
- zu wenig Informationen über Grundlagen und Hintergründe für den Patienten
- die einzelnen Übungen sind zu lang (1 Std.)
- dadurch Gefahr des Einschlafens
- zumindest in der Lernphase ist das Einzel-Setting notwendig
- Gruppen-Setting erfordert erhebliche Vereinfachungen
- Bedeutung der Beziehung für den Therapieprozess wurde von Jacobson unterschätzt
- Verfahren muss von Psychotherapeuten durchgeführt werden, keine Delegation möglich
- Verfahren kann nicht in den für die Psychotherapieausbildung üblichen 2 x 8 Stunden erlernt werden
- klinisch schlecht evaluiert, keine kontrollierten Studien, lediglich Kasuistiken mit Prä-Post-Vergleichen

3 Spätere Variationen und Weiterentwicklungen

Die heute praktizierte Form der Progressiven Relaxation geht auf vereinfachende Veränderungen des Originalverfahrens zurück, die in den 50er Jahren von Wolpe erstmals zur Anwendung bei der systematischen Desensibilisierung von Angststörungen konzipiert wurden [Wolpe 1958] und in den 70er Jahren von Bernstein und Borkovec in ein standardisiertes Konzept gefasst wurden, das auch die Gruppenarbeit ermöglichte [Bernstein u. Borkovec 1973, 2002]. Im Gegensatz zum Original von Jacobson ging es in der späteren klinischen Anwendung (z.B. bei Angststörungen) nicht mehr um die „Kultivierung des Muskelsinnes", sondern es war das Ziel, einen Zustand tiefer und zuverlässiger Entspannung in immer kürzerer Zeit zu erreichen und übermäßige Spannung in Stress erzeugenden Situationen kontrollieren zu können. Entsprechend wird jetzt statt auf Differenzierung der Körperwahrnehmung eher auf aktive Entspannung, Selbstkontrolle und Beeinflussung des vegetativen Nervensystems Wert gelegt (zum Vergleich siehe auch Tabelle 3.3).

3.1 Modifikation der PR nach Wolpe

Aus tierexperimentellen Untersuchungen an Katzen leitete Wolpe ab, dass sich Furcht und Entspannung antagonistisch verhalten und damit inkompatible Reaktionen sind. Folglich kann Angst dadurch reduziert werden, dass gleichzeitig eine wirksame intensive Entspannung aufgebaut wird. Dieses **Prinzip der reziproken Hemmung** nutzte er für sein **Konzept der Gegenkonditionierung** im Rahmen der damals in der Angstbehandlung üblichen systematischen Desensibilisierung. Entspannung ist nach Wolpe Voraussetzung für eine erfolgreiche Angstbehandlung.

Beim schrittweisen Angstabbau durch die **systematische Desensibilisierung** wird in der Therapiesitzung zunächst ein physiologisch Angst hemmender Entspannungszustand aufgebaut. Daraufhin wird der Patient mit einem zunächst schwach Angst auslösenden Reiz konfrontiert, wobei er versucht, trotzdem die Entspannung aufrechtzuerhalten. Dieses Vorgehen wird so lange wiederholt, bis der Reiz seine Furcht auslösende Wirkung völlig verloren hat. Dann werden schrittweise stärkere Angst-Reize eingeführt und ähnlich behandelt.

Später konnte allerdings belegt werden, dass eine Durcharbeitung von Angsthierarchien auch ohne Entspannung zur Angstreduktion führen kann [Florin 1978]. Als Methode der Wahl in der Angstbehandlung gilt heute vornehmlich die Konfrontation mit der Angst auslösenden Situation (**Expositionstraining**), da die dabei auftretende Habituation („Gewöhnung" an die Angst) zum wesentlich wirksameren Spannungsabbau führt. Die Methode der Gegenkonditionierung ist nur noch geschichtlich zu sehen. Dennoch war die systematische Desensibilisierung mit Entspannung damals bei der Behandlung von Phobien deutlich erfolgreicher als die entsprechende Behandlung ohne Entspannung. Und auch heute hat die PR als Bewältigungsstrategie im Verlauf der Angstbehandlung nach wie vor einen wichtigen Stellenwert.

Bei der Suche nach einem geeigneten Entspannungsverfahren, das auf körperliche Entspannung ausgerichtet war, für den Übenden die Wahrnehmung physiologischer Abläufe ermöglichte und außerdem leicht abrufbar war, stieß Wolpe auf die Originalmethode der PR, aus der er eine Kurzform extrahierte, die ihm besonders leicht erlernbar und entsprechend unter zeitökonomischen Aspekten empfehlenswert schien. Sein Grundgedanke war, dass, wenn sich Gefühle wie Angst unter anderem in einer automatisch angespannten Muskulatur zeigten, die Entspannung durch die PR diese muskulären Spannungen vermindern wird und dadurch hilft, die Angstgefühle zu reduzieren.

Für die **praktische Durchführung** schlug Wolpe ein extrem verkürztes Vorgehen vor:

- Das Verfahren war in sechs Sitzungen erlernbar.
- Der Patient bekam vorher eine ausführliche Einweisung.
- Die Anzahl der trainierten Muskelgruppen wurde auf höchstens 20 reduziert.
- Der Schwerpunkt lag auf der Extremitätenmuskulatur, zusätzlich wurden Rumpf-, Nacken- und Gesichtsmuskulatur (kürzer) behandelt.
- Bei der Anspannung wurde die Muskelgruppe kurz und möglichst stark kontrahiert.
- Die Dauer der Entspannungsphase war variabel.
- Die Aufmerksamkeit wurde insbesondere auf den Kontrast zwischen Anspannung und Entspannung gelenkt.
- Gezielte Anwendung suggestiver Formulierungen, um die Entspannung zu vertiefen.
- Keine Ruhephase am Ende der Übung.
- Das Konzept umfasste tägliche Übungsphasen zu Hause von zweimal 15 Minuten.
- Im weiteren Verlauf wurden die Muskelgruppen zusammengefasst und die Übungsdauer dadurch verkürzt.
- Im Rahmen der Therapie wurde dem Patienten die Methode der differenziellen Entspannung für einen besseren Stressabbau im Alltag vorgestellt.

Das grundlegend veränderte Konzept der PR von Wolpe ließ sich jetzt für Studien gut operationalisieren und vom Patienten schnell selbstständig ohne Therapeuten anwenden. Eine der Grundannahmen, die die heutige Anwendung der PR we-

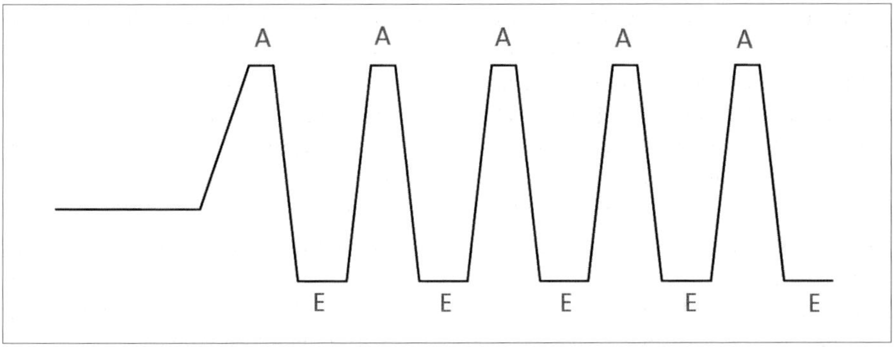

Abb. 3.1: Anspannung und Entspannung bei Wolpe

sentlich geprägt hat, war die Vorstellung, dass eine möglichst kräftige Anspannung zum einen eine schnellere und effektivere Entspannung bewirkt (siehe Abbildung 3.1), und dass außerdem der Wechsel zwischen stärkerer Anspannung und Entspannung eine bessere Wahrnehmung der Muskulatur ermöglicht.

Während anfänglich verschiedene Untersuchungen diese beiden Überlegungen zu bestätigen schienen, gilt insbesondere die erste Annahme heute als weitgehend widerlegt. Wenn überhaupt, dann sind allenfalls *geringere* Muskelanspannungen sinnvoll [Vaitl 2000a].

Auch die Frage der effektiveren Muskelwahrnehmung durch starke Anspannung konnte im weiteren Verlauf nur teilweise bestätigt werden [Lehrer et al. 1988], in einer Übersicht von Hamm [2004] wird daher **die Originalform der PR als für die Muskelwahrnehmung günstiger** beurteilt.

Aufgrund der viel einfacheren Durchführung und der alltagsnäheren Anwendungsmöglichkeiten fand das Vorgehen von Wolpe schnell Verbreitung. Andererseits regte es in den 60er und 70er Jahren Therapeuten und Forscher zu Studien und offensichtlich auch zur Entwicklung weiterer kreativer Entspannungsstrategien an.

Im deutschsprachigen Raum hat sich insbesondere die Variante nach **Bernstein und Borkovec** [2002] (s.u.) als Standard für die Anwendung der PR durchgesetzt.

3.2 Modifikation der PR nach Paul und Goldfried – die konditionierte Entspannung

Von **Gordon Paul** wurde der Begriff der **konditionierten Entspannung** eingeführt. Im Rahmen seiner Studien zum Vergleich zwischen PR und Hypnose [Paul 1969] beschäftigte er sich mit den Suggestionen bei der PR, die er als besonders wirksam im Zusammenhang mit der Atmung feststellen konnte. Er ließ daher die Patienten beispielsweise bei der Entspannungsphase in die Ausatmung Signalworte wie „ruhig“, „Entspannung“, „Kontrolle“ oder „loslassen“ lautlos oder ganz leise vor sich hinsagen. Trifft der Patient dann im Alltag auf eine für ihn schwierige Situation, wiederholt er leise das entsprechende Signalwort Dieses vermittelt ihm ein entspannendes Gefühl, da es durch die Verbindung mit der Entspannungsphase der PR konditioniert wurde. Goldfried (s.u.) nannte dieses Vorgehen, das auch an das Grundprinzip des Autogenen Trainings anknüpft, später **„cue-controlled relaxation"**.

In der Verhaltenstherapie wurden in den 70er Jahren kognitive Elemente und das **Konzept der Bewältigung** (Coping) zunehmend wichtiger gesehen. Entsprechend wurden in den sich entwickelnden Selbstmanagementprogrammen Bewältigungsstrategien für Stress und stressinduzierte Symptome (**„coping skills"**) gesammelt. Dabei bot sich die PR in der damaligen veränderten Vorgehensweise als gut brauchbare und in der Wirksamkeit überprüfbare Strategie an. Mit **M. R. Goldfried** [1971] begann eine Weiterentwicklung der PR als verkürztes und schnell überall einsetzbares **Selbstkontrollverfahren** („self-control relaxation"), wobei er drei Prinzipien kombinierte:

- Bei der **angewandten Entspannung** („applied relaxation" oder „coping relaxation") wurden dem Patienten nach dem Erlernen der Grundzüge der PR verkürzte Strategien zur direkten Umsetzung der Entspannung in den Alltag vermittelt.
- Die **stichwortvermittelte Entspannung** („cue-controlled relaxation") bestand in dem von Paul entwickelten Einsatz eines persönlichen Signalwortes zur konditionierten Entspannung.
- Mit der **differenziellen Entspannung** („differential relaxation") knüpfte er an das Vorgehen im Originalverfahren an. Dabei wird die Wahrnehmung von inneren Spannungen geschult, so dass der Patient bei alltäglichen Verrichtungen nur die dazu notwendigen Muskeln verwendet und die übrige Muskulatur möglichst entspannt. Dadurch soll er im Alltag auch frühzeitig erste Anzeichen von Verspannung erkennen können und dann sofort die vorher gelernte muskuläre Entspannung als aktive Reaktion zur Angst- oder Stressbewältigung einsetzen.

In der praktischen Umsetzung begann Goldfried zunächst mit einer Auswahl von acht Muskelgruppen, gefolgt von fünf tiefen Atemzügen und dem Signalwort (Übung im Sitzen ca. 12 Minuten). Danach wurde in den täglichen Übungen zu Hause die PR auf vier Muskelgruppen verkürzt und jedes Mal das Signalwort mitgesprochen (Übungsdauer ca. 8 Minuten). Daraufhin erfolgte die systematische Anwendung auf immer schwierigere Alltagssituationen [Übersicht bei Kattenbeck 1990]. Die Anwendung der stichwortvermittelten Entspannung wurde von der Münchner Arbeitsgruppe um Gröninger als Standard in die PR integriert [Gröninger und Stade-Gröninger 1996]. Wesentliche Elemente des Verfahrens von Goldfried wurden in der **angewandten Entspannung von Öst** aufgegriffen und weiter entwickelt.

Aufgrund der praktischen Bedeutung für die heutige Anwendung der PR wird das Vorgehen von Bernstein und Borkovec und bei der angewandten Entspannung nach Öst im Folgenden ausführlicher dargestellt.

3.3 PR nach Bernstein und Borkovec

In der Einleitung zu ihrem Buch schildern die beiden Autoren eine ähnliche Situation, wie sie sich unlängst auch für die Teilnehmer der Leitlinienkonferenzen darstellte (siehe Kapitel 4). Sie beklagen 1975 bei der PR „... eine Tendenz zu einer Flut von Varianten im Vorgehen, deren verschiedene Wirksamkeit nicht sorgfältig untersucht wurde." [Bernstein und Borkovec 1975]. Entsprechend bestand offensichtlich schon damals ein Bedürfnis nach Standardisierung, das die Autoren mit ihrem Werk in beispielhafter Form erfüllten. Aufbauend auf dem veränderten Konzept der PR, wie es von Wolpe bei der systematischen Desensibilisierung verwendet wurde, entwickelten sie die Variante der PR, die als wesentliche Grundlage für unsere heutigen Vorgehensweisen angesehen werden kann. In der deutschen Übersetzung ihres Buches „Entspannungstraining – Handbuch der progressiven Muskelentspannung" ist das Verfahren sehr detailliert mit vielen praktischen Anwendungshinweisen beschrieben. Im Anhang finden sich komprimierte Informationen für Patienten. Das Buch ist eine Mischung aus Lehrbuch und Ratgeber.

Bernstein und Borkovec übernahmen wesentliche Elemente der PR von Wolpe (s.o.), entwickelten jedoch einen systematischeren Ablauf und konnten ihre Vorgehensweisen aufgrund der verschiedenen inzwischen vorliegenden Studien fundierter und differenzierter wissenschaftlich begründen.

Der Zugang zur Entspannung wird wie beim Original und bei Wolpe über die Willkürmuskulatur durch differenzierte und systematische Anspannungs-Entspannungsübungen erreicht. Durch wiederholte Zyklen von kurzer, möglichst starker Anspannung und Entspannung (Abbildung 3.2) sollte jedoch ein Pendeleffekt entstehen: Je stärker die unmittelbar vorangegangene Kontraktion durchgeführt wurde, desto tiefer war dem Modell der Autoren zufolge die folgende muskuläre Entspannung.

Bernstein und Borkovec verkürzten sowohl die Anzahl der Muskelgruppen

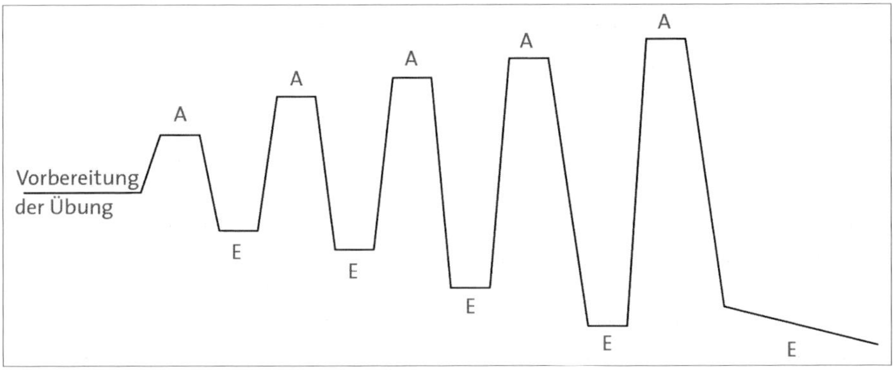

Abb. 3.2: Anspannung und Entspannung bei Bernstein und Borkovec

noch weiter (auf 16) als auch die Zeit des jeweiligen Anspannungs-Entspannungszyklus (auf ca. 45–50 Sekunden). Sie legten einen Übungsablauf fest, der bei jeder Muskelgruppe stereotyp fünf gleiche Schritte beinhaltete:

- Der Übende soll sich auf die entsprechende Muskelgruppe konzentrieren.
- Auf ein vereinbartes Signal des Therapeuten hin wird die Muskelgruppe angespannt.
- Die Spannung soll 5–7 Sekunden dauern (für die Füße kürzer, um Krämpfe zu vermeiden).
- Auf ein weiteres Zeichen hin wird die Muskelgruppe gelockert.
- Der Übende soll sich auch während des Lockerns auf die Muskelgruppe konzentrieren.

Für die Anweisungen soll der Therapeut **neutrale Formulierungen** verwenden, Suggestionen sollten unbedingt vermieden werden, damit keine hypnoseähnlichen Erscheinungen auftreten:

> - „Ich möchte, dass Sie sich nun ganz auf die Muskeln der rechten Hand und des rechten Unterarms konzentrieren."
> - „Um die Muskeln der rechten Hand und des rechten Unterarms anzuspannen, machen Sie eine Faust, jetzt."
> - „Fühlen Sie das Ziehen der Muskeln, achten Sie darauf, wie Spannung in diesen Muskeln sich anfühlt, wie sie hart und fest bleiben."
> - „Gut, entspannen."

Nun ist die Muskelgruppe gelockert, und der Therapeut muss den Klienten sich auf die Empfindungen konzentrieren lassen, die in der entspannten Muskelgruppe auftreten. Um das zu erreichen, äußert der Therapeut für 30–40 Sekunden nun Feststellungen, die dazu dienen, den Patienten auf den auftretenden Entspannungsprozess aufmerksam werden zu lassen. Der Therapeut soll mit diesen Bemerkungen lediglich dem Patienten verdeutlichen, was vor sich geht. Dadurch soll der Patient zu einem passiven und sorgfältigen Beobachter dieser Vorgänge werden [Bernstein und Borkovec 2002].

Eine Übersicht der in einer standardisiert festgelegten Reihenfolge (beginnend mit der dominanten Hand) verwendeten 16 Muskelgruppen (siehe unten) zeigt, dass bei der Auswahl besonders die Extremitäten als große Muskelgruppen favorisiert wurden. Dies liegt auch daran, dass z.B. für Angstpatienten die Bewegung der Arme und Beine bessere und schnellere Kontrollerlebnisse ermöglicht als beispielsweise die umfangreichen und feineren Übungen des Gesichtes.

Die 16 Muskelgruppen nach Bernstein und Borkovec:

- dominante Hand und Unterarm
- dominanter Oberarm
- nichtdominante Hand und Unterarm
- nichtdominanter Oberarm
- Stirn
- obere Wangenpartie und Nase
- untere Wangenpartie und Kiefer
- Nacken und Hals
- Brust, Schultern und obere Rückenpartie

- Bauchmuskulatur
- dominanter Oberschenkel
- dominanter Unterschenkel
- dominanter Fuß
- nichtdominanter Oberschenkel
- nichtdominanter Unterschenkel
- nicht dominanter Fuß

In der Trainingsphase mit dem Therapeuten wird jede Muskelgruppe zunächst zweimal hintereinander angespannt und gelockert. Die zweite Entspannungsphase dauert 45–60 Sekunden. Der Übende soll dabei die jeweilige Muskellockerung mit der schon ereichten Entspannung der vorherigen Muskelgruppe vergleichen. Eine Kommunikation zwischen Therapeut und Patient ist erwünscht, bei der der Übende z.B. durch Heben eines Fingers signalisiert, ob er eine zufrieden stellende Entspannung erreicht hat. Ist dies nicht der Fall, kann die gleiche Muskulatur noch weitere ein- bis zweimal angespannt werden.

Die Übungen werden im Sitzen oder Liegen durchgeführt, die Augen sind geschlossen. Zu Hause werden immer alle 16 Muskelgruppen nur einfach in einer Sitzung von 15–20 Minuten Dauer geübt. Empfohlen wird, zweimal täglich im Abstand von wenigstens drei Stunden zu üben.

Bei der Übung der Brustmuskulatur kann eine Modifikation eingeführt werden, indem indirekte Atemsuggestionen gegeben werden. So könnte der Therapeut nach Lockerung einer Muskelgruppe etwa sagen: „Beachten Sie, wie langsam und gleichmäßig Sie atmen." Der Therapeut kann auch den Rhythmus seiner Bemerkungen auf den Atemrhythmus des Patienten abstimmen [Bernstein und Borkovec 2002].

Eine weitere Modifikation besteht in dem bewussten Anhalten der Atmung während der Muskelanspannung:

> „Ich werde Sie jetzt bei jeder anzuspannenden Muskelgruppe bitten, tief einzuatmen, den Atem anzuhalten, und auszuatmen, wenn Sie die Spannung lockern."

Vor Beendigung der Übung werden zunächst die 16 Muskelgruppen noch einmal „durchgespürt", ob noch irgendwo Spannungen wahrzunehmen sind. Daran schließt sich eine 1- bis 2-minütige Ruhephase an. Beendet wird die Übung durch Zählen von 4 auf 1 mit Bewegungen der Beine, der Arme und des Kopfes. Bei 1 werden die Augen geöffnet. Nach der Übung erfolgt ein Gespräch über die Entspannungserfahrungen. Sehr detailliert setzten sich die Autoren auch mit den Rahmenbedingungen und mit dem Umgang bei Problemen auseinander.

Nach kurzer Lernphase reduziert sich die Anzahl der Muskelgruppen im nächsten Schritt auf sieben (dominanter Arm, nicht dominanter Arm, Gesicht, Nacken, Rumpf, dominantes Bein, nicht dominantes Bein) und später dann auf vier (Arme, Kopf und Nacken, Rumpf, Beine). Für weiter Fortgeschrittene fällt dann bei den vier Muskeln die aktive Muskelanspannungsphase weg, es werden nur noch die vorhandenen Spannungen wahrgenommen und von diesem Niveau aus entspannt (Entspannung durch Vergegenwärtigung). Dies entspricht einer vereinfachten und etwas veränderten Version der differenziellen Relaxation im Original von Jacobson. Die Entspannung durch Vergegenwärtigung kann durch ein Zählverfahren ergänzt werden. Dabei wird am Ende der Übung die Muskelentspannung durch das innerliche Zählen von 1 auf 10 noch einmal kurz weiter vertieft. Jede Zahl wird in die Ausatmungsphase gelegt und bedeutet die Konzentration auf eine bestimmte Muskelgruppe. Dadurch wird die Ausatmung zur Entspannung genutzt.

In einem weiteren Schritt kann schließlich im Alltag zwischendurch für 1–2 Minuten nur noch diese Zählentspannung statt der ganzen Übung durchgeführt werden (Konditionierte Entspannung) [Bernstein u. Beverly 1984].

Ein Übungsplan für das Vorgehen nach Bernstein und Borkovec könnte folgendermaßen aussehen:

Tab. 3.1: Übungsplan nach Bernstein und Borkovec

Vorgehen	Sitzung
16 Muskelgruppen, anspannen – lockern	1, 2, 3
7 Muskelgruppen, anspannen – lockern	4, 5
4 Muskelgruppen, anspannen – lockern	6, 7
4 Muskelgruppen, Vergegenwärtigung	8
4 Muskelgruppen, Vergegenwärtigung und Zählen	9
Zählen	10

Die einzelnen Stufen führen zu einer unauffälligeren und alltagsgerechteren Entspannungsfähigkeit, wobei die Effekte von der jeweils erreichten Fertigkeit auf der vorangehenden Stufe abhängen. Während Jacobson das Einzel-Setting bevorzugte, eignet sich das letztere Vorgehen sehr gut auch zur Gruppenanwendung. Der Übungserfolg stellt sich in der Regel schnell schon nach wenigen Übungen ein, so dass üblicherweise 6–10 Sitzungen zum Erlernen der Progressiven Relaxation ausreichen.

Für die **differenzielle Entspannung** entwickelten Bernstein und Borkovec einen detaillierten gestuften Plan mit acht Schritten mit steigender Schwierigkeit für häusliche Übungsaufgaben:

Stufenplan der häuslichen Übungsaufgaben:

1. sitzend, inaktiv, stille Situation, z.B. aufrecht auf einem Stuhl im Schlafzimmer sitzend
2. sitzend, inaktiv, laute Situation, z.B. in einer Cafeteria sitzend
3. sitzend, aktiv, ruhige Situation, z.B. Schreibmaschine schreibend
4. sitzend, aktiv, unruhige Situation, z.B. in einer Cafeteria essen
5. stehend, inaktiv, stille Situation, z.B. im Wohnzimmer stehen
6. stehend, inaktiv, laute Situation, z.B. in einer Warteschlange warten
7. stehend, aktiv, ruhige Situation, z.B. alleine an einer Kasse arbeiten
8. stehend, aktiv, unruhige Situation, z.B. draußen spazieren gehen

Die Mehrzahl der Untersuchungen zur klinischen Anwendung der PR bezieht sich auf diese (Tabelle 3.1) oder sehr ähnliche Vorgehensweisen, so dass diese

Form trotz aller Probleme der Vergleichbarkeit (siehe Kapitel 1.6) relativ gut evaluiert ist. Da Bernstein und Borcovec selbst nur sehr knapp darüber berichteten, wurde die deutsche Ausgabe ihres Buches ab der fünften Auflage durch ein Kapitel mit weiteren 45 Seiten zur „Klinischen Anwendung der progressiven Relaxation" von R. Höfler und M. Kattenbeck ergänzt.

Im Jahr 2000 erweiterten die Autoren das englischsprachige Original um zwei umfangreiche Kapitel zur Anwendung und zu Forschungsergebnissen [Bernstein et al. 2000]. In „Applied relaxation training" wird ausführlich auf den Alltagstransfer der Entspannungsübungen eingegangen und verschiedene Variationen des *Progressive Relaxation Training* (die Autoren verwenden das Kürzel PRT) integriert in ein verhaltenstherapeutisches Vorgehen dargestellt. Auch Überlegungen zur Kombination mit anderen Therapieelementen wie Imaginationen, Meditation, Einsatz von Atmung und bestimmten Schlüsselwörtern finden sich jetzt in der Überarbeitung. Das Kapitel „Evaluation Research on PRT" enthält eine Aufarbeitung des aktuellen klinischen Forschungsstandes zur Anwendung und Modifikation des Verfahrens bei verschiedenen Indikationen.

3.4 Angewandte Entspannung nach Öst

Ausgehend von den Arbeiten von Goldfried [1971] richtete auch Öst [1987] sein Augenmerk besonders auf die Anwendbarkeit der PR. Er wollte eine Technik für Angstpatienten entwickeln, die sich insbesondere für das Üben zu Hause ohne den Therapeuten eignet.

Öst konnte in der Angstbehandlung immer wieder feststellen, dass ein großer Unterschied zwischen der Entspannung in therapeutischer Umgebung und der Entspannung in stressenden Alltagssituationen bestand. Er sah daher die Notwendigkeit einer praktikablen Kurzfassung der PR, also einer Fassung, die es möglich macht, Ängste unmittelbar zu beeinflussen, sobald sie auftauchen, und die sich als allgemeine Bewältigungsstrategie im Alltag einsetzen lässt. Dadurch wird der Patient zum aktiven Teilnehmer seiner Behandlung und weniger zum passiven Empfänger. Deshalb wurde der Ansatz „Selbstkontrolltraining" genannt. Ähnlich wie Goldfried (siehe Kapitel 3.2) kombinierte Öst verschiedene Komponenten der PR, die er in einer festgelegten Reihenfolge in mehreren Teilschritten zumeist im Gruppen-Setting vermittelte.

Vor Beginn des Entspannungsprogramms wird der Patient genau über die Hintergründe und Ziele der Behandlung informiert:

> „Die angewandte Entspannung zeigt Ihnen, wie der Name schon sagt, wie Sie eine Entspannungstechnik im Alltag anwenden können. Dafür muss sie schnell durchführbar und wenig aufwändig sein. Ziel ist es, sich in 20–30 Sekunden zu entspannen und diese Fähigkeit in Stresssituationen einzusetzen."

1. In der ersten Stunde wird eine **Kurzform der PR** vermittelt, wobei entweder eine Variante von Wolpe mit 12 Muskelgruppen oder eine Vorgehensweise ähnlich wie Bernstein und Borkovec mit 16 Muskelgruppen gewählt wird. Die Übungen werden zur Verbesserung des Alltagstransfers direkt im Sitzen durchgeführt und die einzelnen Sequenzen erheblich verkürzt: 5 Sekunden Anspannung und 10–15 Sekunden Entspannung. Der Schwerpunkt der Übungen liegt zunächst beim Oberkörper, die Beine werden später dazu genommen.

Für die Rücknahme wählte Öst statt einer aktivierenden Bewegung eine etwas ungewöhnliche Zählmethode mit Ruhesuggestionen.

> „Damit Sie wieder zur Aktivität zurückkehren können, werde ich von eins auf fünf zählen. Und wenn ich bei fünf angelangt bin, möchte ich, dass Sie Ihre Augen öffnen und sich ruhig und entspannt fühlen. Eins ... Sie fühlen sich ruhig. ... zwei ... Sie fühlen sich entspannt. ... Drei ... Sie fühlen sich ganz ruhig. ... vier ... sehr entspannt. ... fünf ... Sie öffnen die Augen ...“

Die Patienten wurden aufgefordert, zu Hause zweimal täglich 15 Minuten zu üben und danach das jeweils erreichte Entspannungsniveau auf einer Skala von 0–100 einzustufen. Über diese Übungen sollte jeweils genau Protokoll geführt werden.

2. Nach 2–3 Wochen wird in der nächsten Phase die bisherige Vorgehensweise verändert, indem die Anspannungsteile der PR weggelassen werden. Die Patienten werden instruiert, die bisherige Entspannungsform völlig zu verlassen, und stattdessen zu lernen, die einzelnen Muskelgruppen zu entspannen, ohne sie vorher anzuspannen. Öst nannte dieses Stadium daher **„lösende Entspannung“** oder „reine Entspannung“. Die Übungen beginnen nun mit einer Aufmerksamkeitskonzentration auf die Atmung. Dann wird die Wahrnehmung auf den Spannungszustand der Muskelgruppen gelenkt. Diese werden jetzt in anderer Reihenfolge behandelt, beginnend mit dem Kopf, über den ganzen Köper bis zu den Füßen. Dadurch kann das Entspannungsstadium schon nach 5–7 Minuten erreicht werden und die Übung wird wie in der vorherigen Phase beendet.

Auch diese Übungen sollten täglich zweimal geübt und genau protokolliert werden. Die Vorgehensweise entspricht im Prinzip dem Fortgeschrittenenstadium des Originals von Jacobson, ist aber auch dem Konzept des AT sehr nahe.

3. Nach 2–3 Wochen wird die lösende Entspannung in die **Stichwortgesteuerte Relaxation** (cue-controlled relaxation, s.o.) übergeführt. Die Übung beginnt mit einer Verkürzung der lösenden Entspannung. Ist der Patient entspannt, beginnt er ein von ihm selbst gewähltes Schlüsselwort (das für ihn in der Vorstellung intensiv mit dem Entspannungserlebnis verbunden ist, z.B. „Ruhe“, „Entspannung“, „Friede“) innerlich leise jeweils in der Ausatmung vor sich hin zu sprechen. Nach mehrmaligem Wiederholen soll eine innere Assoziation zwischen dem

Wort und dem Zustand der Entspannung hergestellt werden (Konditionierung), wobei das Wort dann selbst die Entspannungsreaktion auslöst. Die Instruktion des Therapeuten könnte folgendermaßen lauten [Payne 1998]:

> „Entspannen Sie sich einige Momente still und mit geschlossenen Augen ... Heben Sie Ihren rechten Zeigefinger zum Zeichen dafür, dass Sie völlig entspannt sind ... Wenn Sie das erreicht haben, wenden Sie Ihre Aufmerksamkeit bitte der Atmung zu ... Tauchen Sie in den Rhythmus ein ... Lassen Sie den Rhythmus laufen ... Verändern Sie ihn nicht ... Denken Sie kurz vor dem Einatmen an das Wort ‚Einatmen' ... Kurz bevor Sie ausatmen, denken Sie an das Wort ‚Entspannen' ..."

In der Gruppe kann der Therapeut nicht synchron auf die Atmung eingehen, so dass die Teilnehmer für die intensiveren Erfahrungen auf die Übungen zu Hause verwiesen werden. Der Patient soll mehrfach täglich einen kurzen Entspannungszustand herstellen und dann die Ausatmung mit dem Schlüsselwort verbinden, die Übung dauert dann nur noch 2–3 Minuten und ähnelt sehr dem AT.

4. Nachdem der Patient diese Entspannung gelernt hat, wird er als nächstes mit der **differenziellen Relaxation** (s.o. und Kapitel 2) vertraut gemacht, um den Transfer auf Alltagsaktivitäten zu entwickeln. Die Anwendung der Entspannung wird auf Tätigkeiten zunächst im Sitzen (Lesen, Schreiben, eine Rede halten) und eine Woche später dann im Stehen und Umhergehen übertragen. Im Alltag werden Situationen im Supermarkt oder bei der Gartenarbeit für die Übungen empfohlen.

5. Als nächste Phase folgt die **schnelle Entspannung**: Die Entspannungsreaktion wird täglich immer wieder abgerufen. Dazu kann der Patient in seiner häuslichen Umgebung und am Arbeitsplatz regelmäßig verwendete Gegenstände als Schlüsselreiz für die Anwendung der Entspannung z.B. mit einem roten Punkt markieren. Beim Blick darauf wird dann quasi automatisch ungefähr folgende Übungssequenz abgerufen:

> „Tief einatmen ... Signalwort denken ... ausatmen ... tief einatmen ... Signalwort denken ... ausatmen ... Spannungen im Körper wahrnehmen und loslassen ..."

Diese Übung dauert 20–30 Sekunden und soll täglich 15–20 Mal durchgeführt werden. Durch die regelmäßige Anwendung wird das Stressniveau im Alltag niedrig gehalten. Öst meint, dass die meisten Patienten nach ein- bis zweiwöchiger Übungserfahrung tatsächlich in weniger als einer halben Minute entspannen können.

6. Erst wenn dieses Stadium erreicht ist, folgt das **Anwendungstraining.** Erst jetzt wird die Entspannungsübung zur Symptombeeinflussung z.B. Angst angewendet. Zunächst wird in einer Sitzung mit dem Therapeuten eine Angstkonfrontation durchgeführt, im weiteren Verlauf erfolgt die Exposition in vivo, d.h. ohne den Therapeuten in der realen Situation.

Tab. 3.2: Zeitaufwand der angewandten Entspannung [nach Öst]

Phase 1	Kurzform der PR	15–20 Minuten
Phase 2	Lösende Entspannung	5–7 Minuten
Phase 3	Stichwortgesteuerte Entspannung	2–3 Minuten
Phase 4	Differenzielle Entspannung	60–90 Sekunden
Phase 5	Schnelle Entspannung	20–30 Sekunden

Bei der angewandten Entspannung wird sehr auf ein strukturiertes Vorgehen Wert gelegt. Die einzelnen Schritte sollten in genauer Reihenfolge gelernt werden, da der Übergang zur nächsten von der Beherrschung der vorherigen Stufe abhängig gemacht wird. Im Durchschnitt wurde ein **Zeitraum von 8–12 Übungsstunden** für das gesamte Programm kalkuliert. Neben der inhaltlichen Entwicklung ist es insbesondere der Zeitaufwand für das Selbsttraining, der sich im Verlauf des Programms wesentlich verkürzt.

Obwohl das Verfahren bei einer Reihe von Störungen (Panikstörung, Kopfschmerz, Migräne, Tinnitus, Gastritis und andere Schmerzsyndrome) relativ gut evaluiert ist [Öst 1987] und sich in Vergleichsstudien den anderen Formen der PR bei der Angstbehandlung insbesondere in der Katamnese (bis zu 19 Monaten) als überlegen zeigte [Öst 1988], konnte es sich dennoch nicht weiter durchsetzen. Dies lag vermutlich insbesondere an dem relativ komplizierten Aufbau. Obwohl dieser methodisch begründet ist, erfordert er in der konkreten Anwendung ein zu langes und von Woche zu Woche verändertes Vorgehen. Aus lerntheoretischer Sicht muss daher ein ständiges Umlernen erfolgen, ein Problem, das im Übrigen viele Entspannungsverfahren teilen. Zudem ist das Verfahren zu sehr aus der Anwendung bei Angstpatienten abgeleitet, andere Krankheitsbilder stellen aber andere Anforderungen. Außerdem muss bei der Umsetzung der angewandten Entspannung aufgrund der individuell unterschiedlichen Lernfortschritte Vorgehens Einzel- und Gruppen-Setting kombiniert oder ein reines Einzel-Setting gewählt werden.

3.5 Evaluation der Weiterentwicklungen

Während Jacobson sein Originalverfahren vorwiegend mit Kasuistiken belegte, konnten mit den späteren Weiterentwicklungen umfangreichere und qualitativ bessere Studien durchgeführt werden. Durch die Übernahme in die Verhaltenstherapie wurde die PR automatisch evaluiert, da die wissenschaftliche Absicherung der Vorgehensweisen Teil des verhaltenstherapeutischen Vorgehens ist. Die späteren Varianten waren kürzer, einfacher aufgebaut und klarer strukturiert, sie konnten daher für Studien gut operationalisiert werden. Sie waren weniger vom Therapeuten abhängig und ließen sich in relativ kurzer Zeit unterrichten. Dadurch kamen schneller größere Fallzahlen zusammen.

Daher gibt es wenige gesicherte Untersuchungen von klinischen Anwendungen des Originalverfahrens. Die meisten bezogen sich auf die späteren Varianten.

Sowohl im Hinblick auf die physiologischen Grundlagen wie auch zu klinischen Indikationen gibt es eine Fülle von Studien, deren Vergleichbarkeit jedoch durch die Vielzahl der Varianten erschwert wurde. (Zu dieser Problematik siehe auch Kapitel 1.6). Viele Untersuchungen betrafen nicht das übliche Gruppen-Setting, sondern die Anwendung in der ungleich beziehungsintensiveren Einzelvermittlung. Dennoch resümierten Grawe et al. [1994], dass die PR in der heutigen Form das im Vergleich zu anderen Psychotherapieverfahren noch am besten untersuchte und in der klinischen Wirksamkeit belegte Verfahren sei. Auch die Gütekriterien der PR-Studien lagen höher als für andere Verfahren. Dies gilt jedoch hauptsächlich für die Untersuchungen, in denen die PR als eigenständiges Verfahren eingesetzt wurde. Etwas kritischer müssen die vielen Studien zur Evaluation der PR im Rahmen multimodaler Therapieprogramme gewertet werden. Hier wurde das Verfahren oft in einer sehr verkürzten Form vermittelt. Manchmal war nur eine Stunde im Programm, selten wurden die Übungen über mehr als 5–6 Stunden begleitet. Oft wurde versucht, dieses Defizit auszugleichen, indem auf die Anwendung von Kassetten zurückgegriffen wurde. Diese Vorgehensweise entspricht nicht dem von erfahrenen Entspannungstherapeuten entwickelten Konzept der PR und wertet das Verfahren deutlich ab. Außerdem werden bei einer derart verkürzten Vorgehensweise die wesentlichen Grundparameter der Wirksamkeit (persönliche Instruktion, Übungshäufigkeit, Alltagstransfer etc.) außer Acht gelassen.

Zusammenfassend lässt sich feststellen, dass die Weiterentwicklungen der PR einerseits eine grundlegende Vereinfachung des Originalverfahrens anstrebten, dass aber andererseits auf diese Weise im Laufe der Zeit eine Vielzahl von Varianten entstand. Dies führte dazu, dass es zwar eine hohe Anzahl von Studien zur PR gibt, die eine gute Wirksamkeit belegen. Diese Studien sind jedoch oft nicht miteinander vergleichbar.

Dennoch ist die PR vom Umfang und der Güte der Studien her das bisher am umfangreichsten untersuchte Psychotherapieverfahren. Die klinische Wirksamkeit ist durch kontrollierte Studien für viele Indikationen bestens belegt, so dass wir mit diesem Verfahren eine ausgezeichnete Methode zur Verfügung haben, Entspannungsfähigkeit, Selbstkontrolle, Aufmerksamkeitslenkung und Symptomintensität zu beeinflussen.

Aufgrund der Vielfalt der klinischen Variationen haben die Leitlinienkonferenzen zunächst damit begonnen einen Minimalkonsens festzuhalten [Ohm 2004], der in der weiteren Entwicklung zu einem wissenschaftlich fundierten und verbindlichen Handlungskorridor für die PR führen könnte. Im Folgenden soll aus der Sicht der heutigen neurobiologischen Grundlagen der Versuch unternommen werden, Eckpunkte für das festzulegen, was zu berücksichtigen ist, wenn die PR als Entspannungsverfahren eingesetzt werden soll.

3.6 Ein neues Konzept der PR unter Berücksichtigung der aktuellen neurobiologischen Erkenntnisse

Den bisherigen Ausführungen ist immer wieder zu entnehmen, dass die Anwendung der PR unterschiedliche Dimensionen und Schwerpunkte haben kann (Tabelle 3.3). Dabei unterscheiden sich die Möglichkeiten des Originalverfahrens deutlich von den späteren Varianten (beispielsweise der Vorgehensweise nach Bernstein und Borkovec).

Die etwas vereinfachte Übersicht soll zeigen, dass die PR, wenn sie zu sehr auf die Muskelentspannung fokussiert wird, weder im Original noch in den späteren Varianten die verschiedenen Möglichkeiten ausschöpft, die tatsächlich in diesem Verfahren stecken. Es wird deutlich, dass die PR ein breiteres Anwendungsspektrum haben könnte, wenn sie nicht auf Entspannung eingeengt würde. Das Originalverfahren beispielsweise könnte nach der Einschätzung von Klinkenberg [1996] eine Renaissance als ein relativ gut standardisiertes Körperwahrnehmungsverfahren erleben.

Umgekehrt könnten Elemente aus Körperwahrnehmung, Aufmerksamkeitslenkung, Selbstkontrolle etc. so in den Übungsablauf integriert werden, dass sie gezielt zur Entspannung beitragen.

Wollte man die PR *nicht zur Körperwahrnehmung, sondern schwerpunktmäßig als Entspannungsverfahren verwenden,* wie könnte der Übungsablauf der PR unter diesem Aspekt modifiziert werden? Worauf müsste man achten, wollte man die **PR als Entspannungsverfahren** unter Berücksichtigung der neueren neurobiologischen Erkenntnisse konzipieren?

Tab. 3.3: Unterschiede zwischen Original und späteren Varianten

	Jacobson Original	Spätere Varianten (z.B. Bernstein und Borkovec)
Training von Aufmerksamkeitslenkung	+	+ +
Differenzierung der Körperwahrnehmung	+ +	Ø
Lernen von Selbstkontrolle	Ø	+ +
Erreichen kurzfristiger Entspannung	+ +	(+)
Verbesserung der Entspannungsfähigkeit	+ [1]	(+) [2]
Anwendung zur direkten Symptomkontrolle	Ø [1]	+ [3]
Nutzen von Konditionierungseffekten	Ø	+ +

Legende:
Ø kein Anwendungsschwerpunkt bzw. keine nennenswerte Effektivität
\+ Anwendung möglich
\+ + besonderer Anwendungsschwerpunkt bzw. belegte Wirksamkeit
[1] in der praktischen alltäglichen Selbstanwendung zu umständlich
[2] nicht gut belegt, gelingt denjenigen besser, die zusätzliche Elemente (z.B. Atmung, Imagination) anwenden
[3] bei einzelnen Indikationen wie z.B. Angst: + +

Vom äußeren Aufbau wäre es sinnvoll, die jeweiligen Übungen in vier Schritte zu unterteilen:

- Vorbereitung der Übung
- Phase der Muskelanspannung/-entspannung
- Ruhephase (eigentliche Entspannung)
- Rücknahme

Die **Vorbereitung der Übung** (z.B. Bewegungen zur Lockerung, bequemer Sitzplatz, Körper in die Entspannungshaltung bringen, tiefer Atemzug, Augen schließen, Aufmerksamkeit auf die Atmung, später auf die rechte Hand lenken) ist wichtig, um die Aufmerksamkeit zügig von der äußeren Umwelt auf die innere **Körperwahrnehmung** zu lenken. Hierbei können auch **Konditionierungseffekte** genutzt werden, wenn man die Übung beispielsweise immer nach dem gleichen Ritual beginnt (bequeme Körperhaltung, tiefer Atemzug, Augen schließen). Eine gute Vorbereitung verstärkt die Bedeutung der nachfolgenden Entspannungsübung und ermöglicht ein intensiveres Empfinden der einzelnen Übungsschritte.

Die **Phase der Muskelanspannung/-entspannung** könnte völlig neu konzipiert werden. Starke Anspannungen fördern zwar die Aufmerksamkeit und Selbstkontrolle, stören aber ansonsten die Entspannung dadurch, dass ständig wieder der Sympathikus aktiviert wird. Nach guter Vorbereitung würden sanfte Muskelanspannungen oder auch lediglich leichte Bewegungen (z.B. zu Beginn mit den Fingern) völlig zur Aufmerksamkeitslenkung ausreichen. Die einzelnen Anspannungsphasen könnten, wenn sie keine zu starke Aktivierung auslösen, dann auch ruhig etwas länger sein, um die Aufmerksamkeit am Muskel zu halten und zu spüren (**Körperwahrnehmung**).

Die Intervalle von Anspannung und Entspannung könnten jeweils gleich lang sein, d.h. ca. 15–20 Sek. Anspannung und 15–20 Sek. Entspannung. Damit würde man bei der Anspannungsphase das Phänomen der **postisometrischen Relaxation** nutzen (siehe Abbildung 1.2) und die nachfolgende Muskelentspannung physiologisch besser vorbereiten. Da die physiologische Aufmerksamkeitsspanne beim gesunden entspannten Menschen im Durchschnitt 20 Sekunden beträgt, macht es insbesondere bei Anfängern wenig Sinn, die Entspannungsphase länger andauern zu lassen, da sonst die Aufmerksamkeit abgleitet.

In der *Entspannungsphase* hat es sich bewährt, neben der Wahrnehmung der Muskulatur auch den Atemrhythmus (als Zeitgeber – 20 Sek. sind ungefähr 3 Atemzüge in Ruhe –) und zusätzliche Entspannungswahrnehmung) zu nutzen.

Durch den gleichmäßigeren Wechsel zwischen Anspannung und Entspannung wird auch das Gefühl der **Selbstkontrolle** verstärkt. Die zeitlich sehr langen Zyklen des Originalverfahrens überfordern die Aufmerksamkeitsfähigkeit und sind allenfalls für das Einzel-Setting geeignet.

An die Phase der Muskelwahrnehmung sollte sich wie im Original ein **Zeitraum der Ruhe** als *eigentliche* Entspannungsphase anschließen. Die Aufmerksamkeit ist nun gut auf den Körper fokussiert, der Körper wird intensiver und differenzierter wahrgenommen, die Ent-

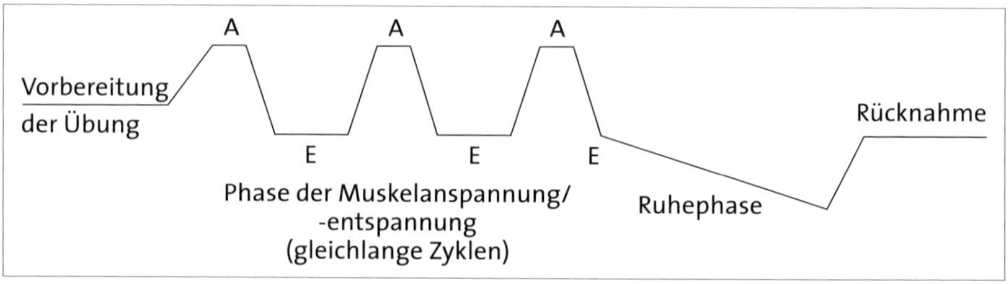

Abb. 3.3: Modifikationen der PR

spannung ist vorbereitet (der Übungserfahrene ist zu diesem Zeitpunkt natürlich schon sehr entspannt).

In dieser Ruhephase redet der Therapeut nicht weiter, sondern lässt den Übenden „in Ruhe". Dadurch kann der Übende eigene Strategien der Entspannung entwickeln und anwenden, z.B. Konzentration auf die Atmung, Imaginationen, Entspannungsworte, Formeln oder Symbole u.Ä. Diese individuellen Wahrnehmungen können später möglicherweise zur **Konditionierung** einer Kurzentspannung genutzt werden. Die Ruhephase sollte wenigstens zwei Minuten betragen, um sie von der vorhergehenden Bewegungsphase zu differenzieren.

Will man die Übung nicht als Einschlaftraining konditionieren, sondern danach frischer und erholter sein, sollte auf eine effektive Aktivierung durch **Rücknahme der Entspannung** geachtet werden. Dies geschieht üblicherweise durch Bewegungen und Strecken der Arme und Beine und Verstärkung der Atmung. Dabei ist ein mittleres Spannungsniveau in der Muskulatur sinnvoll. Nach der Rücknahme intensiviert sich oft die Hautdurchblutung, so dass ein Teil der physiologischen Entspannungsparameter weiterwirken kann.

Die **Dauer der Übung** kann variieren, der Fortgeschrittene, der täglich mehrfach übt, wird dies im Alltag selten länger als fünf Minuten tun. **Häufige kurze Übungen** verbessern die Selbstkontrolle, erleichtern Konditionierungen und trainieren die Aufmerksamkeitslenkung. Außerdem gewöhnt man sich dadurch an ein schnelles und effektiveres Abrufen der Entspannung. Damit jemand von Anfang an selbstständig und möglichst oft zu Hause üben kann, ist es sinnvoll, ihm ganz am Anfang eine einfache kurze Übung zu vermitteln, die er sofort verwenden kann und die sich dann nicht von Woche zu Woche verändert, wie dies bei Entspannungskursen oft der Fall ist. Sowohl das AT wie auch die PR sind lerntheoretisch ungünstig konzipiert, da man jede Woche etwas Neues lernt und sich die Übungen dadurch ständig ändern.

Längere Übungen dienen eher der Intensivierung der Körperwahrnehmung und der Entspannung, sie fördern aber auch Genusserleben und vertiefte Selbsterfahrung, da in der dann auch längeren Ruhephase verstärkt spontane Imaginationen z.B. in Form von **Wachträumen** auftreten können. Dies ist allerdings für das AT deutlich besser belegt als für die PR [Borgeat et al. 1983].

Eine Kurzübung, die die meisten der o.g. Punkte berücksichtigt, wird im Kapitel 7.1 ausführlich beschrieben und ist als Text im Anhang 5 zu finden.

3.7 Zusammenfassung

Vorteile der Weiterentwicklung

- wesentlich verkürztes Verfahren, im Ablauf dadurch überschaubarer und schneller und einfacher zu lernen
- Starke Muskelanspannungen ermöglichen Patienten das Erleben von mehr Kontrolle und Symptombeeinflussung.
- Vorgehensweise gut strukturiert, Übungen alltagsgerechter als im Original
- Weniger Abhängigkeit vom Therapeuten, Übungen können schon nach wenigen Sitzungen ohne Hilfe weiter geführt werden.
- Verkürzungen der Übungen vereinfachen die Alltagsanwendung erheblich.
- Vorgehensweisen gut operationalisierbar für vergleichende Untersuchungen
- bestens evaluiert, viele Studien, viele Indikationen gesichert

Nachteile der Weiterentwickung

- Aufbau der Programme suggeriert einfaches Erlernen und hohe Effektivität.
- Varianten sind jedoch erst im Fortgeschrittenenstadium wirklich effektiv.
- Zu starke Anspannung führt anfangs nicht wirklich zur Entspannung.
- peripher betonte Entspannung, wenig meditative und Körperwahrnehmungselemente
- Vornehmlich an Angstpatienten entwickelt, andere Indikationen erfordern Modifikationen.
- Individuelle Beziehung von Therapeut und Patient tritt zugunsten der Entspannungstechnik in den Hintergrund.

4 Praktische Durchführung der Progressiven Relaxation

Auf Initiative der Psychologischen Fachgruppe Entspannungsverfahren im Berufsverband deutscher Psychologen (BDP) in Zusammenarbeit mit der Deutschen Gesellschaft für ärztliche Hypnose und Autogenes Training (DGÄHAT) trafen sich in den Jahren 2000 und 2001 Buchautoren und Dozenten der Progressiven Relaxation aus dem deutschsprachigen Raum jeweils zu einer Konsensuskonferenz zur Entwicklung einer Leitlinie, deren vorläufiges Ergebnis 2004 von Ohm zusammenfassend veröffentlicht wurde [Ohm 2004]. In Arbeitsgruppen wurde der aktuelle Stand für die Bereiche Vordiagnostik, Durchführung, klinische Indikationen, Kontraindikationen und Anwendung in der Prävention diskutiert und definiert. Die Erarbeitung der Leitlinie ist noch nicht vollständig abgeschlossen, das Zwischenergebnis lieferte jedoch wichtige Aspekte zu den Grundlagen und der praktischen Durchführung der PR.

Als Grundlage der Expertentreffen diente die seit 1985 vorliegende Leitlinie der Fachgruppe „Durchführung von Kursen der Progressiven Relaxation“ in der aktualisierten Form aus dem Jahr 2000 [Psychologische Fachgruppe Entspannungsverfahren, www.entspannungsverfahren.com]. Dabei ergab sich in den Diskussionen über die praktische Durchführung übereinstimmend die Einschätzung, dass die PR in ihrer klinischen Anwendung gar nicht so gut standardisiert ist wie allgemein angenommen. Überspitzt kann man formulieren: „Es gibt so viele verschiedene Vorgehensweisen wie es Kursleiter oder Therapeuten gibt.“

In der Literatur und auf Kassetten und CDs finden sich unterschiedlichste Varianten im Hinblick auf den Kursaufbau, die jeweilige Vorinformation, die Art der Anleitung, das Ausmaß an Suggestion, die Auswahl und Reihenfolge der Muskelgruppen, die Zeitdauer und Häufigkeit und Intensität der Muskelanspannung, die Art, wie die Entspannungsphase eingeleitet wird und ihre Dauer, die Verwendung von Hilfsmitteln (Kassetten, CDs) etc. Das Autogene Training ist im Vergleich dazu viel klarer und verbindlicher strukturiert.

Die Entwicklung der PR-Leitlinie (die sich nicht auf die Originalversion, sondern auf die heute üblichen Weiterentwicklungen bezieht) berücksichtigte die Existenz der vielen Varianten. Daher beschränkten sich die Durchführungsempfehlungen auf die Vorgabe von Rahmenbedingungen im Sinne eines Minimalkonsenses. Die Leitlinie vermittelt damit einen gewissen Standard, lässt jedoch bei der Anwendung großen Spielraum für die individuelle Gestaltung des jeweiligen Kursleiters. Die Fachgruppeninterne Leitlinie hat diesen Standard dann 2003 weiter präzisiert (siehe Anhang 7).

Die folgenden Ausführungen zur praktischen Durchführung sollen den bisher vorgestellten keine weitere Variante hinzufügen. Die Vorlieben und Erfahrungen des Autors kommen natürlich dennoch zum Tragen, z.B. bei der Anzahl der Muskelübungen, der Formulierung von Anweisungen, der Verkürzung auf fünf Muskelgruppen, oder bei speziellen Variationen von Kurzübungen. Das vorliegende Buch berücksichtigt jedoch verschiedenste Varianten, diskutiert im Detail Vor- und Nachteile und unternimmt insbesondere den Versuch einer Integration auf der Basis der vorliegenden Leitlinien sowie des heutigen Grundlagenwissens über Entspannungsverfahren. Die zugehörigen vorläufigen Formulierungen der Leitlinie sind durch graue Unterlegung besonders hervorgehoben.

4.1 Vorbedingungen und Voraussetzungen

Im therapeutischen Setting wird im Rahmen eines Vorgespräches mit dem Patienten die Indikation für die Anwendung der PR ermittelt. Dazu ist zunächst eine zumindest orientierende Anamneseerhebung der Zielsymptomatik oder der Problementwicklung notwendig. Daneben gilt es, mögliche Kontraindikationen zu erfassen, und zu überprüfen, ob die Persönlichkeit des Patienten für PR geeignet ist (siehe Kapitel 5).

Screening und Diagnostik in der Therapie: Abklärung von Indikation und Kontraindikation ist notwendig.

Unterweisungsart: Progressive Relaxation ist im Gruppenunterricht und im Einzel-Setting vermittelbar.

Gruppen-Setting: Bis maximal 12 Personen bei Erwachsenen. Geschlossene Gruppen sind notwendig (Teiloffene Gruppen sind nach individueller Einführung der Teilnehmer möglich).

In Klinik und Rehabilitation: Geschlossene Gruppen notwendig: Offene Gruppen sind in Einzelfällen nützlich, jedoch nur nach Vorgespräch.

Gruppengröße bei Kindern und Jugendlichen:

- ab 6 Jahre bis max. 6 Teilnehmer
- ab ca. 10 Jahre bis max. 8 Teilnehmer [Ohm 2004]

Im Zusammenhang des Vorgespräches sollte sich der Therapeut auch ein Bild über eventuelle Vorerfahrungen mit anderen Entspannungsverfahren, über die Motivationslage und das Ausmaß der subjektiven Beschwerden- und Symptombelastung machen [Krampen 2004].

Ein diesbezügliches Screening sollte folgende Grundvoraussetzungen beachten:

- Erfolgt die Teilnahme freiwillig und eigenverantwortlich?
- Besteht Gruppenfähigkeit, d.h. ausreichende soziale Kompetenz und psychische Stabilität zur konstruktiven Teilnahme?

- Ist die regelmäßige Teilnahme an den Sitzungen möglich?
- Besteht die Bereitschaft zum regelmäßigen selbstständigen Üben?

Patienten kommen mit sehr unterschiedlichen Erwartungen. Früher wurde im ersten Kontakt häufig über Probleme beim Erlernen des Autogenen Trainings berichtet, so dass ein Interesse bestand, ein anderes Entspannungsverfahren auszuprobieren. Unter der Annahme, dass AT ohnehin schwieriger zu lernen sei, wurden diese Äußerungen oft nicht hinterfragt, sondern Probleme mit dem AT als positive Indikation für die PR akzeptiert. Nicht selten hatten die Patienten dann beim Üben der PR ähnliche Probleme wie beim früheren Versuch mit AT, es lohnt sich also, genauer nachzufragen. Inzwischen gibt es aufgrund der vielfältigen Angebote in der Erwachsenenbildung und den Therapie-Standards der Rehabilitationskliniken immer mehr Patienten, die mit verschiedenen Entspannungsverfahren Erfahrungen gemacht haben. Häufiger hört man daher jetzt auch über negative Vorerfahrungen mit der PR. Wenn der Therapeut dann genauer nachfragt, hört er nicht selten abenteuerliche Berichte, was den Patienten alles unter Progressiver Relaxation „verkauft“ wurde. In solchen Fällen ist ein etwas differenzierteres Aufklärungs- und Motivationsgespräch notwendig, in dem der Patient aber nicht überredet werden sollte. Auch sollte vermieden werden, den früheren Versuch zu sehr zu disqualifizieren und sich selbst als den wahren Meister der Entspannung aufzubauen – das bewirkt nicht selten im Endeffekt das Gegenteil. Es erscheint vielmehr sinnvoll, den erneuten Versuch im Sinne einer Einladung zu vermitteln, die PR einfach noch einmal in einer anderen Version auszuprobieren und die Erwartungen entsprechend moderat zu halten. Wer sich an die Standards der Durchführung hält und bei Problemen entsprechende Diskussionen und Hilfestellungen anbietet, wird in den allermeisten Fällen erfolgreich sein (siehe auch Kapitel 8).

Mögliche Motive für das Erlernen der PR [in Anlehnung an Krampen 2004]
- ärztlicher/zahnärztlicher Rat
- Rat des behandelnden Psychotherapeuten
- Rat von Bekannten/Freunden
- Neugier
- akute Belastung/Lebenskrise
- besser entspannen, gelassener werden, weniger aufregen
- besser konzentrieren
- Schmerzen bewältigen
- Wechsel zwischen Ruhe und Aktivität lernen
- bessere Interozeption (Selbstwahrnehmung)
- mentale Entspannung lernen
- Entspannen in sozialen Situationen
- selbstsicherer werden
- Selbstentwicklung fördern

Dabei ist zu beachten, dass manche Motive genauer hinterfragt werden sollten, z.B. warum andere Personen zur PR geraten haben oder wie die aktuelle Problemsituation oder Krise genau aussieht. Es ist beispielsweise unsinnig, zwei Wochen vor einer Prüfung mit dem Lernen von Entspannung zu beginnen.

Für die Indikationsstellung sind also folgende Fragen zu klären:

- Welche Vorerfahrungen hat der Patient?
- Welche Erwartungen hat er an den Therapeuten?
- Wie ist seine Motivation einzuschätzen?
- Ist er für die PR geeignet?
- Sind seine Zielsymptome durch Entspannung zu beeinflussen?
- Liegen Kontraindikationen vor?

Bei der Vermittlung der PR im präventiven Bereich ist in der Regel kein Vorgespräch möglich. Präventionskurse werden z.B. von Krankenkassen oder Volkshochschulen angeboten, und der Kursleiter erhält dafür ein Honorar. Die Interessenten an der Entspannungsgruppe melden sich beim Veranstalter an, der üblicherweise alle administrativen Angelegenheiten regelt, Werbung macht und den Raum zur Verfügung stellt. Der Kursleiter nimmt zwar durch die Formulierung der Kursankündigung indirekt Einfluss auf die Anmeldung, lernt die Teilnehmer aber erst beim Beginn des Kurses am ersten Abend kennen. Eine erste Klärung von Indikation und Motivation erfolgt dann nebenbei im Rahmen der Vorstellungsrunde (siehe unten), wobei der Kursleiter dem einzelnen sehr aufmerksam zuhören muss, um aussagefähige Informationen zu bekommen. Auch auf etwaige Kontraindikationen ist zu achten.

> Screening und Diagnostik in der Prävention: Eruierung der Ausschlussgründe im präventiven Bereich ist unbedingt notwendig [Ohm 2004].

Manche Autoren schlagen ein weitergehendes Screening z.B. mit psychologischen Fragebögen vor, um gravierende psychische Störungen zu erkennen, die besser gleich einer Psychotherapie zugeführt werden sollten. Ein erfahrener Kursleiter wird dies nicht benötigen. Er wird die Auffälligkeiten während des Gruppengesprächs bemerken und den betroffenen Teilnehmer am Ende der Gruppe bitten, kurz zu warten. Zumeist lässt sich in wenigen Minuten eine Vereinbarung über das weitere Vorgehen entwickeln (Rückerstattung der Kursgebühr, Therapieempfehlung).

4.2 Rahmenbedingungen

Der Leiter legt durch die Ankündigung des Entspannungskurses, den Zeitpunkt und die Wahl der Räumlichkeiten die Rahmenbedingungen fest. Der Raum sollte ausreichend bequeme Sitzmöbel und genug Platz für Bewegungsübungen haben sowie im Zweifelsfall auch die Möglichkeit für eine Entspannung im Liegen bieten.

> Übungshaltungen: Im Sitzen und Liegen. Üben im Sitzen erleichtert in der Regel den Transfer in den Alltag [Ohm 2004].

Eine Sitzordnung im Kreis schafft die besten Voraussetzungen zur direkten und gleichwertigen Kommunikation mit allen Teilnehmern. Eine neutrale Raumgestaltung mit Tafel oder Flipchart ist für eine Arbeitsatmosphäre am günstigsten, überladene Bilder oder gar anatomische Tafeln an der Wand, Tische mit Gegenständen und sonstige Dinge lenken die Aufmerksamkeit nur ab. Der Raum sollte eine angenehme Beleuchtung haben und nicht zu hell aber auch nicht zu dunkel sein, damit das Einschlafen nicht gefördert wird. Die Lage sollte abgeschirmt und ruhig sein, Störungen durch fremde Personen sollten vermieden werden. Sinnvoll ist das Anbringen eines gut sichtbaren Schildes vor der Tür z.B. „Entspannungsübung – bitte Ruhe!".

Bemühungen, die Atmosphäre durch Kerzenlicht, Duftlämpchen, leise Musik, Einspielen von Meeresrauschen, Anbieten von Tee und Gebäck und Ähnliches zu verbessern, mögen zwar gut gemeint sein, lenken aber von der Muskelentspannung ab, verführen die Teilnehmer zu einer *regressiven Wohlfühlstimmung* und bewirken später dann nicht selten erhebliche Enttäuschungen. PR ist ein aktives Entspannungsverfahren und fordert eine wache Mitarbeit. Gruppendynamisch fördern solche Elemente eine *passive Erwartungshaltung* und stören dadurch die Arbeitsatmosphäre. Besonders problematisch ist jedoch, dass dadurch eine künstliche Situation geschaffen wird, die weit entfernt von der Alltagsrealität der Teilnehmer ist. Somit wird der Transfer der Entspannungserfahrungen in den häuslichen und beruflichen Alltag erheblich schwieriger. In solchen Fällen kommen dann Rückmeldungen wie: „Hier in der Gruppe ist das richtig angenehm, da kann ich mich gut entspannen, aber zu Hause gelingt mir nichts...".

! Je alltagsnäher die Lernsituation gestaltet wird, desto leichter werden die Teilnehmer die Übungen zu Hause durchführen können.

Wenn der Leiter einige Minuten vor dem Gruppenbeginn schon anwesend ist, hat er die Möglichkeit, das Gruppenklima durch kleine Aufmerksamkeiten zu verbessern. Er kann rechtzeitig auf einen eventuell verschlossenen Gruppenraum reagieren, so dass die Teilnehmer nicht warten müssen. Er kann die Heizung anstellen und den Raum bei Bedarf vorher lüften. Dass er so immer rechtzeitig anwesend ist, hat positive Auswirkungen auf die Pünktlichkeit der Teilnehmer. Denn bei Verspätung des Leiters wird sich dieser Stil auf die Gruppe übertragen, und es ist überaus störend, wenn die ersten 10 Minuten die Teilnehmer einer nach dem anderen hereingetrödelt kommen. Die Zeit vor Beginn kann dazu genutzt werden, gemeinsam mit den Teilnehmern den Stuhlkreis aufzustellen. Es gibt auch Teilnehmer, die das Bedürfnis haben, vor der Sitzung direkt an den Leiter noch eine persönliche Frage zu stellen oder Informationen weiterzugeben, z.B. andere Gruppenmitglieder zu entschuldigen.

Die Gestaltung der Rahmenbedingungen ist besonders in den ersten Stunden wichtig. Später, wenn sich eine gewisse Gruppenkultur entwickelt hat, treten diese Aspekte mehr in den Hintergrund oder werden von Gruppenmitgliedern übernommen (siehe auch Kapitel 8).

4.3 Die erste Stunde

Die Teilnehmer kommen zur ersten Sitzung naturgemäß mit einer Erwartungsspannung. Es gilt daher zunächst, eine lockere angenehme Atmosphäre herzustellen. Dabei ist die Person des Leiters, besonders seine entspannte Ausstrahlung und sein Verhalten, von besonderer Bedeutung. Immerhin ist er in der Erwartung der Teilnehmer der „Entspannungsprofi" und sollte auf ein entsprechend gelassenes Auftreten achten. Ein nervöser oder sichtbar unausgeglichener Leiter wird sehr viel Mühe haben, dem Einzelnen überzeugend Entspannung zu vermitteln. Eine ausreichend laute mittlere Stimmlage ist dabei am günstigsten. Ein zu laut sprechender Leiter wird möglicherweise eine ruhige Gruppe haben, gleichzeitig aber Spannung erzeugen. Ein zu leise sprechender Leiter (manchmal ein Problem bei Kursleiterinnen) wird sich nicht gut durchsetzen können und mehr Unruhe in der Gruppe hervorrufen.

Wenn der Leiter etwas vor Kursbeginn anwesend ist, kann er jeden ankommenden Teilnehmer an der Tür persönlich mit Handschlag begrüßen und damit einen ersten persönlichen Kontakt knüpfen. Die Bedeutung solcher kleiner Gesten für die zukünftigen Entspannungserfolge der Gruppe kann gar nicht hoch genug eingeschätzt werden (siehe auch Kapitel 1.5).

Die erste Stunde beginnt mit einer allgemeinen Begrüßung. Der Leiter stellt sich vor, gibt einen Überblick über den Ablauf und legt die Rahmenbedingungen fest. Dabei empfiehlt sich insbesondere in kleineren Städten auch ein Hinweis auf die Schweigepflicht, die dann mit den Teilnehmern vereinbart wird.

4.3.1 Vorstellungsrunde

Es folgt dann eine kurze Vorstellungsrunde (ca. 15 Minuten), bei der jeder Teilnehmer sich mit Namen vorstellt, über etwaige Vorerfahrungen mit Entspannungsverfahren und seine Erwartungen an den Kurs berichtet. Dabei wird der Leiter sehr aufmerksam registrieren, wer völliger Anfänger ist, wer welches Verfahren (AT, Yoga, Meditation, Atementspannung etc.) schon ausprobiert hat, woran der Erfolg früher möglicherweise gescheitert ist, wer mit eigener Motivation kommt, wer vom Arzt oder vom Partner geschickt wurde und ob realistische Erwartungen an die PR vorliegen. Besonders wichtig ist auch, zu wissen, wer die PR schon einmal in einer Klinik oder einem Kurs gelernt hat, welche Schwierigkeiten dabei auftraten und warum bei Erfolg nicht weiter geübt wurde. Man muss nicht die gleichen Fehler zweimal machen und kann hier direkt korrigierend und motivierend eingreifen. Oft kommt man aber mit Anfängern ohne viel Entspannungserfahrung besser zurecht als mit Teilnehmern, die schon einiges kennen und durch diese Vorerfahrungen für neue Erlebnisse blockiert sind.

In der Vorstellungsrunde entsteht jeweils ein kurzer persönlicher Kontakt zu den einzelnen Teilnehmern, so dass der Leiter auch die Art der Beziehungsaufnahme einschätzen kann und möglicherweise erste Hinweise auf Spannungen und Widerstände erhält. Die Runde ermöglicht auch ein Screening (siehe oben), inwieweit bei den einzelnen die Indikationen stimmen, ob Kontraindikationen vorliegen oder ob besonders schwierige Persönlichkeitsstrukturen in der Gruppe auftreten.

Vom Interaktionsstil her wird sich der Leiter in dieser Anfangsphase offen und zugewandt verhalten, die Äußerungen der Teilnehmer werden zunächst ohne Vorbehalte angenommen. Voreilige Belehrungen, Wertungen oder gar negative Rückmeldungen sollten möglichst vermieden werden. Sehr abwegige Vorstellungen sollten aber ein wenig relativiert werden. Auch auf kritische Fragen wird der Leiter gelassen reagieren und freundlich Grenzen setzen. Wenn die Teilnehmer später offen über ihre Entspannungserfahrungen reden sollen, müssen sie von Beginn an das Gefühl bekommen, dass ihre Erlebnisse ernst genommen werden und keine Beschämungen oder Blamagen zu erwarten sind. Dieser persönliche Schutzraum ist wertvoller für eine Gruppenatmosphäre als jedes Duftlämpchen.

4.3.2 Vorübungen

Es hat sich bewährt, in der ersten Stunde nicht sofort mit einer Entspannungsübung zu beginnen. Stattdessen können sich die Teilnehmer im Rahmen einer kleinen Vorübung zunächst mit der Gruppensituation, dem Sitzen mit geschlossenen Augen und der Stimme des Leiters vertraut machen. Im Jargon werden solche Übungen auch „Begrüßungscocktail“ genannt, womit auch noch einmal die Rolle des Leiters als Gastgeber und das Schaffen einer positiven Atmosphäre angesprochen ist. Weitergehendes Ziel einer solchen Übung ist der Abbau von unnötiger Spannung und Angst und die deutliche Botschaft, dass es bei der Entspannung nicht um Leistung geht.

Während für das Autogene Training sich als Vorübung insbesondere imaginative Übungen (z.B. Vorstellung einer Zitrone, Text siehe Kapitel 1.4.5) anbieten, ist bei der PR eine Körperfühlübung sinnvoller, da das Heranführen an die Wahrnehmung des eigenen Körpers näher an den muskulären Entspannungsprinzipien liegt.

Das folgende sehr ausführlich formulierte Textbeispiel für eine solche Körperfühlübung oder „Reise durch den Körper“ dient nur der Verdeutlichung des Prinzips eines Begrüßungscocktails. Es wäre nicht sehr sinnvoll, diesen Text unmittelbar zu verwenden. Vorgelesene Texte wirken sehr unpersönlich und disqualifizieren den Leiter in den Augen der Teilnehmer. Eine solch einfache Übung sollte ein Entspannungstrainer spontan aus eigener Kreativität verbalisieren können. Die Reise durch den Körper geht relativ schnell, sie dauert üblicherweise nicht länger als 3–4 Minuten, denn es kommt bei den einzelnen Körperregionen jeweils nur auf ein kurzes „Hinspüren“ an. Zu lange Pausen würden schon zu tief in die Entspannung führen.

„Reise durch den Körper“ (Übung zur Körperwahrnehmung)

Bevor wir mit den eigentlichen Entspannungsübungen beginnen, möchte ich Sie zu einer kleinen Vorübung einladen, bei der Sie einmal nur auf die Wahrnehmung des eigenen Körpers achten sollten. Wir werden eine kleine Reise durch den Körper machen, beginnend von den Füßen bis hin zum Kopf, und ich werde Ihre Aufmerksamkeit dabei auf verschiedene Wahrnehmungsmöglichkeiten lenken. Es kommt überhaupt nicht darauf an, dass Sie etwas Besonderes machen oder etwas Besonderes wahrnehmen, es geht eher darum, dass Sie einfach eine bequeme Sitzhaltung einnehmen und spüren.

Setzen Sie sich daher jetzt einfach mal mit offenen Augen so hin, dass Sie möglichst bequem sitzen. Sie können sich während dieser kleinen Übung jeder Zeit bewegen und Ihre Sitzhaltung verändern, so dass Sie noch etwas angenehmer und bequemer sitzen.

Wenn wir gleich die Übung beginnen ist es sinnvoll, dass Sie die Augen schließen, damit Sie nicht durch die Umgebung in der Wahrnehmung Ihres eigenen Körpers abgelenkt sind. Während der Übung können Sie auf alles achten, was Ihnen gerade in den Sinn kommt. Natürlich sollten Sie in erster Linie Ihren Körper wahrnehmen, es könnte jedoch auch sein, dass Ihre Gedanken etwas wandern oder dass Sie bildhafte Vorstellungen dabei haben; das soll Sie überhaupt nicht irritieren sondern Sie nehmen sich und ihren Körper möglichst entspannt und interessiert wahr.

Gibt es von Ihrer Seite, bevor wir mit der Übung beginnen, noch irgendwelche Fragen?

Wenn dies nicht der Fall ist so lehnen Sie sich jetzt bequem zurück, nehmen einen tiefen Atemzug und schließen die Augen …

Zu Beginn der kleinen Reise durch den Körper achten Sie einmal auf Ihre Atmung wie Sie ein- und ausatmen und spüren einmal den Unterschied zwischen Einatmung … und Ausatmung … dann lenken Sie Ihre Aufmerksamkeit auf Ihre Füße und spüren einmal: Wie stehen die Füße auf dem Boden, wie ist der Kontakt zwischen den Fußsohlen und dem Boden, haben Sie das Gefühl, dass die Füße gut und bequem auf dem Boden stehen? … Sie können auch gerne versuchen, die Füße auf dem Boden etwas hin- und her zu schieben, um auszuprobieren, ob es so auch wirklich angenehm für Sie ist …

Dann gehen Sie mit Ihrer Aufmerksamkeit über die Fersen … die Sprunggelenke … die Waden … bis hin zu Ihren Knien und spüren einmal, wie Sie die Knie halten … Spüren Sie nach, ob sich die Knie in einer angenehmen Beugung befinden … Sie können das auch variieren, in dem Sie die Beine etwas mehr ausstrecken oder eher etwas zu sich heranziehen … Spüren Sie nach, welcher Winkel zwischen Ober- und Unterschenkel für Sie am angenehmsten ist, wie die Beine am angenehmsten stehen …

Dann lenken Sie Ihre Aufmerksamkeit über die Oberschenkel hin zu Ihrem Gesäß und spüren einmal, wie Sie auf Ihrem Stuhl sitzen. Spüren Sie nach, ob der Kontakt zur Sitzfläche bequem ist, und auch hier können Sie gerne etwas hin- und herrutschen, wenn Sie eine andere Sitzhaltung ausprobieren möchten. Machen Sie es sich auf dem Stuhl richtig bequem ...

Dann gehen Sie mit Ihrer Aufmerksamkeit vom Gesäß den Rücken nach oben ... bis hin zu der Stelle, an der Ihr Rücken an der Stuhllehne anliegt. Spüren sie nach, ob dieses Anlehnen bequem ist, ob Sie ein angenehm sicheres Gefühl im Rücken verspüren. Verstärken Sie einmal probeweise den Anlehndruck im Rücken und spüren Sie den Unterschied zwischen einer eher angespannten und einer eher lockeren Anlehnung ...

Gehen Sie dann weiter nach oben zu Ihren Schultern ... und spüren einmal wie Sie die Schultern halten. Vielleicht ziehen Sie einmal beide Schultern nach oben ... und lassen sie dann nach unten sinken, um etwas mehr loszulassen. Lenken Sie dabei auch die Aufmerksamkeit hin zu Ihren Armen und spüren nach, wie die Arme an Ihren Schultern herunterhängen ... wie die Arme vielleicht locker auf den Oberschenkel liegen ... Spüren Sie den Winkel zwischen Ober- und Unterarm und nehmen Sie wahr, ob dies so angenehm ist.

Dann lenken Sie die Aufmerksamkeit zu Ihren Händen und spüren, wie Ihre Hände auf Ihren Oberschenkeln liegen ... Vielleicht spüren Sie auch die Wärme, die zwischen Ihren Oberschenkeln und den Händen entsteht, und vielleicht probieren Sie einmal aus, ob es angenehmer ist, wenn sich die Hände berühren, oder ob Sie die Hände lieber getrennt voneinander legen wollen, spüren Sie den Unterschied zwischen beiden Möglichkeiten.

Lenken Sie dann die Aufmerksamkeit von Ihren Armen über Ihre Schulter nach oben zu Ihrem Hals und Kopf und spüren einmal nach, wie Sie Ihren Kopf halten ... Bewegen Sie Ihren Kopf ein wenig hin und her ... und von vorne nach hinten, um nachzuspüren, welche Haltung angenehm entspannt und auch stabil ist. Meistens wird man eine Mittelhaltung des Kopfes bevorzugen, da dort die Halsmuskeln am wenigsten gespannt sind. Es kann aber auch sein, dass Sie den Kopf leicht nach hinten neigen, um speziell die Nackenmuskulatur etwas mehr zu entspannen ... Wenn Sie den Kopf so in eine angenehme Haltung gebracht haben und gut ausbalanciert haben, spüren Sie noch einmal insgesamt nach, wie Sie sich im Körper jetzt empfinden ... Wie fühlt sich der Kopf jetzt an? ... Wie fühlen sich die Schultern jetzt an? ... Wie fühlen Sie die Arme? ... Wie spüren Sie Ihren Oberkörper? ... Wie spüren Sie Ihren Rücken? ... Wie nehmen Sie Ihren Bauch wahr? ...

> Wie spüren Sie den Kontakt zur Sitzfläche? ... Wie spüren Sie Ihre Beine? ... Und wie stehen die Füße am Boden? ... Hat sich etwas verändert im Vergleich zum Beginn der Übung? ... Haben Sie das Gefühl, dass Sie bequem sitzen? ... Wenn Sie wollen, können Sie sich diese bequeme Sitzhaltung etwas einprägen, damit Sie diese dann später bei der Durchführung der Entspannungsübungen wieder abrufen können.
> Ich möchte Sie nun bitten, dass Sie Ihre Aufmerksamkeit wieder auf Ihren Atemrhythmus lenken und dabei verstärkt auf die Einatmung achten. Vertiefen Sie etwas die Einatmung und spüren Sie den aktivierenden Effekt der frischen Luft. Wenn Sie nun noch etwas aktiver und tiefer ein- und ausatmen, dann strecken Sie dabei gleichzeitig die Arme nach vorn oder etwas nach oben und aktivieren Sie damit Ihren Körper, so dass Sie nach 1–2 weiteren Atemzügen und Strecken und Dehnen des Körpers die Augen wieder öffnen und mit Ihrer Aufmerksamkeit hierher in den Raum zurückkommen.

Nach der Übung sollte zunächst darauf geachtet werden, dass alle Gruppenteilnehmer wieder „anwesend" sind. Denn obwohl die Übung möglichst wenig Suggestionen, sondern überwiegend Elemente der Aufmerksamkeitslenkung enthält, erfüllt sie doch die Kriterien einer Hypnose und kann bei einzelnen Teilnehmern auch so wirken. Eine gute Rücknahme ist daher unbedingt notwendig.

Es schließt sich ein kurzer Erfahrungsaustausch an, bei dem verschiedene Teilnehmer über ihre Wahrnehmungen berichten können. Somit entsteht für die Gruppe ein Spektrum der möglichen Erlebnisse. Natürlich wird der Leiter keinerlei Bewertungen abgeben, sondern lediglich vielleicht bestimmte Wahrnehmungen verstärken. Besonders wichtig ist auch die Frage nach Problemen. Meist werden diese zwar schon spontan genannt, dennoch sollten bestimmte Themen in diesem Zusammenhang angesprochen werden, z.B.:

- Wer hatte Schwierigkeiten mit dem Schließen der Augen?
- Haben Sie alles verstanden?
- Wer hatte unangenehme Körperempfindungen?
- Hatte jemand Schwierigkeiten mit der Konzentration?
- Konnte jemand den Worten überhaupt nicht folgen?
- Bei wem ist die Spannung im Vergleich zum Beginn eher gestiegen?

Diese Fragen dienen nicht dazu, einzelne bloßzustellen oder zu vermitteln, wie negativ oder gar gefährlich Körperwahrnehmung sein kann. Sie sollten daher mit Bedacht formuliert werden und als persönliches Interesse am Wohlergehen jedes Einzelnen in der Gruppe spürbar werden. Gleichzeitig ist hierbei eine professionelle Distanz besonders wichtig. Psychotherapeutische Gruppenerfahrung ist dabei von Vorteil und vereinfacht das Vorgehen erheblich. Die Fragen haben eine wichtige diagnostische Bedeutung und ergänzen den weiter oben angesprochenen Screeningprozess. Man kann die Rückmeldungen insbesondere auch schon dazu nutzen, erste Hilfestellungen zu geben. Probleme beim Schließen der Augen sind ein Hinweis auf Ängste, z.B. vor Kontrollverlust. Diese Teilnehmer sollten beim Üben der Entspannung anfangs ruhig die Augen noch offen halten und z.B. auf einen Punkt vor sich schauen. Menschen mit Hörproblemen oder anderen Schwierigkeiten können sich manchmal leichter im Rahmen einer solchen Vorübung zu erkennen geben (wenn es um „noch nichts geht"), als bei der ersten Entspannungsübung. Auch die Frage, ob jemand den Ausführungen überhaupt nicht folgen konnte oder wollte, gibt möglicherweise wichtige Hinweise auf die Fähigkeit oder Bereitschaft zur Mitarbeit. Paradoxe Reaktionen („Ich bin unruhig geworden") können bei dieser harmlosen Reise leichter hinterfragt werden, da im Gegensatz zur Entspannungsübung hier noch nicht das Gefühl auftritt, etwas falsch zu machen.

Ein wichtiger Effekt von Vorübungen ist, dass dabei möglicherweise auftretende Probleme nicht mit der ersten Entspannungsübung, sondern „nur" mit der Vorübung verbunden werden. Eine Angstattacke oder eine andere gravierende Funktionsstörung bei der ersten Jacobsonübung würde möglicherweise eine Blockade oder ungünstige Erwartungshaltung auftreten lassen, die nicht so einfach zu lösen ist. In Verbindung mit der Vorübung könnte man sogar suggestiv formulieren, dass „so etwas zum Glück bei einer richtigen Entspannungsübung nicht vorkommen wird" und könnte dann durch entsprechende Vorbereitung dafür sorgen, dass das Problem tatsächlich nicht auftritt.

4.3.3 Erklärung und Vorbereitung der Übung

Das Vorgehen von Jacobson, den Patienten kaum über die Hintergründe des Verfahrens zu informieren, wird heute als ungünstig angesehen. In der ersten Stunde sollten neben der konkreten Übungsanleitung die wesentlichen Grundzüge der PR kurz dargestellt werden. Dazu gehören

- die Prinzipien der muskulären An- und Entspannung,
- Erklärung der Wirkungsweise,
- der Umgang mit der eigenen Aufmerksamkeit,
- der Aspekt der Körperwahrnehmung und
- der Aufbau des Übungsprogramms.

Dazu gehören möglicherweise auch ein paar Worte zur Person Jacobsons und den verschiedenen Varianten des Verfahrens. Die Leitlinie legt hier allgemein Folgendes fest:

> Sitzungsinhalte: Einführung in Theorie und Rahmenbedingungen/Kontext, Vermittlung der Übungstechniken, Erläuterung der Wirkungsweise bei verschiedenen Störungsbildern [Ohm 2004].

Aufgrund der begrenzten Zeit in der ersten Stunde dienen diese Informationen natürlich lediglich dazu, einen gewissen Rahmen abzustecken. Man kann nicht erwarten, dass die Teilnehmer in der Erwartung und Verarbeitung der für sie neuen Situation tatsächlich sehr viele Informationen aufnehmen können. Dieser Teil sollte daher nur kurz gehalten werden und an der Aufmerksamkeit oder möglicherweise auch den Fragen der Teilnehmer orientiert sein. In diesem Zusammenhang hat es sich bewährt, die Teilnehmer anfangs darüber zu informieren, dass sie die wichtigsten Informationen über Hintergründe und Übungsablauf zusammengefasst am Ende ausgehändigt bekommen (Beispiel siehe Anhang 1–3). Viele Gruppenleiter haben diese Informationen regelrecht zu einem kleinen Übungsheft weiterentwickelt, so dass die Teilnehmer zu Hause in Ruhe noch einmal die wichtigsten Dinge nachlesen können.

Für die Vorbereitung der Übung wird zunächst gemeinsam mit den Teilnehmern eine bequeme Sitzposition entwickelt. Dazu kann es auch sinnvoll sein, dass alle zunächst einmal aufstehen und den Körper etwas ausschütteln, um sich dann etwas lockerer wieder hinzusetzen. Der Kursleiter wird dann selbst eine symmetrische angelehnte Sitzhaltung einnehmen, Füße stehen auf dem Boden, Beine etwa 90 Grad-Winkel, mit dem Gesäß leicht nach vorne gerutscht auf der Sitzfläche, der Rücken bequem angelehnt, die Arme angewinkelt, die Hände locker auf die Oberschenkel gelegt, die Schultern hängen, der Kopf gerade oder leicht nach hinten geneigt gehalten (zur Entkrampfung der Nackenmuskulatur). Durch die Präsentation seiner eigenen Sitzposition wird der Kursleiter zum Modell, an dem sich die Teilnehmer orientieren können. Er wird dabei gleichzeitig beobachten, wie bequem sich die Einzelnen hinsetzen und ob es möglicherweise nötig ist, korrigierend einzugreifen. In den Ausführungen über die Spiegelneurone im Grundlagenkapitel wurde schon darauf hingewiesen, dass nicht alle Menschen in der Lage sind, selbst eine noch so einfache Haltung oder Bewegung nur durch das Zuschauen genau zu imitieren. Eine Korrektur vor Beginn der ersten Entspannungsübung sollte aber nicht zu „lehrerhaft" erfolgen, sondern eher mit Vorschlägen einer Veränderung: „Wie fühlt sich das für Sie an, wenn Sie die Arme nicht so gestreckt halten, sondern sie etwas anwinkeln?" „Versuchen Sie einmal, durch ein sanftes Hin- und Herbewegen des Kopfes eine für Sie entspannte Position zu finden!"

Haben sich im Rahmen des Begrüßungscocktails schon Probleme mit dem Sitzmöbel gezeigt, sollte vor der ersten Entspannungsübung Abhilfe geschaffen werden. Bei zu kurzen Beinen könnten die Füße auf eine flache Kiste oder zusammengerollte Decke gestellt werden, Probleme mit der Kopfposition werden durch Rücken des Stuhles an die Wand und Anlehnen des Kopfes gelöst.

Wenn die Einzelnen bequem sitzen, kann im Rahmen der Vorbereitung ein tiefer Atemzug das nächste Signal für den Beginn der Entspannungsübung sein. Dadurch wird die Aufmerksamkeit von der Umgebung weg auf das Körperinnere gelenkt, und bei der Ausatmung entstehen durch das Loslassen der Schultern und der Rückenmuskulatur erste Entspannungserlebnisse. Oft wird das bequeme Sitzen schon automatisch von etwas tieferen Atemzügen begleitet, so dass dies nur noch einmal bewusst gemacht werden muss.

Die Vorbereitung der Übung ist von besonderer Bedeutung, da sie erste Möglichkeiten zur Entwicklung von Konditionierungsabläufen (siehe Abbildung 7.1) beinhaltet. Daher wurde auch bei der „Kurzentspannungsübung für den Alltag“ (siehe Kapitel 7.1.2) eine eigene „Einleitung“ konzipiert.

Bevor mit einer Übung begonnen wird, sollte zunächst die Rücknahme (Arme beugen und strecken, tief ein- und ausatmen, Augen wieder öffnen) erklärt und auch einmal durchgeführt werden, damit die Teilnehmer am Ende der Übung nicht überrascht sind und plötzlich die Augen öffnen. Ein zu plötzliches Auftauchen aus der Entspannung kann manchmal Kreislaufprobleme, z.B. Schwindelgefühle, nach sich ziehen.

4.4 Durchführung der ersten Übung

Für den ersten Einstieg in die PR bietet sich eine Übungssequenz mit den Armen an, da diese Muskelgruppe durch den alltäglichen Gebrauch einfach wahrzunehmen und zu bewegen ist. Zudem empfinden viele Patienten in diesem Körperbereich ausreichend Kontrolle und Sicherheit, so dass die Anfangsspannung leichter bewältigt werden kann. Der Vorteil eines solchen Vorgehens liegt insbesondere auch darin, dass eine kurze Übungssequenz mit sechs Muskelübungen (Gesamtdauer 5–6 Minuten, siehe Anhang 3) problemlos direkt im häuslichen Alltag ohne weitere Hilfsmittel geübt werden kann.

Während bei Jacobson die erste Übung darin bestand, die Hand im Handgelenk zu beugen und zu strecken (siehe Kapitel 2.3), beginnen wir heutzutage mit dem Schließen der Hand zur Faust. Dies ist zwar muskulär schon eine Zusammenfassung der Hand- und Unterarmmuskeln und somit ein relativ „grober“ Einstieg. Psychologisch ist die Geste des Faustschließens jedoch von hoher symbolischer Bedeutung und somit ein gutes Startsignal für die Entspannungsübung. Wahrnehmungsphysiologisch führt das Schließen der Hand zu gleichzeitiger Wahrnehmung verschiedener Afferenzen (Muskelspannung, Druck, Temperatur, Bewegung, Lagesinn), die ein Entspannungserleben deutlich intensivieren können. Je nachdem, ob die Hand in der Pronation (Handfläche nach unten) oder Supination (Handfläche nach oben) angespannt wird, entstehen unterschiedliche Spannungsabläufe. Bei der Anspannung in Pronation wird die Entspannung auch in Pronation erfolgen, bei der Supination erfolgt bei der Entspannung ein Wechsel zur Pronation. Die Pronation ist die sanftere und unauffälligere Variante. Stärkere Anspannungen und Kontraste werden durch die Supination erreicht, wobei die Fausthaltung dabei auch symbolisch mehr mit Aggression und Zuschlagen verbunden ist.

Von Jacobson könnten wir als Konzentrationshilfe für die Hände übernehmen, dass nicht sofort eine Faust gemacht werden muss, sondern die Finger beispielsweise vielleicht vorher etwas spielerisch bewegt werden können. Dieses dient der Fokussierung der Aufmerksamkeit und der Verbesserung der Körperwahrnehmung. Außerdem macht dieses Bewegen deutlich, dass es nicht nur auf Anspannung ankommt, sondern mehr auf das Spüren.

Für den Übungsablauf gibt es je nach Verfahrensvariante relativ genaue Vorgaben, wobei sich die Leitlinie nicht am Original, sondern an den Weiterentwicklungen orientiert:

- Durchführung der PR: Die Durchführung soll nach einer der folgenden publizierten Vorgehensweisen erfolgen, die An- und Entspannungsdauer definieren (Bernstein und Borkovec [1990, 1995], Brenner [1995, 2002], Gröninger und Gröninger-Stade [1996], Ohm [1997, 1999, 2003]).
- Sitzungsdidaktik: Die einzelnen Übungen gemeinsam durchführen. Wahrnehmungen, Empfindungen, psychosomatische Zusammenhänge und Übungsschwierigkeiten aufgreifen und besprechen sowie psychosomatische Zusammenhänge erläutern.
- Spannungsstärke und -dauer: Die Anspannungsstärke soll submaximal sein und nach ca. 5–10 Sekunden wieder gelöst werden. Während der Spannungsphase sollen keine schmerzhaften Empfindungen hervorgerufen bzw. vorhandene Schmerzen sollen durch die Kraft der Anspannung nicht verstärkt werden.
- Spannungsregulierung: Diese Regeln zu Spannungsstärke und -dauer sind sinngemäß zu beachten. Der Hinweis bei Jacobson, die Anspannung mehrere Minuten aufrechtzuerhalten ist als überholt anzusehen und wegen möglicher Überanstrengung der Übenden inakzeptabel.
- Entspannungsdauer: Die Entspannung soll nach der jeweiligen Anspannung ca. 30 Sekunden betragen.
- Suggestion: Suggestionen sollen nicht intendiert werden. Die Wirkungen des Vorsprechens sind zu beachten.
- Vorgehensweise: Das Vorgehen orientiert sich an einer begründeten Abfolge der Muskelgruppen (Körperschema), Autoren siehe oben [Ohm 2004]

In der Leitlinie wurden im Wesentlichen die Expertenmeinungen dargelegt, wissenschaftliche Grundlagenstudien zur Dauer und Stärke der Anspannung und Entspannung existieren nicht. In Kapitel 3.6 wurde erläutert, dass es aufgrund der Erkenntnisse der Muskelphysiologie möglicherweise sinnvoller sein könnte, gleichlang anzuspannen und loszulassen.

Für die praktische Durchführung wird man sich aber auf jeden Fall im Rahmen von kurzen Übungen mit nicht zu starker Anspannung bewegen (siehe Anhang 1).

Zum Beispiel: Für jede Muskelgruppe gilt folgender Übungsablauf:

1. Der Übende konzentriert sich auf die entsprechende Muskelgruppe.
2. Auf ein vereinbartes Signal des Therapeuten hin wird die Muskelgruppe leicht angespannt.
3. Die Spannung wird 5–10 Sekunden gehalten.
4. Auf ein weiteres Zeichen hin wird die Muskelgruppe gelockert.
5. Der Übende konzentriert sich auch während des Lockerns auf die Muskelgruppe (ca. 20–30 Sekunden).

Die Art und Weise wie der Therapeut den Übungsablauf anleitet, welche Signale er verwendet, was er während der Anspannung sagt, wie er die Entspannung begleitet, variiert beträchtlich. Da Suggestionen zu vermeiden sind, werden lediglich aufmerksamkeitslenkende Interventionen vorgeschlagen (siehe Kasten „Neutrale Entspannungsinstruktionen", Kapitel 1.4.4). Für Anfänger wirkt eine Äußerung wie „Lassen Sie den Arm nach der Anspannung einfach locker liegen und machen gar nichts, der Arm macht das ganz von alleine, wenn Sie ihn nicht stören!" oft entlastend und vermindert außerdem die Vorstellung, bei der Entspannung etwas „leisten" zu müssen.

Das Signal zum Loslassen kann mit dem Ausatmen verbunden werden („Beim nächsten Ausatmen lassen Sie den Muskel wieder locker!"). In der Übung im Anhang 5 wird ein Countdown vorgeschlagen. Es gibt auch die Möglichkeit, sukzessive die Spannung zu lösen, z.B. „Gehen Sie von 100 Prozent auf 80 Prozent … jetzt auf 60 Prozent … jetzt auf 40 Prozent … jetzt auf 20 Prozent … und jetzt auf Null."

Welche Signale der Therapeut auch immer gibt, sie müssen auf jeden Fall so gestaltet sein, das der Patient sie *selbst übernehmen und im Alltag anwenden kann.* Ein Therapeut, der z.B. die Signale mit tibetanischen Klangschalen gibt (hoher Ton = Anspannung, tiefer Ton = Entspannung), erweist seinen Patienten einen Bärendienst, da dies eine Konditionierung bewirkt, die ihn vom Therapeuten völlig abhängig macht. Denn bei der PR in der U-Bahn wird keiner mit Klangschalen hinter dem Übenden stehen.

Die von Bernstein und Borkovec eingeführte Aufteilung in dominante und nicht dominante Extremitäten, bzw. die auch schon von Jacobson gemachte Annahme, dass Linkshänder mit der linken Hand beginnen sollten, ist wissenschaftlich nicht belegt (es gibt überhaupt keine Studie darüber), und es stellt sich die Frage, ob die Übenden nicht dadurch mehr verwirrt werden. Ein ähnliches Phänomen ist beim AT mit der Rechts- und Linkshändigkeit zu beobachten: Dass Rechtshänder mit dem rechten und Linkshänder mit dem linken Arm beginnen, entstammt wohl eher der preußischen Tradition des Verfahrens, als dass es wirklich sinnvoll ist. Die oft postulierte Verbindung mit dem Sprachzentrum ist sicherlich ein Mythos. Durch diese Vorgabe werden zudem Linkshänder in der Gruppe unnötigerweise in eine Situation gebracht, die möglicherweise nicht jedem Recht ist. Sie müssen sich vor der Gruppe als „andersartig" bekennen, wodurch gruppendynamisch eine unschöne Position entstehen kann, die viele Linkshänder an ihre Schulsituation erinnert. Für die PR ist diese Vorgehensweise völlig unsinnig, da bei der Übung der Arme ohnehin nach zwei Minuten auf den anderen Arm gewechselt wird.

Wir beginnen also heutzutage bei allen Übenden mit der rechten Hand:

- Rechte Hand zur Faust ballen,
- rechte Hand Finger strecken.

Dann wird zur linken Hand gewechselt, wobei zunächst nur die Konzentration dorthin gelenkt wird, z.B. auch wieder mit einigen lockeren Fingerbewegungen, und wenn die Konzentration dort angekommen ist:

- Linke Hand zur Faust ballen,
- linke Hand Finger strecken.

Nach der getrennten Wahrnehmung von beiden Händen und Unterarmen werden die Oberarme üblicherweise zusammen geübt. Dies führt zu weniger haltungsbedingten Verspannungen im Rücken (bei einseitiger Anspannung muss die Rückenmuskulatur kompensatorisch ausgleichen), und ist auch im Sinne der Symmetrie sinnvoll.

- Beide Unterarme nach oben ziehen und dabei Oberarmmuskeln anspannen.

Dabei hat sich die Anweisung „Berühren Sie mit Ihren Fingerspitzen Ihre Schultern!“ sehr bewährt, da dadurch automatisch die Hand nicht zur Faust geballt wird, sondern locker bleibt. Außerdem wird dabei auch die Bizepsmuskulatur nicht zu stark angespannt, sondern Unter- und Oberarm bewegen sich „wie eine Filmklappe“ zusammen.

- Beide Arme nach vorne strecken, Handflächen nach oben.

Sehr elegant aber auch für die Umgebung auffälliger ist die Anweisung „Strecken Sie die Arme nach vorne und warten Sie, bis sich Schwere auf der Rückseite (der Arme) entwickelt.“ Das Vorgehen erinnert an einen Rombergschen Stehversuch (Gleichgewichtstest bei der körperlichen Untersuchung) im Sitzen. Das Sinkenlassen der vorher gestreckten Arme wird als sehr lösend empfunden, löst durch hydrostatische Kreislaufphänomene (siehe Kapitel 7.1) angenehme Wärmeempfindungen aus und verstärkt die Entspannung im ganzen Arm erheblich.

Diese Reihenfolge ist vom muskulären Ablauf her am sinnvollsten, da mit der letzten Übung die Schulter in ihrer Haltefunktion etwas einbezogen wird und damit beim Entspannen mitwirken kann („An einer verspannten Schulter kann kein entspannter Arm hängen“).

Während der Übung bewährt es sich, wenn der Kursleiter die Muskelbewegungen mitmacht, da er dann besser „dabei ist“. Keinesfalls sollte er jedoch mit in die Entspannungsübung einsteigen, denn gleichzeitig hat er die Aufgabe, möglichst genau zu beobachten, wie die Übungen von den Einzelnen durchgeführt werden und wo mögliche Fehler auftreten. Dies ist für die Rückmelderunde wichtig (siehe unten).

Die Übungssequenz der Hände und Arme dauert in dieser Form ca. 5–6 Minuten und wird mit einer kleinen Wahrnehmungslenkung abgeschlossen, z.B. „Gehen Sie jetzt noch einmal in Gedanken durch

Ihre Hände … die Unterarme … die Oberarme … die Schultern … und spüren Sie, wie sich die Entspannung anfühlt …". Damit wird die Möglichkeit gegeben, ohne die eher störenden Anspannungen noch einmal in Ruhe Entspannung zu spüren.

Anschließend erfolgt dann die aktivierende Rücknahme der Entspannung (s.o.).

Nach der ersten Entspannungsübung sollte, wenn möglich jeder kurz über seine Erfahrungen berichten. Um nicht ausufernde Feedbacks zu bekommen (denn die erste Stunde neigt sich dann meist schon dem Ende zu), können die Rückmeldungen etwas gelenkt werden. Statt „Wie war's?" oder „Wie ist Ihnen die Entspannung gelungen?" wäre in diesem Fall eine günstigere Frage „Was haben Sie in Ihren Armen empfunden?"

Diese Feedbackrunde wird auch in der Leitlinie extra erwähnt:

> Unbedingte Kontrolle: Besprechen der Empfindungen und Wahrnehmungen jedes einzelnen Übenden.
> Verlaufskontrolle: Die Anwendung soll von einer Verlaufskontrolle begleitet werden, siehe z.B. Brenner [1995, 2002], Krampen [2004], Ohm [1999, 2003].

Am Ende der Stunde wird den Teilnehmern daher ein Wochenprotokoll (siehe Anhang 4) ausgehändigt, in das sie die durchgeführten Übungen eintragen sollen. Damit wird auch deutlich, dass jeden Tag wenigstens ein- bis zweimal zu Hause geübt werden sollte. Durch den relativ überschaubaren Übungsablauf der Armübung ist das durchaus schon nach der ersten Stunde selbstständig möglich. Als Hinweis für das Üben zu Hause gilt es zu betonen, dass es anfangs nicht darauf ankommt, dass alles genau richtig gemacht wird, sondern eher darauf, einfach Übungserfahrungen zu sammeln.

Mit folgenden Hinweisen zur Durchführung der PR im Alltag wird die Stunde beendet:

- Üben Sie ca. dreimal am Tag 5–10 Minuten.
- Üben Sie anfangs in einem ruhigen Zimmer.
- Versuchen Sie, alle Störquellen – so gut es geht – auszuschalten.
- Üben Sie gerade am Anfang des Trainings besonders sorgfältig.
- Verteilen Sie die Übungen – so gut es geht – regelmäßig über den ganzen Tag.
- Üben Sie dann, wenn Sie ohnehin schon etwas ruhiger und entspannt sind.

Oft kommt hier die Frage, wie man abschätzen kann, wann die nächste Muskelgruppe angespannt werden soll. Eine Hilfe für den Übungsrhythmus kann die Atmung sein. 20 Sekunden sind ungefähr 3–4 Atemzüge, so dass es eigentlich jedem gelingt, die sechs Übungen der Arme in ausreichend strukturierter Zeit durchzuführen. Später wird man ohnehin ein eigenes Zeitgefühl für die Übungen entwickeln.

Wer abends vor dem Einschlafen übt, wird logischerweise die Rücknahme weglassen, damit er gut einschlafen kann. Es ist dabei aber nicht notwendig, die Übung bis zu Ende zu führen, sondern man

„darf" durchaus auch schon währenddessen in den Schlaf hineingleiten. Manche haben sich in diesem Zusammenhang angewöhnt, morgens dann den Schlaf durch eine aktive Rücknahme zu beenden. Solche Rituale sind bei der Anwendung der PR bei Schlafstörungen besonders wichtig (siehe Kapitel 5).

4.5 Umgang mit Problemen beim Üben

Die Gruppensituation ermöglicht es dem Einzelnen, sowohl vom Kursleiter wie auch von den anderen Teilnehmern zu lernen und Anregungen für das eigene Üben zu bekommen. Der Erfahrungsaustausch nach der Übung hat verschiedene Funktionen:

- Die Teilnehmer bekommen Rückmeldungen für die eigenen Übungserfahrungen.
- Sie können die eigenen Erlebnisse mit denen der anderen Teilnehmer vergleichen.
- Der Kursleiter kann die Entspannungserfahrungen durch positive Verstärkung begleiten.
- Die Teilnehmer haben die Möglichkeit, bei Bedarf Fragen zu stellen.
- Sie können Probleme mitteilen und Hilfestellungen bekommen.
- In der Gruppe sammeln sie kreative Anregungen für das eigene Üben.
- Die Erfahrung einer entspannten Gruppenkohäsion (gemeinsame Aufgabe, jeder trägt etwas dazu bei, Möglichkeit der Interaktion, Verhalten des Kursleiters)

In den meisten Gruppen beginnen die Teilnehmer mit dem Erfahrungsaustausch anfangs etwas zurückhaltend. Die Aufgabe des Leiters ist es, diese Befangenheit zu lösen und durch ein interessiertes Zuhören eine entspannte Arbeitsatmosphäre herzustellen. Denn nur dann werden auch die ängstlicheren Teilnehmer offener über Probleme berichten. Dazu empfiehlt es sich anfangs, beim Erfahrungsaustausch reihum berichten zu lassen. Dadurch werden sich nicht nur die selbstbewussteren und gerne im Mittelpunkt stehenden Teilnehmer äußern, sondern jeder hat die Gelegenheit, etwas zu sagen. Anfangs orientieren sich die Teilnehmer oft untereinander und berichten ähnliche Erlebnisse oder Probleme. Wenn der erste beispielsweise von Konzentrationsproblemen erzählt und der Kursleiter interessiert darauf eingeht, werden andere sich vielleicht darauf beziehen. Im Verlaufe der Gruppendynamik wird sich das Bild differenzieren und die Rückmeldungen und Fragen werden individueller. Der Kursleiter sollte immer wieder empathisch nachfragen („Können Sie mir das noch einmal genauer beschreiben?"), gleichzeitig jedoch die Intimsphäre des Einzelnen berücksichtigen. Geschlossene Fragen („War der Arm schwer oder warm?") sind zu vermeiden, es gibt keine standardisierten Entspannungserlebnisse, jeder erlebt seine persönliche Entspannung etwas anders.

Auf die Rückmeldungen wird man unterstützend und verstärkend eingehen, denn im Grunde ist alles, was die Teilnehmer erleben, richtig und real, es gibt keine falschen Wahrnehmungen (siehe auch

Kapitel 8). Es könnte allenfalls sein, dass einige Erlebnisse nicht entspannungsfördernd wirken. In diesem Fall empfiehlt sich die Nachfrage nach der subjektiven Bewertung durch den Übenden („Haben Sie das Kribbeln angenehm oder unangenehm empfunden?" „Hat Sie diese Empfindung gestört oder war sie möglicherweise ein interessantes Erlebnis, was im Körper so alles gespürt werden kann?"). Sehr elegant ist es auch, prozessorientiert zu denken („Das war doch schon ein guter Start." „Für die erste Übung ist das schon eine Menge, was Sie jetzt erlebt haben.").

Im Grunde geht es darum, die ersten Entspannungserlebnisse in die geeignete Richtung weiterzulenken und Hilfestellungen bei Problemen zu geben.

Probleme beim Durchführen einer Entspannungsübung sind für den Betroffenen subjektiv bedeutsam, objektiv sind sie in der Regel jedoch harmlos. Im Gegenteil sind die Berichte darüber, was dem Teilnehmer während der Übung aufgefallen ist, eigentlich ein Hinweis darauf, dass er selbstständig übt und sich mit dem Erlebnis der Entspannung auseinandersetzt. Daher ist die Auseinandersetzung mit diesen Rückmeldungen eine der wichtigsten Aufgaben des Kursleiters (siehe Kapitel 4.6). Er wird die Äußerungen daher grundsätzlich wichtig nehmen und positiv bewerten. Inhaltlich muss der Kursleiter abwägen, wie die individuellen Probleme zu bewerten sind und welche Hilfestellungen möglicherweise gegeben werden müssen [Übersicht bei Sammer 2006a].

Die häufigsten Probleme beziehen sich anfangs auf

1. das sich Einlassen auf die Entspannung,
2. veränderte Wahrnehmung,
3. Konzentrationsschwierigkeiten,
4. verstärkte Wahrnehmung von Symptomen,
5. Motivation zum selbstständigen Üben.

Zu 1. Schwierigkeiten, sich auf Körperwahrnehmung und Entspannung einzulassen, können sich unterschiedlich äußern. „Ich habe nichts gespürt" kann daher bedeuten: Der Übende war noch mit anderen Gedanken beschäftigt, er ist noch nicht gewohnt, auf entspannende Signale zu achten, er erlebt die Regression während der Übung unangenehm oder bedrohlich, vielleicht haben Ängste die Wahrnehmung blockiert, vielleicht besteht noch kein Vertrauen zum Kursleiter, seine Person oder seine Stimme wird nicht angenehm empfunden u.Ä.

Bewährt hat sich dabei einfach die unbeirrte Gegenfrage des Kursleiters: „Was haben Sie denn gespürt oder sonst wahrgenommen (gedacht, gehört)?"

Es kann auch sein, dass andere nicht entspannende Wahrnehmungen, z.B. Herzklopfen, Atemschwierigkeiten, Muskelverspannungen, das Loslassen verhindert haben. Üblicherweise wird man diesen lediglich anfänglich auftretenden Schwierigkeiten nicht zu viel Bedeutung beimessen und auf eine Verbesserung mit weiterer Übungserfahrung hinweisen. Hilfestellungen sollten daher in moderater Dosierung gegeben werden:

- anfänglich insbesondere bei ängstlichen Teilnehmern Übungen mit offenen Augen durchführen (fixiert z.B. auf einen Punkt vor sich auf dem Boden),
- verstärkte Konzentration auf die Muskulatur oder die beruhigende Atmung,
- sanfte Bewegungen der Finger während der Übung zur Aufmerksamkeitslenkung.

Ein Therapeut berichtet, dass sich dabei die Formulierung: „Geben Sie die Spannung einfach an die Unterlage (Sitzfläche, Rückenlehne) ab“ als sehr hilfreich erwiesen hat. Dies führt zum Spüren des sicheren Untergrundes und Abbau von Ängsten.

Zu 2. Das Ziel der PR ist es unter anderem, den Übenden für die Wahrnehmung des eigenen Körpers zu sensibilisieren. Auf dem Weg dorthin erfasst die Aufmerksamkeit nicht selten mehr die noch bestehenden Verspannungen der Muskulatur oder das Auftreten von „abnormen“ Körperempfindungen. Der Arm kann beispielsweise größer, dicker, länger empfunden werden, oder er wird überhaupt nicht mehr als zum Körper zugehörig erlebt. Veränderte Körperempfindungen hängen mit einer Neuorientierung der kortikalen neuronalen Strukturen zusammen (siehe Kapitel 1.3), die sich erst an die noch ungewohnte Entspannungsübung adaptieren müssen und dabei auf dem Gehirn vertraute Wahrnehmungsschemata zurückgreifen. Dies ist daher positiv zu bewerten und muss dem Teilnehmer mit für ihn verständlichen Worten erklärt werden („Ihr Gehirn ist gerade dabei, etwas Neues zu lernen“) und somit in der Entwicklung in die richtige Richtung gelenkt werden.

Voraussetzung ist natürlich, dass der Kursleiter normale physiologische Phänomene von Krankheitssymptomen unterscheiden kann. Gerade hier muss er eine besondere Sicherheit vermitteln, Äußerungen wie „Das hört sich aber komisch an ... So etwas habe ich ja noch nie gehört ... Sie sollten unbedingt mal zum Arzt gehen ...“ wirken nicht sehr beruhigend, sondern erzeugen bei anderen Kursteilnehmern möglicherweise die Vorstellung, dass die PR auch gefährliche Folgen haben könnte. Besser ist es in diesem Fall, den Betroffenen zu bitten, nach der Stunde noch kurz zu bleiben, um die Phänomene in Ruhe besprechen zu können.

Hilfreich sind alle Interventionen, die eine bequeme Sitzhaltung fördern und die Aufmerksamkeitslenkung verbessern. Eine bewusste Konzentration auf die Atmung ist dafür besonders geeignet. Sobald jemand einen etwas tieferen Atemzug nimmt, setzt er sich automatisch in eine symmetrischere Körperhaltung, Verspannungen werden abgebaut. Der Oberkörper wird aufgerichtet, die Aufmerksamkeit nach innen auf einen gut wahrnehmbaren und kontrollierbaren Körperablauf gelenkt. Jeder Atemzug ist im Grunde eine kleine Jacobsonübung: Einatmung = leichte Anspannung, Ausatmung = leichte Entspannung. Somit kann die Atmung gut in den Entspannungsprozess integriert werden. Beim AT spricht man von der Ausatmungsverstärkung, wenn das innerliche Sprechen der entspannenden Formeln in die Ausatmungsphase gelegt wird. Die Konzentration auf die Ausatmung kann bei der PR Ähnliches bewirken.

Manchmal müssen ungünstige Körperhaltungen beim Einzelnen unmittelbar korrigiert werden. Zu stark gestreckte Arme, zu aufrechtes Sitzen, zu stark nach vorne geneigter Kopf, schiefes Sitzen werden jedoch nicht stigmatisierend, sondern verändernd angesprochen.

> „Haben Sie gespürt, wie Ihre Arme während der Übung auf den Oberschenkeln ruhen? ... Wie wäre es, wenn Sie einmal unterschiedliche Armhaltungen ausprobieren? ... Mal näher an den Körper heran, mal weiter weg ..."

Ein zu stark nach vorne geneigter Kopf, behindert durch die entstehende Enge zwischen Kinn und Brust die freie Entwicklung der Atemmuskulatur des Brustkorbes und durch das Abknicken der Luftröhre die Atmung. Wir empfehlen daher, anfangs den Kopf eher leicht nach hinten zu neigen und gegebenenfalls sogar anzulehnen. Das entspannt zudem die Nackenmuskulatur.

Zu 3. Die meisten Schwierigkeiten bereitet den Übenden anfangs die Konzentration beim Übungsablauf zu halten. Anhand des Models des Aufmerksamkeitsscheinwerfers (siehe Abbildung 1.8), das in der zweiten Stunde mit der Gruppe zusammen an einer Tafel oder Flipchart entwickelt wird, kann zunächst einmal vermittelt werden, dass es sich dabei um ein völlig normales Phänomen handelt. Sobald wir die Augen schließen, geht unsere Aufmerksamkeit automatisch andere Wege, indem die Ohren verstärkt wahrnehmen oder innere körperliche und seelische Abläufe bewusster werden. Somit besteht auch kein Grund, gleich von Konzentrationsproblemen zu sprechen. Anhand der Zeichnung an der Tafel können die Teilnehmer nun eigene Ideen entwickeln, welche Wahrnehmungsbereiche für sie persönlich eine gute Aufmerksamkeitskonzentration ermöglichen könnten. Um diesen Prozess zu erleichtern, hat sich eine Übung bewährt, in der die einzelnen Wahrnehmungsqualitäten unmittelbar erlebt werden. Beim sog. „Gedankenpendel" (siehe Kasten) lenkt der Kursleiter die Aufmerksamkeit der Teilnehmer relativ schnell zwischen verschiedenen Sinnesqualitäten hin und her, so dass Vorlieben durch den unmittelbaren Vergleich schnell erkennbar werden.

In den verschiedenen Ratgebern zur PR finden sich viele kreative Ideen zur Verbesserung der Konzentration auf den Übungsablauf: Verstärkte Konzentration auf die Muskelabläufe, Wahrnehmung der Atmung, Einführung bildhafter Vorstellungen („Ruhebilder"), bewegte Szenen („Filmstreifendenken", „inneres Kino"), entlastende Vorstellungen („Gedanken kommen und gehen wie die Wolken am Himmel"), Konzentration auf bestimmte Geräusche („Vogelstimmen", „beruhigendes Ticken der Uhr"), Bilden innerer Sätze ähnlich wie beim AT („Distanzierungsformeln", „Dickhäutergedanken") und vieles mehr. Auch hier empfiehlt es sich, die Hilfestellungen nicht wie ein Füllhorn in der Gruppe auszuschütten, sondern eher die Ideen der Teilnehmer zu sammeln, um daraus eine persönliche, der Gruppe angepasste Vorgehensweise zu entwickeln.

Das Gedankenpendel

„Ich möchte Sie nun zu einem kleinen Wahrnehmungsexperiment einladen. ... Dabei werde ich Ihre Aufmerksamkeit relativ schnell zwischen verschiedenen Sinneseindrücken hin und herlenken und ich möchte Sie bitten, darauf zu achten, wie Sie damit zurechtkommen und welche Übungsteile für Sie besonders interessant und ansprechend sind. Dabei kommt es überhaupt nicht darauf an, etwas richtig oder falsch zu machen, sondern Sie sollen lediglich Erfahrungen mit Ihrer Wahrnehmung sammeln.

Zunächst möchte ich Sie bitten, sich im Raum umzuschauen, was Sie da alles sehen können ... vielleicht betrachten Sie auch einige Gegenstände etwas genauer und bleiben mit Ihrer Aufmerksamkeit kurz dort.

Nun schließen Sie bitte die Augen und achten auf das, was Sie hören ... Achten Sie besonders auf ganz leise Geräusche ... Versuchen Sie nun einmal, Ihre Atmung zu hören ...

Lenken Sie dann die Aufmerksamkeit auf Ihre rechte Hand und bewegen Sie die Finger etwas ... Gehen Sie dann zur linken Hand und bewegen die Finger ... Gehen Sie dann zurück zur Atmung ...

Jetzt stellen Sie sich vor, wie sie heute gefrühstückt haben ... Dann erinnern Sie sich, wie sie heute zur Entspannungsgruppe gekommen sind ... den Raum betreten haben ... sich hingesetzt haben und wie die Stunde begonnen hat ... dann stellen Sie sich eine saftige grüne Wiese vor ... und auf dieser Wiese steht eine lila Kuh ... etc." (der Kreativität des Kursleiters sind hier keine Grenzen gesetzt).

Durch diese Übung werden unterschiedliche Sinnesqualitäten angesprochen, die in einem Erfahrungsaustausch im Anschluss mit der Gruppe erörtert werden. Jeder Teilnehmer kann dabei seine eigenen Schwerpunkte festlegen.

Zu 4. Oben wurde schon auf die Notwendigkeit einer Differenzierung zwischen physiologischen Abläufen und Krankheitssymptomen hingewiesen. Durch das Schließen der Augen wird die Wahrnehmung unter anderem vermehrt auf innere Abläufe gelenkt, so dass während der Übung vorher schon bestehende Symptome wie z.B. Schmerz, Tinnitus, Herzrhythmusstörungen, aber auch Ängste, Zwänge, Kontrollverlust zumeist verstärkt werden. Nicht selten aber treten die vorher gar nicht wahrgenommenen Symptome plötzlich bei der Entspannung auf. Dies kann ungünstige Einstellungen und Konditionierungsprozesse und damit Blockaden gegen die PR auslösen: „ Immer wenn ich die PR beginne, bekomme ich Schmerzen. Ich kann mich nicht auf Entspannung konzentrieren. Ich lerne das nie. Entspannung ist für mich schlecht.".

Zunächst ist hier eine differenzierte Klärung der Ursache für die Symptomverstärkung notwendig und es muss entschieden werden, ob bei der Übung direkt etwas verändert werden kann oder muss, z.B. Veränderung der Körperhaltung bei Schmerz. Im nächsten Schritt sind Informationen darüber sinnvoll, wie Symptomverstärkungen bei der Entspannung erklärt werden können, möglicherweise unter Zuhilfenahme des o.g. Aufmerksamkeitsscheinwerfers. Die wichtigste Hilfestellung besteht darin, dass beim Auftreten oder der Zunahme der Symptome die Übung verkürzt oder mit der Rücknahme unmittelbar wieder beendet werden sollte, egal an welcher Stelle man gerade ist. Entspannung sollte mit angenehmen Empfindungen verbunden sein, Symptome lassen sich ohnehin erst nach mehrwöchigem regelmäßigen Üben beeinflussen. Ein erneuter Versuch kann dann zu einem späteren Zeitpunkt gemacht werden.

Bei milderen, weniger störenden Symptomen hilft die Empfehlung, die „Störfelder" beim Übungsablauf auszulassen und zu umgehen. Die Aufmerksamkeit soll auf die symptomfreien Körperregionen gelenkt werden. Alle o.g. Hilfestellungen zur Aufmerksamkeitslenkung können genutzt werden.

Will man Symptome beeinflussen, so empfehlen sich prozessorientierte Vorstellungen:

> „Das Symptom verändert sich mit jedem Atemzug etwas … jede Muskelanspannung übernimmt einen Teil der Symptomspannung und bei der Entspannung vermindert sich diese … das Symptom fließt wie die Atmung …"

Manchmal kann hier auch die Gruppe hilfreich genutzt werden. Gute Ideen von anderen Betroffenen oder gar die Erfahrung, dass jemand die PR schon erfolgreich in einer belastenden Situation oder zur Symptombeeinflussung einsetzen konnte, sind weitaus wirksamer und überzeugender als ein noch so kompetenter Kursleiter.

Zu 5. Ähnlich verhält es sich bei der Bereitschaft zum regelmäßigen Üben. Wenn bei einzelnen die Motivation fehlt oder vielleicht schnell nachlässt, kann eine gute Arbeitsatmosphäre in der Gruppe mehr bewirken als ständige Ermahnungen des Kursleiters. Entsprechend der Leitlinie soll eine Verlaufskontrolle durchgeführt werden (s.o.), das tägliche Eintragen der Übungen in ein Wochenprotokoll kann entsprechend zur Motivation eingesetzt werden. Wenn jemand zu Hause überhaupt nicht übt, wird der Kursleiter sich zunächst einmal dafür interessieren, woran das genau liegt (vergessen, keine Zeit, keine Möglichkeit, ständige Störungen, Familie macht sich lustig, zu hohe und schon enttäuschte Erwartungen, zu hoher Stress und dadurch schlecht wirksam, nicht „Abschalten" können, Übungsprobleme etc.). Dadurch können Empfehlungen zielgerichteter gegeben werden. Wenn bei mehreren ähnliche Übungsbehinderungen auftreten, kann das auch in der Gruppe zur Diskussion gestellt werden („Wo kann man denn überall üben?" „Wie erinnern Sie sich an Ihre Übungen?" „Wie reagiert Ihre Umgebung, wenn Sie üben?" „Haben Sie anderen schon „verraten", dass Sie gerade PR lernen?"). Im Kapitel 8 wird auf den

Umgang mit Motivationsproblemen ausführlich eingegangen.

Darüber hinaus kann eine Reihe von weiteren Problemen auftreten, die den Übenden irritieren können, so dass u.U. eine Intervention notwendig wird. Beispiele wären z.B.: Statt Entspannung tritt Unruhe ein oder der Übende schläft jedes Mal ein, es entstehen Gefühle von Müdigkeit, Schwindel oder Muskelkater nach der Übung, die Übung im Sitzen gelingt nicht so gut wie im Liegen, plötzliche tagtraumähnliche Erlebnisse treten auf etc. Für diese und ähnliche individuelle Schwierigkeiten können verschiedene Hilfestellungen wirksam sein (s.u.). Sollten in der Rückmelderunde Fragen auftreten, die der Kursleiter nicht direkt beantworten kann, ist es kein Problem, den Teilnehmer auf das nächste Mal zu vertrösten, damit man sich inzwischen informieren kann. Da sollte man auch ganz ehrlich sein.

Zusammenfassend gibt es einerseits eine Reihe typischer Probleme und entsprechende spezifische Hilfestellungen, andererseits haben wir einige Möglichkeiten zur Verfügung, die man im Zweifelsfall immer wieder als Hilfe empfehlen kann:

- mit offenen Augen üben
- Übungen verkürzen oder beenden
- Intensität der Muskelanspannung verändern
- Atmung nutzen zur Aufmerksamkeitslenkung
- Bewegungen der Hände zu besseren Kontrolle
- beruhigende Vorstellungen und Bilder
- Störfelder umgehen

In manchen Fällen kann auch die Anwendung einer CD übergangsweise hilfreich sein (siehe Kapitel 4.10).

Wenn Hilfestellungen gegeben werden, sollte man sich klar darüber sein, dass der Mensch, der die PR lernt, im Vordergrund steht. Was dem einen hilft, ist beim anderen nicht wirksam, daher ist ein zu dogmatischer Umgang mit Hilfestellungen oder ein routinemäßiger Einsatz z.B. von Atmung oder Ruhebildern nicht zu empfehlen.

4.6 Aufgaben des Therapeuten

Landläufig wird oft die Meinung geäußert, dass man keine besondere Kompetenz zum Anleiten einer Entspannungsübung benötige. Genau das Gegenteil ist jedoch der Fall. Früher wurde manchmal in Kliniken einer Krankenschwester ein ausformulierter Übungstext in die Hand gegeben und sie angewiesen, mit der Gruppe im Raum soundso nach dieser Vorlage eine Entspannungsübung durchzuführen. Sie las dann den Text vor, die Patienten machten mehr oder weniger mit, einige schliefen tief und fest, für Fragen war am Ende keine Zeit, da die Schwester fluchtartig den Raum wieder verließ. Viele Patienten haben in einem solchen Setting ihre ersten Jacobson-Erfahrungen gemacht.

Die bisherigen Ausführungen machen jedoch deutlich, dass ein anderes Vorgehen notwendig ist, wenn man die Teilnehmer zu einer erfolgreichen persönlichen Entspannung begleiten will. Nicht nur in der Therapie mit PR, sondern auch in Präventionskursen ist daher beim Kursleiter unter anderem Erfahrung mit psychosomatischen, psychotherapeutischen und gruppendynamischen Aspekten erforderlich.

Der Therapeut hat dabei verschiedene Aufgaben, die er je nach fachlicher und menschlicher Kompetenz unterschiedlich erfüllen wird:

- Setting festlegen, Gruppenrahmen abstecken
- Vermittlung plausibler und überzeugender psychophysiologischer Modellvorstellungen
- Etablieren einer positiven Arbeitsbeziehung (Therapeut als Modell)
- Anleitung des Übungsablaufes
- Aufforderung zur Körperwahrnehmung
- Fokussierung der Wahrnehmung auf positive entspannungsfördernde Erlebnisse
- Betonen der Eigenständigkeit bei der Durchführung der Übungen
- Motivieren zum regelmäßigen Üben
- Offen sein für individuelle Rückmeldungen und Probleme

Zunächst ist er in der Gruppe in der Rolle eines Gastgebers. Er bestimmt das Setting, legt die Rahmenbedingungen fest (siehe Kapitel 4.2) und wird versuchen, eine gute Arbeitsatmosphäre herzustellen. Er muss die Gruppe gegen Störungen abschirmen und „verteidigen" und die Gruppendynamik so beeinflussen, dass keine unnötigen Spannungen oder Konflikte entstehen.

Der Kursleiter sollte über differenzierte pädagogische Fähigkeiten verfügen, denn er muss die Teilnehmer in einem schwierigen Bereich anleiten, der nicht nur eine sachliche Lernsituation, sondern auch individuelle Selbsterfahrung einschließt. Bei der Anleitung der Übung sollte er plausible und überzeugende psychophysiologische Modellvorstellungen als Erklärung für die Wirkung der PR vermitteln können.

Zweifellos wirkt der Leiter auch als Modell, d.h. er sollte die PR beherrschen und umfangreiche Selbsterfahrung mit Entspannung gemacht haben. Wenn er sehr angespannt, nervös und unkonzentriert auftritt, wird er unglaubwürdig sein. Das Etablieren einer positiven Arbeitsbeziehung beinhaltet, dass er nicht wie ein Guru auftreten sollte, jedoch seine Position als „Entspannungsprofi" glaubhaft vermittelt. Gruppenleiter mit Bewegungstics in Gesicht oder Händen, mit Sprachstörungen oder zu leiser Stimme werden, auch wenn sie sich Mühe geben, eher Spannung in der Gruppe erzeugen.

Sehr erfahrene Leiter werden an bestimmten Stellen auch gezielt eigene Entspannungserfahrungen einfließen lassen, man sollte als Therapeut jedoch grundsätzlich zurückhaltend sein, zu häufig von eigenen Problemen zu sprechen.

Anfänglich wird bei der Anleitung der Übung die Aktivität des Kursleiters im Vordergrund stehen. Er wird sich dazu gut vorbereiten und die notwendigen Arbeitsmaterialien (Informationsblätter, Literaturhinweise) bereithalten. Eine Uhr mit Sekundenzeiger erleichtert die Strukturierung des Übungsablaufes (man sollte natürlich nicht zwanghaft an den Sekunden hängen, aber in etwa gleiche Übungsintervalle einhalten). Auch bei fortgeschrittenen Übungsleitern hat es sich bewährt, eine Liste mit den Muskelübungen (Anhang 3) dabei zu haben, um sich im Zweifelsfall kurz orientieren zu können. Bei 20–25 Minuten PR gerät man manchmal selbst etwas in Trance und verliert die Orientierung. Ausformulierte Texte haben zu oft starken heterosuggestiven Charakter und mindern das professionelle Ansehen in der Gruppe.

Während der Übung werden möglichst wenige Suggestionen vermittelt. Es wird lediglich zur Wahrnehmung des eigenen Körpers angeregt. Die Aufmerksamkeit wird durch neutrale Formulierungen immer wieder auf die jeweilige Muskelgruppe fokussiert. Man muss dabei nicht die ganze Zeit reden, kurze Schweigepausen sind gut möglich. Danach sollte man jedoch mit nicht zu lauter Stimme weiter reden, da die plötzliche Unterbrechung des Schweigens sonst als Schreck empfunden werden kann.

In der Nachbesprechung der Übung werden nicht selten ungewohnte Erfahrungen oder Übungsprobleme recht schnell und mit Skepsis berichtet. Der Kursleiter hat dann die Aufgabe, immer wieder geduldig nach positiven entspannungsfördernden Erlebnissen zu fragen und die Aufmerksamkeit dorthin zu lenken. In Kapitel 4.5 finden sich eine Reihe konkreter Beispiele für ein solches Vorgehen.

Im weiteren Kursverlauf wird sich der Leiter in der Aktivität zunehmend zurücknehmen und immer mehr die Eigenständigkeit bei der Durchführung der Übungen betonen. Während der Übungen werden nur noch kurze Anweisungen gegeben, die vorher eher ruhige und entspannende Sprache nähert sich der Alltagssprache, die Schweigepausen werden länger, die Ruhephase am Ende der Übung wird ausgedehnt. Ein völlig selbstständiges Üben in der Gruppe ohne die Anweisungen des Leiters, wie es beim AT ab der 4./5. Kursstunde möglich ist, ist bei der PR nicht praktikabel, da sonst ein heilloses Durcheinander von Übungsabläufen entsteht. Die Übungen müssen durch die Vorgaben des Leiters synchronisiert werden.

Zu Beginn einer jeden Stunde wird der Leiter einen kleinen Wochenrückblick eröffnen („Wie sind Sie diese Woche mit den Üben zurechtgekommen? Was haben Sie für Übungserfahrungen gemacht?“). Bei Bedarf kann auch reihum gefragt werden, damit jeder etwas berichten kann. Dabei muss erfahrungsgemäß auch immer wieder Motivationsarbeit zum regelmäßigen Üben geleistet werden.

Dass ein Therapeut für individuelle Rückmeldungen und Probleme offen sein sollte, erscheint zunächst einmal banal. Berücksichtigt man jedoch die Aspekte der Arzt-Patient-Beziehung wie im Kapitel 1.5 ausgeführt, kann man sich verschiedenste Verwicklungen mit einzelnen Teilnehmern vorstellen. Auch sollten nicht alle Äußerungen von Teilnehmern unwidersprochen im Raum stehen bleiben. Zu abwegige oder bizarre Rückmeldungen oder ein die Gruppe zu sehr dominierendes Verhalten einzelner muss begrenzt werden. Manchmal kann man ein sehr nach außen gekehrtes Verhalten einzelner durch ein individuelles Gesprächsangebot nach der Gruppe begrenzen. Oft nimmt eine Gruppe es sehr dankbar auf, wenn ein schon mehrere Sitzungen nervender Teilnehmer endlich vom Therapeuten quasi „herausgenommen“ wird.

4.7 Übersicht über alle Muskelgruppen

Zum Übungsaufbau und zur Reihenfolge der Muskelgruppen finden sich in der Literatur unterschiedliche Variationen. Jeder hat offensichtlich seine eigenen Vorlieben. Die Zusammenstellung in Tabelle 4.1 wurde Mitte der 90er Jahre von einer Arbeitsgruppe aus Ärzten, Psychologen und Physiotherapeuten entwickelt. Die Aufteilung auf 20 Muskelgruppen

Tab. 4.1: Übungsablauf 20 Muskelgruppen

1. Hände und Arme
• rechte Hand zur Faust ballen
• rechte Hand Finger strecken
• linke Hand zur Faust ballen
• linke Hand Finger strecken
• beide Unterarme nach oben ziehen und dabei Oberarmmuskeln anspannen
• beide Arme nach vorne strecken, Handflächen nach oben
2. Gesicht
• Augenbrauen hochziehen („erstaunter Blick“)
• Augenbrauen zusammenziehen („Denkerstirn“)
• Nase in Falten legen, dabei Augen zusammenkneifen
• Zunge gegen den Gaumen drücken, Zähne leicht aufeinander beißen, Lippen gegeneinander pressen
• Mundwinkel nach hinten in Richtung der Ohren ziehen
3. Hals, Nacken, Schultern
• Kopf nach vorne neigen, so dass der Nacken lang wird
• Schultern nach oben ziehen
• Schultern nach vorne nehmen, so dass der Rücken rund wird
• Schultern nach hinten ziehen
4. Brust, Rücken und Bauch
• tief einatmen, Brustkorb aufblähen und Atem anhalten
• Bauch einziehen
5. Beine und Füße:
• Füße gegen den Boden stemmen als würden Sie eine Kiste wegschieben, Pobacken zusammenkneifen
• Füße und Zehen ausstrecken, nach unten drücken
• Füße und Zehen nach oben ziehen

sollte eine ausreichend differenzierte Muskelwahrnehmung gewährleisten und eine Aufteilung in Teilübungen für einen Kursaufbau ermöglichen (siehe unten Kapitel 4.9)

Die Übung der Hände und Arme wurde in Kapitel 4.4 ausführlich besprochen. Nach dem Durchgang der sechs Muskelgruppen liegen die Arme locker auf den Oberschenkeln und Schultern und Arme behalten ihre Entspannung bei. Die Konzentration wird auf das Gesicht gelenkt und man beginnt oben mit der Stirn:

- Augenbrauen hochziehen („Erstaunter Blick").
  Dabei entsteht eine Spannung, die die gesamte Muskulatur des Schädels bis zum Hinterkopf wie einen Helm spürbar werden lässt. Entsprechend wird die Aufmerksamkeit den ganzen oberen Schädel einbeziehen.
- Augenbrauen zusammenziehen („Denkerstirn").
  In der Mitte der Stirn entsteht eine senkrechte Falte, angespannt wird zwar nur die untere Stirnmuskulatur, aber die Spannung wird oft auch im oberen Schädel und in den Nasenflügeln gespürt. Manche bezeichnen diese Übung auch als den „Bösen Blick". Wir sollten aber möglichst versuchen, solche negativ besetzten Begrifflichkeiten nicht mehr mit Entspannung zu verbinden
- Nase in Falten legen, dabei Augen zusammenkneifen.
  Damit wird der gesamte mittlere Gesichtsbereich angespannt, die Nase wird gerümpft, die Augenlider zusammengekniffen, das Gesicht sieht bei dieser Übung nicht sonderlich attraktiv aus, es treten aber oft angenehme Wärmegefühle in den Augen auf.

Der untere Gesichtsbereich wird mit zwei Übungen einbezogen:

- Zunge gegen den Gaumen drücken, Zähne leicht aufeinander beißen, Lippen gegeneinander pressen.
  In der vorliegenden Form konzentriert sich die Übung auf die Muskulatur des Mundes. Werden die Zähne fest aufeinander gebissen, wird vor allem die Masseter- (Kauen) und Temporalmuskulatur (Schläfe) angespannt. Wir bevorzugen die vordere Gesichtsmuskulatur, zumal aus juristischen Gründen die Zähne nicht zu fest aufeinander gebissen werden sollten. Es empfiehlt sich auch, vor dieser Übung darauf hinzuweisen, dass Gebissträger wirklich nur ganz leicht beißen sollten.
- Mundwinkel nach hinten in Richtung der Ohren ziehen.
  Dabei werden die Zähne gezeigt, was mit geschlossenen Augen jedoch kein großes Problem ist. Schlecht haftende Oberkieferprothesen lösen sich jedoch manchmal. Angespannt wird ein Teil der Kaumuskulatur, die Lippen empfinden eine passive Dehnung, außerdem wird die vordere Halsmuskulatur, insbesondere das Platysma, angespannt. Damit leitet diese Übung zur Muskulatur des Hals-Nackenbereiches über.

Die Gesichtsübung ist für die Anwendung in der Öffentlichkeit sehr auffällig und erfordert einiges Selbstvertrauen. Die

Wahrnehmung der relativ kleinen Muskelgruppen wird in der Wirkung dadurch verstärkt, dass das Gesicht in der kortikalen Repräsentation auf dem Gyrus postcentralis ungefähr die gleiche Fläche einnimmt wie der Rest des Körpers (siehe Kapitel 1.4.1), darüber hinaus jedoch über weitaus umfangreichere kortikale Assoziations- und Projektionsfelder verfügt. Neben der neuronalen zentralen Verarbeitung verstärkt auch die psychologische Symbolhaftigkeit des Gesichtes als Teil der Persönlichkeit die mögliche Bedeutung dieser Teilübung.

Nach der ersten Anspannung der vorderen Halsmuskulatur folgt eine zweite Übung mit den tieferen Halsmuskeln:

- Kopf nach vorne neigen, so dass der Nacken lang wird.
  Angespannt werden dabei zwar die Mm. Sternocleidomastoidei, gefühlt wird jedoch zumeist mehr die passive Dehnung der Nackenmuskulatur. Die gegenläufige Übung, das Ziehen des Kopfes nach hinten, führen wir heute im ersten Übungsprogramm nicht mehr durch, da Nackenbeschwerden dabei so häufig sind, dass die Übung erst im Fortgeschrittenenstadium erlernt werden sollte. Daher wird die Konzentration als nächstes auf die Schultermuskulatur gelenkt.
- Schultern nach oben ziehen
  Die Schultern werden in Richtung der Ohren gezogen, die Arme kann man jetzt herunterhängen lassen.
- Schultern nach vorne nehmen, so dass der Rücken rund wird.
  Beim Zusammenziehen der Schultern nach vorne werden die Arme vor dem Brustkorb gekreuzt. Je nach Anspannung werden auch die Bizepsmuskeln mitgespürt. Beim Loslassen werden die Arme wieder auf die Oberschenkel gelegt.
- Schultern nach hinten ziehen
  Beim Zusammenziehen der Schultern hinten wird man sich insgesamt im Rücken etwas aufrichten, so dass der ganze obere Rücken Spannung empfindet.
  Daher erübrigt sich im Folgenden eine eigene Rückenübung, die üblicherweise darin besteht, dass man sich aufrichtet, die Schultern nach hinten zieht und ein Hohlkreuz macht.

Die Übung für den Brustkorb besteht in einem tiefen Atemzug und kurzen Anhalten der Luft. Im Grunde ist dies die einzige Organübung bei der PR.

- Tief einatmen, Brustkorb aufblähen und Atem anhalten.
  In der Entspannungsphase wird die Aufmerksamkeit auf die Wahrnehmung der Atmung gelenkt, z.B. auch auf Spannungsunterschiede zwischen Ein- und Ausatmung. Zum intensiveren Spüren kann daher bei dieser Übung die Entspannungsphase verlängert werden, z.B. auf 60 Sekunden. Dadurch entsteht eine verstärkte Zentrierung weg von den Extremitäten auf den Rumpf.

Für den Bauch gibt es zwei Varianten: Beim Einziehen des Bauches werden die Bauchmuskeln angespannt. Beim Herausdrücken des Bauches wird vor allem das Zwerchfell angespannt und die Bauchdecke passiv gedehnt. Wir haben uns für die Bauchmuskeln entschieden.

- Bauch einziehen
  Dieser Übungsteil bezieht automatisch die Beckenmuskulatur mit ein. Das Einziehen des Bauches führt zur vorderen Anhebung des Beckens und Kontraktion der inneren Beckenmuskulatur, es ist kaum möglich, die Aftermuskulatur dabei nicht zusammenzuziehen.

Somit ist der Übergang vom Becken zum Gesäß vorgegeben. Die Oberschenkel- und Gesäßmuskulatur wird gemeinsam angespannt.

- Füße gegen den Boden stemmen, als würden Sie eine Kiste wegschieben, Pobacken zusammenkneifen.
  Wie die Muskelanspannung bei diesem Übungsteil genau abläuft, ist etwas schwierig zu vermitteln und wird daher vorher einzuüben sein. Bei der Anspannung der Oberschenkel wird der Rücken leicht gegen die Stuhllehne gedrückt, der Rumpf wird im Stuhl leicht nach oben gehen, da das Gesäß durch die Spannung etwas „spitzer" wird. Beim Loslassen wird das Gesäß wieder breiter und man sinkt auf den Stuhl zurück. Die Anweisung sollte dennoch nicht lauten „Gesäß wieder breit werden lassen", da diese Vorstellung besonders bei Frauen nicht so gut ankommt, sondern z.B. „Machen Sie es sich auf dem Stuhl wieder bequem". Oft wird empfohlen, die Oberschenkelmuskulatur durch das Anheben der Beine anzuspannen. Dabei muss automatisch die Bauch- und Rückenmuskulatur mit eingesetzt werden.

Die Beine werden nicht mehr getrennt geübt wie bei Bernstein und Borkovec, sondern gemeinsam. Dies erscheint aufgrund der nur geringen kortikalen Repräsentation sinnvoller. Auch ist der Abschluss der Gesamtübung in symmetrischen Teilübungen etwas „harmonisierender". Im Liegen sollte man jedoch beide Beine getrennt üben, um die Rückenmuskulatur und die Bandscheiben nicht zu sehr zu belasten.

- Füße und Zehen ausstrecken, nach unten drücken
  Zuerst wird immer die Wadenmuskulatur angespannt, damit danach eine passive Dehnung zur Vermeidung von Krämpfen möglich ist. Die Füße werden vorne gegen den Boden gedrückt, die Fersen hoch gezogen.
- Füße und Zehen nach oben ziehen
  Danach werden die Füße und Fußspitzen nach oben gezogen, so dass Spannung in der vorderen Unterschenkelmuskulatur entsteht. Diese letzte Muskelübung hat bei starker Anspannung auch einen physiologisch aktivierenden Effekt. Will man also die Übung direkt mit der Rücknahme beenden, ist kräftiges Anspannen sinnvoll, will man eine Ruhephase anschließen, sollte die letzte Übung eher sanft sein.

4.8 Zur Reihenfolge der Muskelgruppen

Die heute allgemein übliche Reihenfolge mit dem Beginn der rechten Hand ist Konsens. Dabei sind wir vom Original abgewichen und beginnen mit einem Faustschluss. Jacobson hat hier die Hand nach oben bzw. nach unten bewegen lassen, ohne die Faust zu schließen. Dies erfordert vor allem eine Anspannung der Muskulatur des Unterarmes, die vermutlich besser wahrzunehmen ist als die kleinen Handmuskeln. Der Faustschluss hat jedoch den Vorteil, dass neben der Wahrnehmung der Muskelspannung auch die vielfältigen und teilweise intensiven anderen Afferenzen der Hand genutzt werden können (Berührung, Bewegung, Lagesinn, Temperatur).

Viele Übungsanleitungen beinhalten die Anweisung, dass Linkshänder mit der linken Hand beginnen können oder sollten. Bernstein und Borkovec sprechen von der dominanten Hand, vom dominanten Arm und sogar vom dominanten Bein. Auch im Autogenen Training ist dies von Schulz so befürwortet worden. Dass dies heute nicht mehr sinnvoll erscheint, wurde bereits in Kapitel 4.4 ausgeführt.

Viel wichtiger erscheint generell die Frage, in welcher Reihenfolge die Muskelgruppen geübt werden sollten. Es gibt Kursleiter, die mit den Füßen beginnen und dann durch die Anspannungs-Entspannungsübungen den Körper von unten nach oben „aufbauen“ („Wie ein Krug, der sich langsam mit Wasser füllt“). Dadurch beenden sie die Übung mit der Gesichtsmuskulatur in einem eher meditativen Abschluss. Andere Kursleiter beginnen mit der Stirn und lassen den Körper von oben nach unten entspannen. Dabei wird die Übung eingeleitet z.B. mit der Augen-oben-innen-Stellung (siehe Kapitel 7.1), dann Gesicht, Hals, Schulter, Arme, Rumpf und Beine.

Der Beginn mit der Hand ist jedoch aus neurobiologischer Sicht am sinnvollsten, da hier wie erwähnt die umfangreichen Afferenzen verschiedener Modalitäten (Temperatur, Druck, Lage, Bewegung, Tiefensensibilität) ein intensiveres Wahrnehmen als bei anderen Körperteilen ermöglichen. Darüber hinaus wissen wir von der kortikalen Repräsentation der Sensibilität und der Bewegung, dass die Hand im Vergleich zum Rest des Körpers kortikal ein riesengroßes Areal im Gehirn einnimmt. Aber nicht nur die Größe und Dichte der kortikalen Nervenzellen ist wichtig. Die Neuroplastizität, das heißt die Veränderung von neurophysiologischen Abläufen (und damit die Lernfähigkeit), ist bei der Hand mit am stärksten von allen Körperteilen ausgeprägt. Ähnlich intensiv wie die Hand werden eigentlich nur das Gesicht, der Unterkiefer und insbesondere die Zunge kortikal repräsentiert (siehe Abb. 1.7). Daher ist der übliche Beginn mit den Armen und dann der Wechsel zum Gesicht auch aus neurobiologischer Sicht sehr sinnvoll.

Dies trifft grundsätzlich auch auf eine Reihenfolge von peripheren nach zentralen Muskelbereichen zu, um im Verlauf der Gesamtübung eine verstärkte Zentrierung auf das innere Entspannungserleben zu entwickeln. In die gleiche Richtung gehen Überlegungen, Arme und Beine nicht mehr getrennt zu üben, sondern das symmetrische Erleben zu verstärken. Ein solches Vorgehen ist beispielsweise für die Arme in Tabelle 4.1 dargestellt: Begonnen wird zunächst getrennt rechts und links, die fünfte und sechste Übung beziehen dann beide Arme symmetrisch ein.

Ein weiterer Aspekt bei der Auswahl und der Reihenfolge der Muskelgruppen ist die Differenzierung zwischen größeren und kleineren Muskeleinheiten. Größere Muskeleinheiten bewirken intensivere Spannungs- und Bewegungselemente, während kleinere Muskeleinheiten wie zum Beispiel im Gesicht eine feinere Wahrnehmung von Spannungsveränderung erlauben. Wenn also ein feineres und differenzierteres Muskelwahrnehmungserleben erzielt werden sollt, wird man kleinere Muskeleinheiten an- und entspannen lassen. Wenn aber eher schnell Effekte erreicht werden sollen, wird man Muskelgruppen zusammenfassen und größere Bereiche auf einmal behandeln.

Im Übungsablauf in Kapitel 4.7 wird im Beispiel deutlich, wie bestimmte Überlegungen bei der Reihenfolge der Muskelgruppen eine Feinabstimmung und ein gutes Ineinanderwirken fördern können.

4.9 Aufbau eines Entspannungskurses

Für den Aufbau und die Durchführung von Entspannungskursen liegen sehr unterschiedliche Konzepte vor [z.B. Bernstein und Borkovec 2002, Brenner 2004, Gröninger und Stade-Gröninger 1996, Hofmann 2003, Ohm 2003b, Olschewksi 1996, Sammer 2006a]. Sie unterscheiden sich im Zeitumfang (zwischen 6 und 14 Stunden) und sind bezüglich der Inhalte sehr heterogen. Nicht nur wie die PR vermittelt wird, sondern insbesondere auch welche weiteren Elemente einbezogen werden, ist höchst unterschiedlich. Kein Kursleiter vermittelt „nur" die PR, das wäre spätestens nach 3–4 Wochen sehr langweilig. Die Leitlinie lässt hier einen sehr breiten Spielraum:

> Dauer eines Kurses, einer Kursabfolge: Dauer der Sitzung 25–100 Minuten (abhängig von den jeweiligen Zielen und der Gruppengröße).
> Kursdauer in der Gruppe im Allgemeinen 8–12 Sitzungen, in der Prävention in der Regel mindestens 10 Sitzungen notwendig (wegen der Heterogenität der Gruppen), in der Einzeltherapie ist die Anzahl der Sitzungen individuell anzupassen.
> Kombinationen als Variation: Falls Elemente aus anderen Therapierichtungen verwendet werden, sollen KlientInnen/PatientInnen darüber aufgeklärt werden [Ohm 2004].

Der Kursleiter sollte also den Kursteilnehmern mitteilen, wenn er PR-fremde Elemente verwendet. Wenn er sich mit der PR gut auskennt, kann er auch „Schnupperübungen" zu den verschiedenen Varianten der PR anbieten, um den Teilnehmern Erfahrungen mit der ganzen Breite des Verfahrens zu ermöglichen. Eine

Möglichkeit ist es z.B., den Teilnehmern verschiedene Kassettenbeispiele vorzuspielen.

Das folgende Kursbeispiel bezieht sich auf den Ablauf eines 10-stündigen Präventionskurses mit einer Wochenstunde à 60 Minuten (siehe Anhang 6). Die erste Hälfte (1.–5. Stunde) nennen wir „Grundstufe“, die zweite Hälfte (6.–10. Stunde) „Aufbaustufe“ (unter anderem, um die Teilnehmer damit zu motivieren, dass immer wieder etwas Neues kommt).

Die erste Stunde (Kennenlernen/Begrüßungscocktail (Körperfühlübung)/Einführung erste Übung: Arme/Übungsanleitung für den Alltag) wurde oben ausführlich besprochen (siehe Kapitel 4.3.–4.5.). Die Aufteilung der Muskelgruppen in fünf Untereinheiten für die ersten fünf Wochen hat sich insbesondere bezüglich des direkten Alltagstransfers ab der ersten Stunde bewährt.

In die zweite Stunde kommen die Teilnehmer mit ihren ersten eigenen Übungserfahrungen. Darüber gibt es erfahrungsgemäß einiges zu berichten, so dass der Erfahrungsaustausch nach einer Woche umfangreicher als sonst ausfällt. Dabei werden auch Übungsprobleme und mögliche Fragen besprochen und soweit nötig Hilfestellungen gegeben. Häufig wird in der zweiten Stunde von Konzentrationsproblemen berichtet, so dass das Konzept des Aufmerksamkeitsscheinwerfers (Abbildung 1.8) hier zusammen mit der Gruppe erarbeitet werden kann. Wenn die Mehrzahl der Teilnehmer die Woche über wenig geübt hat, empfiehlt es sich, den Erfahrungsaustausch abzukürzen und die Übung mit den Armen zu wiederholen, damit auch die, die nicht geübt haben, etwas Erfahrung sammeln können. Ansonsten wird die zweite Übung: *Gesicht* erklärt und durchgeführt. Dabei wird sie mit einer kurzen Gesamtübung der Arme eingeleitet („Fäuste und Arme gebeugt anspannen“), um die bisher gelernte Entspannung „abzurufen“. Für die zweite Woche wird erneut ein Wochenprotokoll ausgeteilt.

In der dritten Stunde werden beim Erfahrungsaustausch häufig individuellere Probleme berichtet, aber auch zunehmend positive Übungserfahrungen. Mit der Darstellung der physiologischen Grundlagen der PR (insbesondere Wirkung von Sympathikus und Parasympathikus, Abbildung 1.2) erhalten die Teilnehmer wesentliche Informationen zum Verständnis der körperlichen Abläufe. Hierbei sind anschauliche Arbeitsmaterialien, z. B. Schautafeln oder ein Video über das vegetative Nervensystem hilfreich. Die dritte Übung: *Schulter-Nacken* wird wie in der zweiten Stunde wieder mit den Armen eingeleitet.

Die vierte Stunde kann mehr dem Alltagstransfer gewidmet werden: Wo kann ich im Alltag üben? Welche Voraussetzungen sind dazu notwendig? Die vierte Übung: *Rumpf* wird wieder mit den Armen eingeleitet. Bei Bedarf können auch die bisherigen Übungen wiederholt werden. Das Thema Bewegung und Entspannung bietet sich im Zusammenhang mit dem Alltagstransfer an.

In der fünften Stunde kann mit der inzwischen etwas vertrauteren Gruppe etwas anspruchsvoller und tiefer gehend über psychische Erlebnisse gesprochen werden: Was passiert in unserem Kopf, wenn wir PR üben? Nach der fünften Übung *Beine* kann direkt eine Gesamtübung mit allen Muskeln angeschlossen werden.

Die zweite Hälfte des Kurses ist dem Alltagstransfer und der Anwendung für individuelle Probleme gewidmet. Daher werden sich der weitere Ablauf und die Inhalte variabel gestalten. In der sechsten Stunde kann die Gesamtübung wiederholt werden, insbesondere aber geht es nun um Verkürzungsmöglichkeiten (siehe Kapitel 7). Auch die Kombination mit AT kann in einer Kurzübung (Anhang 5) demonstriert werden.

Die 7. Stunde kann das Umsetzen der Muskelübungen auf eine imaginäre Ebene thematisieren. Eine einfache kurze Imaginationsübung wie z.B. „Ort der Ruhe und der Kraft“ kann den Unterschied erlebbar machen. Daran kann sich dann eine Gesamtübung mit nachfolgender Imaginationsphase anschließen.

Für die 8.–10. Stunde kann die Anwendung bei persönlichen Problemen oder Störungen in den Mittelpunkt gestellt werden. Auch Kassettenbeispiele zum Original und zur Variante nach Bernstein und Borkovec können mitgebracht werden. Es empfiehlt sich im Zusammenhang mit einem Ausblick am Ende auch das Thema: *Wie kann ich verhindern, dass ich den Spaß an der PR verliere?* zu diskutieren. Obwohl diejenigen, die bis zum Schluss durchgehalten (üblicherweise ist ein Teilnehmerschwund von ca. 30 Prozent zu erwarten) und es geschafft haben, die PR in ihren Alltag zu integrieren, mit hoher Wahrscheinlichkeit mehr oder weniger regelmäßig weiterüben werden, ist es sinnvoll, zu antizipieren, wie ich mich immer wieder an die Entspannung erinnern kann.

Wer Fortgeschrittenenkurse anbietet (hierfür gibt es bisher kaum Konzepte, Elemente aus dem Original-Jacobson und der Oberstufe des AT könnten integriert sein), kann die Teilnehmer vielleicht auch durch ein späteres Wiedersehen in einem solchen Kurs motivieren, die PR beizubehalten.

Für die Praxis hat es sich bewährt, den Kursablauf auf Karteikarten zu konzipieren. Dadurch hat man für jede Stunde seine Karteikarte und kann sich den Ablauf vorher kurz ins Gedächtnis rufen. Da jeder Moderator im Fernsehen heute mit solchen Karten arbeitet, wird das professionelle Auftreten des Kursleiters dadurch verstärkt – immer vorausgesetzt, er geht entsprechend geübt mit dieser Merkhilfe um.

4.10 Umgang mit Tonträgern

Wie in Kapitel 1.4 schon ausgeführt wurde, belegen alle Studien, die die Wirksamkeit von persönlichen Anleitungen mit Tonbandinstruktionen verglichen, eine deutliche Überlegenheit der persönlichen Anwesenheit [Paul und Trimble 1970, Beimann et al. 1978, Borkovec und Sides 1979, Lehrer 1982]. Durch die persönliche Anwesenheit des Kursleiters werden stärkere und stabilere physiologische Effekte und intensivere persönliche Entspannungserfahrungen erreicht. Dies erklärt sich insbesondere dadurch, dass die

Therapeuten im Gegensatz zu Kassetten den Übenden persönliche und individuell passende Rückmeldungen geben können. Im Zusammenhang mit der Bedeutung der Spiegelneurone für die zwischenmenschliche Interaktion kommt der Vorbildfunktion des Therapeuten eine größere Bedeutung zu als bisher angenommen. Es scheint von Bedeutung, dass der Übende unsere Worte und Bewegungen unmittelbar in der persönlichen Interaktion wahrnehmen und aufnehmen kann.

Dennoch besteht seitens Kursteilnehmer und Patienten immer wieder die Frage nach einer Kassette oder CD. Die Leitlinie führt hierzu aus:

> Tonträgereinsatz als Variation: Kritischer Umgang mit Tonträgern. Aufklärung über Vorteile und Nachteile (Abhängigkeit von der Heterosuggestion); Tonträger eventuell selbst besprechen lassen und den Übungsfortschritten angleichen [Ohm 2004].

Der Handel bietet inzwischen eine Vielzahl von CDs von sehr unterschiedlicher Qualität an. Oft werden sie auch zusammen mit Ratgebern im Doppelpack verkauft. Auch verschiedene Krankenkassen geben PR-CDs kostenlos ab. Im Grunde bestehen gegen den Einsatz von CDs keine Bedenken, sofern dem Übenden klar ist, dass dies kein Ersatz für das eigene Üben sein kann. Für die Lernphase am Anfang können CDs durchaus hilfreich sein, um sich an den Übungsablauf der Gesamtübung zu gewöhnen. Keiner kann die Übungen sofort auswendig, und auch der Rhythmus wird sich erst einspielen müssen. Man sollte sich aber unbedingt eine CD heraussuchen, die zum persönlichen Vorgehen passt. Die Stimme sollte nicht zu suggestiv sein und eventuelle Musik nicht im Vordergrund. Meeresrauschen oder Vogelgezwitscher lenkt nur von der Übung ab. Am besten ist es, wie in der Leitlinie vorgeschlagen, eine Kassette selbst zu besprechen. Dann hat man die Garantie, genau die Übungen wie im Kurs zu machen.

Kassetten waren jedoch relativ unpraktisch, da man mit dem Hören immer von vorne beginnen und somit die oft minutenlange Einleitung jedes Mal mithören musste. Bei CDs kann man die gewünschte Übung unmittelbar anklicken, z.B. könnte man bei Bedarf direkt zur verkürzten Übung springen.

Kritisch ist anzumerken, dass CDs den Transfer in den Alltag erschweren. Kein Mensch kann am Arbeitsplatz anfangen, seinen Player auszupacken, Kopfhörer aufzusetzen und sich 10–15 Minuten Zeit zu nehmen. Auch sonst wird es in Alltagssituationen eher so sein, dass man die CD nicht zur Hand hat, wenn man die Entspannung braucht. Häufiger geübt wird mit einer CD mit Sicherheit nicht, da die Schwelle der Vorbereitung zu hoch ist. Wahrscheinlich liegen Millionen von Entspannungs-CDs zu Hause in Schränken herum, ohne weiter genutzt zu werden.

Der CD-Nutzer sollte sich insbesondere auch bewusst sein, dass das Anhören einer CD ein stark heterosuggestiv geprägter Vorgang ähnlich wie bei einer Hypnose ist. Somit reduziert sich die eigene Aktivität und wesentliche Aspekte der PR in

Richtung Selbsteffizienz, internale Kontrollüberzeugung, Selbststeuerung etc. können nicht ausreichend wirksam werden. Anders verhält es sich, wenn Tonträger gezielt zur Vertiefung von Entspannungsübungen, zur Verstärkung von Imaginationen, zur Selbsterfahrung und sog. Flow-Erlebnissen eingesetzt werden. Hier hat sich die Kombination mit Musik gut bewährt.

> Musikeinsatz als Variation: Musik ist im Standardverfahren nicht vorgesehen, sie kann im Einzelfall nützlich sein. Wirkungen der Zusatzbeeinflussung sollen besprochen werden [Ohm 2004].

Die Leitlinie sieht den Musikeinsatz relativ liberal, obwohl dieser von der PR als muskulär betontes Entspannungsverfahren etwas wegführt. Eine umfassendere Konzeption des Einsatzes von Musik findet sich bei Brenner [2004]. Die PR kann damit zur persönlichen Selbsterfahrung eingesetzt werden (siehe Kapitel 7.3).

4.11 Einflüsse auf die Wirksamkeit

Auf Studien zur Wirksamkeit wurde schon mehrfach eingegangen. Jenseits von individuellen Kursleitervorlieben sind folgende Variablen für die Effektivität der PR unstrittig:

- Die prognostische Bedeutung von Vorerfahrungen und Teilnahmemotiven für den Lern- und Transferprozess wurde insbesondere für die Anfangsphase des Kurses belegt. Positive Vorerfahrungen in anderen Entspannungsverfahren führen eher zu schlechteren Ergebnissen und Kursabbrüchen bei der PR [Krampen 2002]. Gute Vorerfahrungen mit der PR sind für den erneuten Einsatz dieses Verfahren zu einem späteren Zeitpunkt günstig [Krampen 2004].
- Die persönliche Anwesenheit des Therapeuten ist dem Üben mit Tonträgern vorzuziehen [Lehrer 1982]. Die wesentlichen Details finden sich in Kapitel 1.5 und 4.10.
- Der wesentliche Parameter für den Übungserfolg ist insbesondere die Geübtheit der Person [Übersicht bei Hamm 2000, Krampen 2004], d.h. je häufiger und regelmäßiger selbstständig geübt wird, desto effektiver wird das Verfahren entwickelt.
- Das Führen eines Übungsprotokolls wirkt sich positiv auf den Lern- und Transferprozess aus [Krampen 1996]. Ein Vergleich zwischen freien, teilstrukturierten und hoch strukturierten Formen von Protokollen ergab die günstigsten Ergebnisse für die teilstrukturierte Protokollierung (siehe Anhang 4).
- Motivationale Faktoren spielen eine zentrale Rolle und können in verschiedenster Form gefördert werden [Brenner 2004, Sammer 2006a] (siehe Kapitel 8).
- Trotz der Anwendungsbreite sollten Indikationen und Kontraindikationen beachtet werden (siehe Kapitel 5).

Für die Praxis haben sich offensichtlich folgende Tendenzen bewährt:

Das Gruppen-Setting ist üblich.
Die Übungshaltung im Sitzen wird wegen des leichteren Alltagstransfers von Anfang an empfohlen, die Rückenlage fördert besonders bei Anfängern das Einschlafen nach 6–12 Minuten.
Die Auswahl der Muskelgruppen liegt zwischen 16 und 20, wobei eine gleichmäßigere Verteilung von Armen, Beinen, Gesicht und Rumpf favorisiert wird. Die Einteilung in dominante und nichtdominante Extremitäten ist obsolet, die Wirksamkeit ist wissenschaftlich nicht belegt.
Die Anspannungsstärke sollte nicht maximal sein, bei Schmerzen oder Schlafstörungen sogar besser nur ganz gering. Die Anspannungsdauer sollte wenigstens zehn Sekunden betragen, um den Effekt der sog. postisometrischen Relaxation der Muskulatur zu nutzen, die Entspannungsdauer dagegen nicht länger als 30 Sekunden, um die physiologische Aufmerksamkeitsspanne nicht zu sehr zu überschreiten.
Suggestive Elemente sollten vermieden werden, ebenso gezielte Imaginationen. Wenn spontan bei der Entspannung Eindrücke von Farben, Bildern oder Szenen auftreten, kann dies jedoch zur Vertiefung der Entspannung genutzt werden. Professionelle Kassetten oder CDs sind nicht sinnvoll, da sie heterosuggestiv wirken und eine autonome Durchführung der Übung behindern.
Während der Lernphase sollte wenigstens zweimal täglich zu Hause geübt werden, wobei es nicht auf die absolut exakte Reihenfolge der Muskelgruppen ankommt. Gegebenenfalls könnte zum Lernen auch eine Kassette selbst besprochen werden, um den richtigen Rhythmus zu finden. Während der jeweiligen Entspannungsphase können auch 4–5 Atemzüge ein guter Zeitgeber für die nächste Anspannung sein.
In den ersten 3–4 Wochen sollte ein Übungsprotokoll geführt werden, in das eine Bewertung der jeweiligen Übung eingetragen wird. Dies motiviert auch zum regelmäßigeren Üben.
Für die individuelle Gestaltung der Lernschritte sowie den Umgang mit auftretenden Übungsproblemen sind Rückmeldungen über die jeweiligen Übungserfahrungen sowohl für den Kursleiter in Präventionskursen wie auch im klinischen Anwendungsbereich für den Therapeuten besonders wichtig.
Wesentlich für die regelmäßige eigenständige Anwendung ist die Entwicklung von alltagsgerechten Kurzübungen, wobei auch hier sehr viele Variationen bestehen.

5 Anwendungsmöglichkeiten und Kontraindikationen

Entspannungsverfahren haben traditionell ein breites Indikationsspektrum. Wenn man bedenkt, wie grundlegend und umfänglich ein gut gelerntes Entspannungstraining auf zentrale Bereiche unseres körperlichen und seelischen Erlebens einwirken kann, ist dies auch gut nachvollziehbar. In Kapitel 1 wird angesichts der heutigen Erkenntnisse über die Grundlagen von Entspannungsreaktionen und ihre Bedeutung für die Homöostase des Organismus, über mögliche Einwirkungen auf neurophysiologische Abläufe, auf zentrale Verarbeitung und vegetative Steuerung deutlich, dass diese früher vor allem durch Kasuistiken belegte Anwendungsbreite inzwischen auf einem guten wissenschaftlichen Fundament beruht. Wir können durch die Konditionierung von Entspannungsreaktionen systematisch in die Regulation sonst autonom ablaufender Prozesse des Organismus eingreifen. Und wir können über die zentrale Verarbeitung und durch Veränderung der Körperwahrnehmung **psychotherapeutisch wirksame Prozesse** in Gang bringen.

Dies veranlasste schon Jacobson zu der Überlegung, dass die Progressive Relaxation bei allen körperlichen und seelischen Spannungszuständen sowie Krankheiten, die mit Verspannungen einhergehen (z.B. Bluthochdruck), eingesetzt werden kann [Jacobson 1929]. Kein anderes Psychotherapieverfahren greift so einfach, unmittelbar und grundlegend in psychosomatische Zusammenhänge ein wie die PR. Man könnte dieses Entspannungsverfahren daher als eine Art **Basispsychotherapeutikum** bezeichnen. Die Anwendung von PR, AT und auch der Hypnose wurde jahrzehntelang vor allem durch eine Fülle von Kasuistiken belegt. Heute haben wir durch die Methode der Metaanalyse eine Vielzahl von vergleichbaren systematischen Studien.

Eine Arbeitsgruppe im Rahmen der Leitlinienkonferenzen führte eine umfassende Sichtung aller kontrollierter Studien, Übersichten und Metaanalysen der PR durch. Dabei wurde unterschieden zwischen Anwendungen im Bereich der Prävention (Vorbeugung) und Anwendungen im therapeutischen Bereich [Ohm 2004].

5.1 Allgemeine Anwendungsbereiche

Es ist nahe liegend, dass die PR nicht erst zum Einsatz kommen sollte, wenn bereits Beschwerden und Erkrankungen aufgetreten sind. Die Entspannungsfähigkeit zu verbessern, täte jedem Menschen gut. Damit verhält es sich jedoch ähnlich wie mit sportlicher Betätigung: Nur die Regelmäßigkeit zählt, sobald man mit dem täglichen Üben aufhört, lassen die Effekte nach.

Mit dem präventiven Einsatz könnte man schon früh beginnen. Kinder können **ab dem 4. Lebensjahr** (in speziellen Kinderkursen, siehe Kapitel 5.4) die PR erlernen. Auch Schüler könnten davon profitieren, wenn sie durch regelmäßige Entspannung (z.B. auch Kurzübungen während des Unterrichts) ihre Stressabwehr, Aufmerksamkeit und Konzentrationsfähigkeit verbesserten. Ein *frühzeitiges Lernen* erhöht die Wahrscheinlichkeit, dass die Entspannungsfähigkeit im späteren Leben eingesetzt wird. Das ist ähnlich wie mit dem Zähneputzen: Obwohl es vor allem eine Prophylaxe ist, entsteht durch die Regelmäßigkeit eine Routine.

Die Leitlinie formulierte zur Prävention relativ allgemein:

> PR unterstützt sowohl die körperliche als auch die geistige und seelische Entspannung.
> PR dient der allgemeinen Gesundheitsvorsorge.
> PR fördert die Salutogenese (Unterstützung gesund erhaltender Kräfte).
> PR hilft bei der Bereitstellung von Ressourcen (z.B. für die Kräfteoptimierung in Leistungssituationen).
> PR unterstützt die Harmonisierung und Optimierung vegetativer Funktionen. Dies fördert eine Reduzierung des Erregungsniveaus und setzt die Störanfälligkeit der Organfunktionen herab. [Ohm 2004]

Konkret bedeutet das, dass durch die **regelmäßige Anwendung** der PR folgende Effekte zu erwarten sind:

- Konditionierung einer Entspannungsreaktion,
- Differenzierung der Körperwahrnehmung,
- Training von Aufmerksamkeitslenkung,
- Erleben von Selbststeuerung/Selbstkontrolle,
- Erhöhung der Wahrnehmungsschwellen,
- vermehrte affektive Abschirmung/Indifferenz,
- Verbesserung der Stressabwehr,
- Distanzierung von inneren Störfaktoren (Anspannung, Angst),
- mentale Frische nach den Übungen.

Der Übende lernt nichts grundsätzlich Neues, er verbessert jedoch seine natürlichen Fähigkeiten und lernt, sie zielgerichteter einzusetzen. Er kann seine **Selbstaufmerksamkeit intensivieren**, Spannungen früher wahrnehmen, rechtzeitig gegensteuern und eine feinere Wahrnehmung der eigenen psychischen und körperlichen Befindlichkeiten entwickeln. Dadurch können sich beispielsweise persönliche Einstellungen, Genussfähigkeit und Bewältigungsstrategien verändern. Wohl gemerkt, es handelt sich dabei um Möglichkeiten, die sog. *Langzeittrainierte* im Verlauf von Monaten bis Jahren entwickeln.

5.1.1 Anwendungsmöglichkeiten in der Prävention

Kurzfristig hilft die PR insbesondere bei der Stressabwehr und durch Abschirmen störender Erlebnisweisen und Symptome. Deshalb wird sie präventiv gerne im **Leistungsbereich** oder bei besonderen Anforderungen eingesetzt, d.h. Schule, Beruf, Sport, Prüfungsvorbereitung, Schwangerschaft und Geburt. Darüber hinaus wird nicht nur die Genussfähigkeit gefördert, sondern auch für **kreative Fähigkeiten** kann mehr Freiraum geschaffen werden. Ähnlich wie Schlaf und Traum können auch Entspannungsübungen den Kopf frei für neue Entwicklungen machen.

Nach der Datenlage der wissenschaftlichen Studien [Übersichten bei Lichstein 1988, Grawe et al. 1994, Gröninger und Stade-Gröninger 1996, Hamm 2000, Bernstein et al. 2000, Krampen 2004, Ohm 2004, Doubrawa 2006] hat sich die PR im präventiven Bereich insbesondere bewährt:

- zum Abschirmen störender Gefühlsschwankungen,
- zur Besserung der Erholungsfähigkeit,
- zur Verbesserung der Schlaffähigkeit,
- zur Verbesserung von Lernfähigkeit und Gedächtnisleistung,
- zur Optimierung der Reaktionsfähigkeit bei komplexen Muskelleistungen,
- zur Verringerung der Schmerzwahrnehmung,
- als Möglichkeit, die periphere Durchblutung zu verbessern.

Dabei ist zu bemerken, dass die Lernfähigkeit vor allem indirekt durch das Abschirmen störender Gedanken und Gefühle beeinflusst wird. Die Optimierung der Muskelleistung ist kein Muskeltrainingseffekt im Sinne einer Kraftverbesserung, sondern eher der gezieltere Einsatz durch bessere Konzentration und Vorbereitung (z.B. vor dem Wettkampf) sowie durch ein verbessertes Körpergefühl. Durchblutungsveränderungen (z.B. angenehm warme Hände und Füße während und nach der Entspannung) können natürlich nur an reaktionsfähigen (nicht arteriosklerotisch veränderten) Gefäßen erreicht werden.

5.1.2 PR und Stressimmunisierung

Eine häufig geäußerte Motivation zum Erlernen der PR ist der Wunsch nach Stressabbau. Damit verbinden die meisten Kursteilnehmer die Vorstellung, dass sie in Stresssituationen einfach eine Entspannungsübung machen und damit die unangenehme innere Spannung vermindern können. Dies ist jedoch eine sehr unrealistische Erwartung. Im Grundlagenkapitel wurde erläutert, dass ein Entspannungsverfahren bei zu intensiver Alarmreaktion wegen der übermäßig starken Sympathikusaktivierung kaum mehr wirken kann. Die Wirkung ist bei Anfängern am besten bei *geringer bis mittlerer* Sympathikusaktivierung. Erst im weit fortgeschrittenen Stadium gelingt ein zuverlässiges „Herunterfahren" im Stress. Daraus lässt sich ableiten, dass der Einsatz der PR *prophylaktisch* erfolgen muss: Übungen sollten durchgeführt werden, *bevor* der Stress entsteht [Woolfolk und

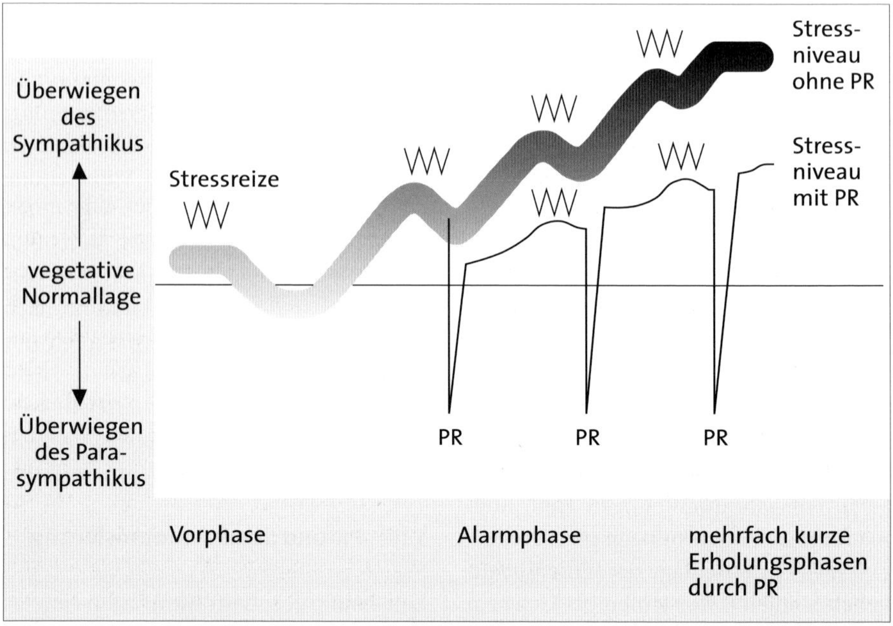

Abb. 5.1: Stressbewältigung durch Progressive Relaxation

Lehrer, 1984]. In Abbildung 5.1 ist dieser Sachverhalt genauer dargestellt. Durch die wiederholte Einwirkung von Stressauslösern (Pfeile) „schaukelt" sich der Sympathikus hoch. Wir bemerken das oft erst, wenn wir schon ein ziemlich hohes Niveau erreicht haben, und dann ist es meist zu spät für die Entspannungsübung.

Die untere Kurve zeigt, dass die Sympathikusaktivierung bei prophylaktischer Anwendung der PR möglicherweise deutlich geringer ausfallen könnte. Damit würden wir sparsamer mit unseren Ressourcen umgehen und vielleicht sogar wesentlich leistungsfähiger sein. Dies wird mit dem asiatischen Sprichwort „In der Ruhe liegt die Kraft" sehr schön beschrieben. Denn im mittleren Bereich können wir sowohl die Entspannung leichter erreichen und damit von kurzen Pausen im Alltag wirklich profitieren. Andererseits wird in der Darstellung unmittelbar deutlich, dass wir in diesem mittleren Aktivierungszustand nach oben hin einen guten Spielraum haben, so dass wir bei Bedarf durchaus noch einiges an (erforderlicher) Anspannung zulegen können. Es entsteht ein höheres Maß an Flexibilität und Reaktionsmöglichkeit.

Die wichtigste Voraussetzung für eine solche prophylaktische Anwendung der PR ist eine **tägliche Übungsroutine**. Wie das morgendliche Zähneputzen gehört eine kurze Entspannung zum Tagesbeginn. Mit den herkömmlichen langen Entspannungsübungen ist das natürlich nicht möglich, sondern es müssen dafür

Verkürzungen erlernt werden (siehe Kapitel 7). Da wir morgens nach dem Schlaf auch nicht wieder zu tief in die Entspannung kommen sollten, genügen 1–2 Minuten, oft auch deutlich weniger. Es geht lediglich um eine kurze Entspannungspause z.B. nach dem Frühstück, nach dem Einsteigen ins Auto oder in der U-Bahn, am Arbeitsplatz vor Beginn der Arbeit, dann vielleicht alle ein bis zwei Stunden etc. Wer dies einmal eine Zeitlang selbst praktiziert hat, wird feststellen, dass sich eine Art Übungsautomatismus einstellt. Man muss sich gar nicht mehr bewusst daran erinnern, dass man jetzt eine Übung machen sollte, sondern es entsteht ein automatisches Bedürfnis, man lehnt sich kurz zurück und lässt die Entspannung einige Sekunden wirken.

Auch treten zunehmend **Konditionierungen** auf, der Gedanke an die PR wird durch situative Elemente getriggert. Ein Kollege berichtete, dass er jedes Mal, wenn er in sein Auto einsteigt und den Zündschlüssel ins Zündschloss steckt, sich vor dem Anlassen des Motors kurz zur Entspannung zurücklehnt. Auf die Idee war er gekommen, als er einmal mit einem älteren Diesel-Pkw gefahren war. Das beim Anlassen notwendige Vorglühen machte eine kurze Pause von dem Start notwendig.

Ein anderer nutzt das Klingeln des Telefons, das ja normalerweise eine Aktivierungsreaktion auslöst, zur Entspannung: Beim ersten Klingeln lehnt er sich zurück, beim zweiten nimmt er einen tiefen Atemzug und bei dritten nimmt er langsam den Hörer ab. Je mehr Telefonate, desto entspannter. An diesen Beispielen wird deutlich, dass jeder PR-Trainierte seine persönlichen Triggerpunkte im Alltag finden muss, denn die Telefonentspannung lässt sich beispielsweise vermutlich an manchen Arbeitsplätzen überhaupt nicht anwenden.

Es kommt aber nicht nur auf das geschickte Verteilen der Übungen auf den Tagesablauf an, sondern die Übungen müssen vor allem *sinnvoll* integriert werden. In den Stressbewältigungsprogrammen der Verhaltenstherapie werden neben der Entspannung verschiedene weitere Bewältigungsstrategien (Zeitmanagement, Auszeitstrategien, Aufmerksamkeitslenkung, Abreaktion, positives Denken, verbesserte Problemlösestrategien u.Ä.) eingeübt. Die Kombination verschiedener Strategien kann zu ritualähnlichen Abläufen ausgebaut werden. Beispielsweise wird man nach einer längeren Autofahrt den entstandenen Stress besser abbauen, wenn man erst einmal aussteigt, sich etwas bewegt, etwas trinkt und erst vor dem Weiterfahren eine kurze PR-Übung anhängt. Ein Teilnehmer berichtete etwa, dass er vor der Entspannung gerne den Arbeitsplatz kurz verlässt, um danach etwas entspannter eine Übung durchzuführen.

Solche und ähnliche Beispiele finden sich in Fülle in den verschiedenen Ratgeberbüchern zur PR oder zur Stressbewältigung. Das Konzept von Stressentstehung und Stressabbau ist grundlegend für das Verständnis dafür, wie Spannungen entstehen, wie gesundheitsschädlich sie wirken können und wie man damit umgehen kann. Daher lässt sich die hier exemplarisch dargestellte Form der Anwendung der PR zur besseren Stressbewältigung analog auch unterstützend zur Leistungssteigerung in Schule, Beruf und Sport, zur Verbesserung des Schlafrhythmus (s.u.), bei Schwangerschaft und Geburt (Kapitel 5.4) oder auch allgemein zur intensiveren Selbstwahrnehmung und Selbsterfahrung (Kapitel 7.3) einsetzen.

5.1.3 PR zur Verbesserung des Schlafrhythmus

Ein typisches Beispiel für den Einsatz der PR im Bereich zwischen Prävention und klinischer Anwendung sind Schlafstörungen. Im Folgenden werden exemplarisch die für diesen Problembereich spezifischen Vorgehensweisen bei der Anwendung der PR dargestellt, die in ähnlicher Form auf andere Störungsbilder übertragen werden können, z.B. Konzentrationsstörungen, Stimmungsschwankungen, Unsicherheit, Verdauungsstörungen, Schmerz.

Immer geht es zunächst um diagnostische Einordnung (Befindlichkeitsstörung oder Krankheitsbild), dann die Frage, ob PR alleine ausreicht oder weiterhin zusätzliche Maßnahmen (z.B. Sport, Ernährung, Konfliktlösung, Planung von Freizeitaktivitäten, Einstellungs- und Verhaltensänderung, Psychotherapie) notwendig sind, und schließlich, welchen Stellenwert die PR im Präventions- oder Behandlungskonzept hat und wie eine gute Integration aussehen könnte.

Für einen „gesunden" Schlaf-Wach-Rhythmus gibt es im Wesentlichen drei Kriterien:

- die physiologischen Schlafrhythmen
- das subjektive Erleben von Schlaf
- die Tagesbefindlichkeit

Während die objektivierbare Schlafphysiologie unserem bewussten Erleben nur begrenzt bzw. indirekt zugänglich ist (z.B. Schlafdauer, Traumphasen, Aufwachhäufigkeit), steht bei der Einschätzung des Schlafes das subjektive Erleben der Einschlafphase, des Durchschlafens, das Gefühl eines erholsamen Schlafes und einer aktiven und mühelosen Wachheit am Tage im Vordergrund.

Zumeist handelt es sich um Bewertungen im Nachhinein („Ich habe die ganze Nacht nicht geschlafen"), die oft so verfälscht sind, dass sie mit den tatsächlichen Gegebenheiten (z.B. dokumentiert im Schlaflabor) überhaupt nicht übereinstimmen. Nach polygraphischen Untersuchungen schlafen die Menschen schneller ein, als sie glauben. Wenn sie nachts aufwachen, liegen sie kürzer wach, sie schlafen also meist insgesamt mehr, als sie vermuten; ein fragmentierter Schlaf ist allerdings tatsächlich weniger erholsam [Knab 1994].

Der Schlaf ist ein komplexes psychophysiologisches Phänomen, das wie kaum ein anderes eine grundlegende persönliche Bedeutung für das Lebensgefühl des Einzelnen hat und daher sehr von subjektiven Erwartungen, Mythen, Ängsten sowie halbwissenschaftlichen Vorstellungen und Bewertungen geprägt ist. Diese hohe psychologische Bedeutung entsteht auch dadurch, dass wir den Schlaf nicht unmittelbar kontrollieren können. Im Wesentlichen lässt er sich durch Loslassen beeinflussen, sowie dadurch, dass man sich dem Fluss der Gedanken und der auftauchenden Bilder überlässt. Der Einsatz von Entspannungsverfahren, die das Loslassen aktiv verbessern, kann daher hilfreich sein.

Schlaf und Entspannung sind menschliche Grundbedürfnisse, die gewisse Gemeinsamkeiten mit dem sexuellen Erleben haben und daher auch ähnlich störanfällig sind. Gestörter Schlaf und Nachlassen der Libido sind oft erste Anzeichen für eine beginnende Krankheitsentwicklung, insbesondere bei psychischen Störungen in Verbindung mit Angst und Depression. Bei den Störungen des Schlaf-Wach-Rhythmus handelt es sich also um ein sehr heterogenes Erscheinungsbild, das diagnostisch von subjektiven Schlafstörungen (ohne gestörtes physiologisches Schlafprofil) über nichtorganische bis hin zu organischen bzw. sekundären Schlafstörungen reicht.

Um die Möglichkeiten und Grenzen eines Entspannungsverfahrens im Bereich des Schlafes zu erfassen, ist zunächst eine genaue Diagnostik der Schlafstörung notwendig (s.u.). Bevor man die PR einsetzt, sind daher organische Ursachen (Medikamente, Übergewicht, Herz-Kreislauf-Erkrankungen, chronischer Schmerz) ungünstige Gewohnheiten und Begleitumstände (Wechselschichten, Alkohol-, Koffeinabusus) und psychische Störungen (Angst, Depression) zu erfassen und gegebenenfalls primär zu behandeln.

Diagnostik und Behandlung von Schlafstörungen:

- Anamnese der Schlafsituation
- Erfassen von Begleitumständen
- Schlafprotokoll
- diagnostische Zuordnung
- Information des Betroffenen
- Behandlungsplanung
- Stellenwert des Entspannungsverfahrens

Bei der Anamneseerhebung und dem Erfassen der Begleitumstände können dem Betroffenen erste korrigierende Informationen gegeben werden, die insbesondere bei subjektiven Schlafstörungen bereits eine Entlastung und Veränderung bewirken können. Beim Führen eines Schlafprotokolls zur Ermittlung des tatsächlichen Schlafbedarfs (genaue Bilanz der tatsächlichen Schlafzeit über 24 Stunden, einschließlich Tagesschlafzeiten) ergeben sich ebenfalls Erkenntnisse, die die Schlaferwartung entlastend beeinflussen können.

Bei den meisten Menschen unterliegt der Schlaf-Wach-Rhythmus sehr festgelegten Gewohnheiten, die durch **Konditionierungsprozesse** fixiert sind, z.B. Einschlaf- und Aufwachzeiten, Schlafdauer. Das bedeutet, dass solche konditionierten Abläufe, wenn sie über mehrere Jahre jede Nacht abgelaufen sind, einer Veränderung nur schwer und allenfalls langfristig zugänglich sind.

Aufgrund der Nähe zwischen Entspannung und Schlaf entsteht nach den ersten positiven Entspannungserfahrungen bei Erlernen der PR schnell die Erwartung, dass der Schlaf nun endlich verbessert werden kann. Bevor man die PR einsetzt, ist es daher notwendig, den Betroffenen über die o.g. Phänomene zu informieren, um unrealistischen Vorstellungen vorzubeugen. Dazu gehört auch, dass vorab ein Behandlungsplan mit verschiedenen Maßnahmen erstellt wird und der Stellenwert und die Möglichkeiten der PR in diesem Rahmen genau definiert werden.

Entspannungsverfahren können in unterschiedlicher Weise auf den Schlaf-Wach-Rhythmus einwirken:

- als Einschlafhilfe
- beim nächtlichen Erwachen
- durch Übungen im Tagesablauf

Am naheliegensden und wissenschaftlich am besten untersucht (s.u.) ist die **Anwendung beim abendlichen Einschlafen** zur Verkürzung der Einschlaflatenz [Lichstein 1988, Hamm 2000]. Dabei wird im Liegen geübt, und der Übungsablauf entspricht dem einer längeren Übung von 16–20 Muskelgruppen. Das Ziel ist jedoch nicht, die Übung komplett durchzuführen und abzuschließen, sondern im Verlauf irgendwann in den Schlaf „hinein zu gleiten". Daher werden die Muskeln zum Einschlafen auch nur ganz leicht angespannt, um eine jeweils erneute Sympathikusaktivierung zu vermeiden. Etwas Fortgeschrittenere werden das „Einschlaftraining" eher in der in Kapitel 3.6 (Abbildung 3.3) dargestellten Form weiter führen. Da die Entspannung (und damit auch der Schlaf) am wirksamsten in einer längeren Ruhephase nach den Muskelanspannungs/-entspannungsübungen eintritt, wird man nach einigen Muskelübungen über eine solche Ruhephase das Einschlafen zu konditionieren versuchen. In diesem Zusammenhang hat sich auch die Kombination mit imaginativen Elementen sehr bewährt [Morin und Azrin 1987], so dass hier auch die Kombination von PR und AT sinnvoll wäre (siehe Kapitel 9.1).

Diese Überlegungen spielen auch bei der **Anwendung bei Durchschlafstörungen** eine zentrale Rolle. Wer beim nächtlichen Erwachen z.B. die Vorgehensweise von Bernstein und Borkovec praktiziert, wird u.U. durch die starken Muskelanspannungen erst richtig wach. Auch wenn man sich (noch im Halbschlaf) zu sehr auf eine „ordnungsgemäße" Durchführung der Entspannungsübung konzentriert, wird dies eher zu einer Aktivierung führen. Stattdessen hat es sich für Anfänger als am sinnvollsten erwiesen, einfach mit irgendwelchen Muskeln anzufangen, nicht auf eine bestimmte Reihenfolge oder genaue Zeiten zu achten, sondern die Übung unmittelbar beim Erwachen ohne besonders intensive Konzentration so, wie es einem gerade in den Sinn kommt, durchzuführen. Hilfreich kann auch die gleichzeitige Konzentration auf den langsamen Atemrhythmus sein, wobei das Ausatmen leicht betont wird. Diese aus dem AT bekannte sog. **Ausatmungsverstärkung** vertieft und erleichtert die Entspannung. Fortgeschrittene werden die ihnen aus der Übungserfahrung vertrauten Konditionierungen nutzen und insbesondere über Imaginationen (durch die Ähnlichkeit mit Traumbildern) relativ einfach wieder einschlafen. Manchen gelingt es darüber sogar, wieder in den gerade zuletzt wahrgenommenen Trauminhalt einzusteigen.

Neben der Anwendung beim Einschlafen und zum Durchschlafen ist es auch möglich, den **Schlaf-Wach-Rhyth-**

mus (eher indirekt und längerfristig) durch die täglich mehrmalige Durchführung von PR-Übungen zu beeinflussen. Einerseits verbessert die regelmäßige kurze Entspannungsübung die Erholungsfähigkeit, ein Effekt, der aber erst nach Monaten bis Jahren zuverlässig eintritt. Andererseits aber ist eine **differenzielle Konditionierung** zwischen Entspannung und Schlaf eine sehr wirksame Methode zum besseren Schlaf. Es können dabei unterschiedliche konditionierte Reize entwickelt werden:

- Durchführung im *Sitzen* bedeutet beispielsweise Entspannung und Frische nach der Übung, während PR im *Liegen* nur zum Einschlafen verwendet wird. Noch einfacher, aber aus der Erfahrung auch sehr wirksam: Beginn mit *rechter Hand* bedeutet Entspannung, Beginn mit *linker Hand* führt zum Einschlafen.
  Weitere Möglichkeiten:
- *PR als Entspannung* wird verbunden mit kurzen Übungen, stärkeren Anspannungen, mit Konzentration auf die Einatmung im zweiten Teil der Übung (= Frische), mentalen Vorstellungen von Aktivität nach der Übung oder formelhaften Vorsätzen ähnlich wie beim AT („Nach der Übung bin ich frisch und leistungsfähig.").
- *PR zum Einschlafen* bedeutet dagegen längere Übungsdauer, sanfte Anspannungen, Konzentration auf Ausatmung, beruhigende mentale Vorstellungen und Sätze wie „Schlaf gleichgültig, Ruhe wichtig ... Ich überlasse mich dem Schlaf ... Der Körper holt sich die Ruhe, die er braucht"

Die Wirksamkeit der PR bei Schlafstörungen ist gut belegt [Lichstein 1988, Grawe et al. 1994, Bernstein et al. 2000, Ohm 2004, Doubrawa 2006]. Es gibt eine ganze Reihe von qualitativ guten klinischen Studien, die sich jedoch insbesondere auf primäre Einschlafstörungen bei überwiegend subjektiven Schlafstörungen beziehen. Alle Studien belegen, dass Einschlaflatenzen durch die PR recht zuverlässig reduziert werden (je nach Studie zwischen 36% und 79% [Hamm 2000]) und auch die Schlafqualität verbessert werden kann. Die PR wirkt dabei unspezifisch, ein besonderer Wirkeffekt durch die Muskelan- und -entspannungen ist nicht anzunehmen. Die Hypothese von Borkovec [1982], nach der durch die Aufmerksamkeitsfokussierung auf angenehme, monoton wiederkehrende Empfindungen das unkontrollierte Aufkommen sorgenvoller Gedanken und Vorstellungen verhindert wird, ist bisher nicht belegt. PR ist nicht effektiver als andere Entspannungs- oder psychotherapeutische Verfahren, jedoch im Vergleich die deutlich einfachere und praktischere Methode.

5.2 Klinische Indikationen

Die klinische Anwendung der PR zielt einerseits auf *direkte* Symptomveränderung und *Verminderung* von krankheitsbedingtem Stress und Leidensdruck. Andererseits kann die PR auch zur *Unterstützung* der Krankheitsbewältigung eingesetzt werden, um z.B. trotz gesundheitlicher Einschränkungen besser leben zu können [Ohm 2004]. In einer sehr sorgfältigen

Übersicht orientiert an ICD10-Diagnosen differenziert Krampen [2004] die Indikationen in Vor-, Begleit- und Nachbehandlung. Damit wird deutlich, dass die PR im klinischen Bereich praktisch immer im Kontext anderer Therapien eingesetzt wird. Nur bei ganz wenigen Indikationen wie z.B. beim episodischen Spannungskopfschmerz wird man mit der PR als alleiniger therapeutischer Intervention ausreichende Erfolge erzielen [Holroyd und Penzien 1986]. Der Therapeut muss daher den individuellen Stellenwert der PR im Behandlungskontext definieren und mögliche Interaktionen mit anderen Therapieformen berücksichtigen.

Schon Grawe wies in seiner Metaanalyse [1994] darauf hin, dass die PR bei verschiedenen Patienten unterschiedlich gut wirkt. Jüngere und weniger schwer gestörte Patienten erreichten demnach bessere Behandlungsergebnisse. Wichtig sei auch die Erfolgserwartung: Patienten, die von vorneherein an die Wirksamkeit der PR glaubten, schnitten bei der Behandlung signifikant besser ab. Darüber hinaus fand er Hinweise, dass geringe Suggestibilität und schlechte Konzentrationsfähigkeit Prädiktoren für eher schlechte Behandlungsergebnisse sein könnten. Andererseits fanden Lehrer et al. [1994], dass gerade Stress und Symptomdruck zu deutlicheren physiologischen Effekten bei der Anwendung der PR führten. Dies lässt sich einerseits durch die stärker ausgeprägten Unterschiede bezogen auf höhere Ausgangswerte der Spannung erklären. Andererseits sind Patienten mit hohem Leidensdruck auch stärker motiviert, die PR anzuwenden. Der Erfolg der klinischen Anwendung wird daher von den verschiedenen Parametern vermutlich nicht linear, sondern ähnlich einer glockenförmigen Normalverteilung beeinflusst: Zu viel Störung führt zu Blockaden, zu wenig Störung macht die Veränderungswahrnehmung schwierig. Oder auch: Zu hohe Erwartung führt zu Erfolgsdruck, bei zu geringer Erwartung fehlt die Motivation zum Üben.

Die Wirksamkeit der PR ist für verschiedene Indikationsbereiche (siehe Tabelle 5.1) unterschiedlich einzuschätzen. Am besten belegt ist die PR bei **Spannungskopfschmerz, Migräne, Rückenschmerz, Hypertonie sowie Schlafstörungen.** Die Leitlinie hat sich bei den Indikationen überwiegend an klinischen Beschreibungen orientiert. In einer späteren Weiterentwicklung wird man diese Diagnosen an die ICD 10 adaptieren und entsprechende Ziffern zuordnen, damit abrechnungsfähige Indikationsstellungen möglich werden.

Bei **Angststörungen**, insbesondere bei den Phobien, bei deren Behandlung die PR früher eine besondere Rolle spielte, geht man heute davon aus, dass der wirksamere Teil der Veränderung nicht in Form von Angstreduktion durch Entspannung oder durch Gegenkonditionierung im Rahmen einer systematischen Desensibilisierung entsteht (siehe auch Kapitel 3.1). Phobische Ängste werden längerfristig wesentlich besser durch Habituationsprozesse im Rahmen einer Exposition *in vivo* beeinflusst. Allerdings hat die PR hier einen positiven, unterstützenden Effekt, indem Habituationsprozesse beschleunigt werden [Übersicht bei Hamm 2000]. Die

Tab. 5.1: Mögliche Anwendungsgebiete der PR im therapeutischen Bereich entsprechend der Expertenleitlinie [Ohm 2004]

Agression	Distress	Posttraum. Belastungsreaktion
Alkoholismus	Ess-Störungen	Rückenschmerzen
Alzheimer Erkrankung	Glaukom	Schlafstörungen
Angst/Phobie	Hauterkrankungen	Schmerz (Rheuma)
Apoplex	HIV	Schwindel
Asthma	Hypertonie	Spannungskopfschmerz
Beklemmungen, Kloßgefühl	Koronare Herzkrankheit	Sprachstörungen
Bruxismus	Krebs	Störungen des Gedächtnisses
Chronische Müdigkeit	Migräne	Störungen des Immunsystems
Colon irritabile	Multiple Sklerose	Tinnitus
Depression	Parkinson Erkrankung	Verspannungen/Abgespanntheit
Diabetes Typ II	Phantomschmerz	Zwangsstörungen

PR wird in der Angstbehandlung heute eher unspezifisch und unterstützend im Rahmen anderer verhaltenstherapeutischer Maßnahmen eingesetzt [Bernstein et al. 2000]. Ein differenziertes Konzept dafür mit umfangreicher praktischer Anleitung ist bei Ohm [2003a] nachzulesen.

Bei **chronischen Schmerzen** ist die PR insbesondere bei den sog. funktionellen Störungen in der Wirksamkeit gut belegt [Übersicht bei Derra 2003a]. Spannungskopfschmerz, Migräne oder Rückenschmerz haben zwar unterschiedliche pathophysiologische Ursachen, werden aber oft durch psychosoziale Belastungsfaktoren ausgelöst und aufrechterhalten. Entspannungsverfahren werden daher als ein unbedingt notwendiges adjuvantes Therapieelement zur Prophylaxe von Schmerzepisoden, zur Symptombeeinflussung und Veränderung der zentralen Schmerzverarbeitung angesehen [Egle et al., in Vorbereitung].

In der praktischen Anwendung gilt es zu beachten, dass eine zu kräftige Muskelanspannung bei den meisten Schmerzpatienten zur *Symptomverstärkung* führt.

- Bei Patienten mit der Diagnose **Fibromyalgie** hat sich in diesem Zusammenhang das AT als günstiger erwiesen, da hierbei keine Schmerz induzierende Muskelbewegung stattfindet und zusätzlich das Wärmeempfinden als hilfreich empfunden wird. Nach der klinischen Erfahrung sind zur Symptomprophylaxe und zur Beeinflussung geringer Schmerzstärken **häufige kurze PR-Übungen** günstiger (Beispiel siehe Anhang 5).
- **Migränepatienten** wissen, dass sie die PR *nicht zu Beginn oder während eines Migräneanfalls* einsetzen sollten, da der Ablauf durch entspannungsbe-

dingte Gefäßdilatation zumeist verstärkt wird. Bei der Migräne dient die PR neben anderen Maßnahmen der Lebensführung als Prophylaktikum zur besseren Stressimmunisierung und Steuerung von Triggerfaktoren (z.B. Schlaf-Wach-Rhythmus).

- Auch beim **Spannungskopfschmerz** spielt neben aktiver sportlicher Bewegung, verhaltenstherapeutischen Interventionen zur besseren Schmerzbewältigung die PR als Prophylaxe eine wesentliche Rolle [Blanchard et al. 1990, Arena et al. 1995], beim episodischen Spannungskopfschmerz mit nur wenigen Kopfschmerztagen im Monat ist sogar der alleinige Einsatz der PR ausreichend [Holroyd und Penzien 1986].
- Beim **Clusterkopfschmerz** werden die Schmerzattacken durch Entspannung getriggert, so dass hier eine *relative Kontraindikation* besteht.
- Die Anwendung der PR bei **chronischen Rückenschmerzen** erfolgt nur im Rahmen multimodaler Therapieprogramme [Basler und Kröner-Herwig 1998, Pfingsten und Hildebrandt 1998], in denen die Entspannungsübungen einen festen Stellenwert haben (siehe auch Kapitel 9.2)
- Weitere in der Wirksamkeit belegte Indikationen sind die **rheumatoide Arthritis** [Geissner et al. 1994, Stentstrom et al. 1996] und **Tumorschmerz** [Syrjala et al. 1995, Doubrawa 2006].

Der chronische Schmerz ist der Prototyp für eine notwendige **interdisziplinäre Behandlung** mit guter Kooperation zwischen verschiedenen Berufsgruppen. Dabei kommt es in der medizinischen Versorgungsrealität leider oft lediglich zu einer multidisziplinären Baukastentherapie. Die notwendige Kommunikation und Feinabstimmung einer interdisziplinären Zusammenarbeit wird oft unterschätzt und vernachlässigt. Entsprechend sind Entspannungsverfahren wie die PR nicht selten lediglich ein therapeutisches Anhängsel. Wenn die einzelnen Mitarbeiter des Behandlerteams die Bedeutung der Entspannung nicht würdigen und den Patienten immer wieder dazu motivieren, verliert die PR wesentliche Möglichkeiten ihrer Wirksamkeit (siehe auch Kapitel 8 und 9.2).

Die Wirksamkeit der PR bei der **essenziellen Hypertonie** konnte schon von Jacobson selbst gut belegt werden [Jacobson 1940, 1947]. Diese Indikation gehört heute zu den am besten gesicherten Einsatzbereichen mit hoher Effektstärke [Übersicht bei Hamm 2000, Bernien 2002]. Sowohl der systolische wie auch der diastolische Blutdruckwert werden gesenkt und dies nicht nur unmittelbar während der Entspannungsübung, sondern mit deutlichen Generalisierungseffekten bis zu 90 Minuten danach. Dabei ist das Ausmaß der Blutdrucksenkung umso größer, je höher der Ausgangsdruck vor Behandlungsbeginn ist [Vaitl 1994]. Damit ist die PR als Ergänzung zur medikamentösen antihypertensiven Behandlung unbedingt zu empfehlen. Diese Kombination ist anderen therapeutischen Interventionen eindeutig überlegen [Grawe et al. 1994]. Dabei ist jedoch darauf zu achten, dass die

Patienten in ständiger ärztlicher Behandlung bleiben und keinesfalls selbstständig ohne Absprache mit dem Arzt ihre Medikamentendosis ändern.

Von den in der Leitlinie aufgelisteten Indikationen (Tabelle 5.1) sind nicht alle durch klinische Studien belegt. Für einzelne Anwendungsbereiche gibt es umfangreiche Kasuistiken, zum Teil beruhen die Einschätzungen lediglich auf einem Expertenurteil. In der weiteren Entwicklung der Leitlinie müsste außerdem eine Differenzierung zwischen Beeinflussung der Zielsymptomatik und allgemeiner adjuvanter Stressreduktion erfolgen.

Für manche Indikationen wie z.B. HIV, Krebserkrankungen, Alzheimer Demenz, Phantomschmerz, Multiple Sklerose oder Parkinson kann es natürlich lediglich um Unterstützung bei der Krankheitsbewältigung gehen [Ohm 2004].

Der Einsatz der **PR bei psychischen Störungen** aus dem ICD 10 Kapitel F erfolgt ebenfalls überwiegend unter der Vorstellung einer solchen allgemeinen Indikationsstellung [Krampen 2004], eine spezifische Symptomwirksamkeit (z.B. Verminderung von Suchtdruck, Verhaltensänderung bei Ess-Störungen, Änderung depressiver Denkabläufe) ist schwer zu belegen. Die Begleit- und Nachbehandlung ist aber sicherlich grundsätzlich zur indirekten und adjuvanten Behandlung psychischer Störungen (bessere Abschirmung störender Impulse, Selbststeuerung, Stressimmunisierung, Selbstwertgefühl, erfolgreicheres Bewältigungsverhalten, siehe auch Kapitel 1) indiziert und wird umfassend z.B. in den meisten Rehakliniken in die Praxis umgesetzt.

5.3 Anwendungsbeschränkungen und Kontraindikationen

Entspannungsverfahren haben den großen Vorteil, dass es für ihre Anwendung nur wenige wirkliche Kontraindikationen gibt. Zwar kommt es nicht selten vor, dass jemand bei der Durchführung der PR aus unterschiedlichen Gründen innerliche Blockaden (z.B. Kontrollzwänge, Ängste, Probleme mit der Körperwahrnehmung, Zunahme von Schmerzen) hat und sich in der Entspannungsübung nicht ausreichend lösen kann. Dies hat aber üblicherweise lediglich die Folge, dass die Entspannung nicht wirksam werden kann und der Übende vielleicht enttäuscht ist. Die meisten Anwendungsprobleme werden so schon bei den ersten Übungen sichtbar. Auf Schwierigkeiten beim Üben und mögliche Hilfestellungen wurde in Kapitel 4.5 ausführlich eingegangen. Sie haben in der Regel keine negativen Folgen, es kann jedoch sein, dass der Therapeut zu dem Ergebnis kommt, dass es für den Betroffenen momentan nicht sinnvoll ist, mit der Therapie fortzufahren.

> Falls sich Störungen bzw. Krankheitsbilder bei Einsatz Progressiver Relaxation verschlechtern sollten, ist den Gründen nachzugehen und die Progressive Relaxation unter Umständen vorübergehend einzustellen [Ohm 2004]

Dass die Durchführung der PR ernsthafte schädliche Auswirkungen hat, ist jedoch extrem selten, so dass nur in ganz wenigen Fällen von vorneherein feststeht, dass man nicht einmal einen ersten Versuch machen sollte.

Entsprechend der Leitlinie unterscheidet man in grundsätzliche (permanente) Kontraindikationen und zeitweilige Ausschlussgründe.

Die **absoluten Kontraindikationen** beziehen sich einerseits auf Störungen, bei denen anhaltend der Realitätskontakt gestört ist und die sog. Selbstverfügbarkeit und Fähigkeit zur Körperwahrnehmung stark eingeschränkt ist. Andererseits sind es chronische neurologische Störungen und Muskelkrankheiten, die eine Anwendung unmöglich machen bzw. die Krankheitssymptome verschlimmern können.

Grundsätzliche und damit permanente Ausschlussgründe sind:

- schwere Intelligenzeinschränkungen (Oligophrenie, Demenz)
- chronische neurologische Störungen (Myotonien mit gestörter Dekontraktion der Muskelfasern, Muskelspastik, generalisierte Torsionsdystonien)
- chronifizierte Psychosen (Schizophrenie, anhaltende wahnhafte Störungen) [Ohm 2004]

Wenn bei den genannten neurologischen Störungen ein Entspannungsverfahren indiziert wäre, könnte das AT zur Anwendung kommen. Bei den anderen Ausschlussgründen ist jedes Entspannungsverfahren kontraindiziert.

Die **zeitweiligen Ausschlussgründe** beziehen sich im Wesentlichen auf akute Störungen.

Die Progressive Relaxation soll bei akuten Störungen und Krankheiten nicht eingesetzt werden, wenn die Voraussetzungen zur Durchführung der Übungen (z.B. Verstehen der Anleitungen) nicht gegeben sind oder wenn zu befürchten ist, dass die Störung/Erkrankung sich aufgrund des Entspannungsverfahrens verschlechtern könnte.
Dies kann insbesondere bei folgenden Störungen zutreffen:

- Verwirrtheitszustände
- Neigung zu Überanstrengung, die sich bei den Übungen der Progressiven Relaxation negativ auswirkt
- Muskelerkrankungen, die sich bei Muskelkontraktion verschlechtern (z.B. Muskelentzündungen)
- neurologische Systemerkrankungen, die sich bei Muskelkontraktion verschlechtern (z.B. manche Kleinhirnstörungen und extrapyramidale Störungen)
- akute Psychosen (Schizophrenie, Manie) [Ohm 2004]

Die Leitlinie hat sich hier auf einige wesentliche, von Experten konsentierte Ausschlussgründe beschränkt. Darüber hinaus werden von verschiedenen Autoren eine Reihe **relativer Kontraindikationen** erwähnt, die nicht unbedingt ein Ausschlussgrund sind, die Durchführung aber erheblich erschweren können. Es handelt sich dabei einerseits um spezielle Krankheitsbilder (z.B. Clusterkopfschmerz, Fibromyalgie, bestimmte Formen des Bronchialasthmas, schwere akute internistische Erkrankungen des Herz-Kreislaufsystems und Verdauungstraktes) und psychische Störungen (schwere Persönlichkeitsstörungen wie z.B. Borderlinestörungen, ausgeprägte Zwangsstörungen und hypochrondrische Störungen, schwere Depressionen u.Ä.). Krampen [2004] erwähnt in diesem Zusammenhang die Diagnosen der dissoziativen Störungen (ICD 10 F44) und das Depersonalisationssyndrom (ICD 10 F48.1).

Andererseits gibt es oft Probleme bei Patienten mit **motivationalen Problemen** oder **unrealistischen Erwartungen** an die PR (z.B. bei Suchterkrankungen, chronischen Schmerzen). In solchen Fällen hängt es oft von der Kreativität des Therapeuten ab, ob es ihm gelingt, den Patienten auch in diesen schwierigen Situationen zu einem zufrieden stellenden Entspannungserlebnis zu führen. Üblicherweise wird man hier im *Einzel-Setting* arbeiten und mit dem Patienten individuelle Vorgehensweisen entwickeln. Dazu gehört auch, dass man im Zweifelsfall mit der PR wartet, bis eine Besserung des Krankheitszustandes eingetreten ist.

5.4 Modifikation für spezifische Indikationen

Wie schon am Beispiel zum Einsatz der PR bei Schlafstörungen (Kapitel 5.1.3) ausgeführt wurde, sind in verschiedenen Anwendungsbereichen spezifische Modifikationen sinnvoll. Dies betrifft auch manche klinischen Indikationen, z.B. den Umgang mit chronischen Schmerzpatienten (Kapitel 5.2).

Am einfachsten ist es, den **Übungsablauf** selbst zu verändern. Schlaf, Schmerz, Hypertonie, Bruxismus, schwere körperliche Krankheiten machen beispielsweise eher sanfte Anspannungen zur Verbesserung und Differenzierung der Körperwahrnehmung sinnvoll, während Störungen, bei denen es auf effektive und schnelle Symptomkontrolle ankommt, z.B. Angst, Suchterkrankungen, Ess-Störungen, Zwangsstörungen, depressive Störungen, Tinnitus, Schwindel, eher durch kräftige und kontrastreiche Anspannungs-Entspannungssequenzen beeinflusst werden.

Bei der Variation der **Übungsdauer** wirken kurze Übungen mit nur begrenzter Ruhephase aktivierend und können häufiger im Alltag und ohne Hilfsmittel eingesetzt werden. Längere Übungen mit anschließender Ruhephase fördern die Intensität der Entspannung und sind eher für zu Hause geeignet.

Im Laufe der Zeit wurden von Therapeuten und Patienten vielfältige **Hilfestellungen und Ergänzungen** entwickelt:

- Besonders geeignet ist die Konzentration auf den **Atmungsablauf**. Fokussierung auf die Einatmung aktiviert (cave: Hyperventilation), Ausatmungskonzentration wirkt entspannend. Der Atemrhythmus kann beruhigend sein und als Zeitgeber für die Anspannungs-Entspannungssequenzen eingesetzt werden.
- Verbunden mit der Atmung oder mit Muskelbewegungen kann auch die **Durchblutung** in Form der Vorstellung strömender Wärme zur Entspan-

nungsverstärkung genutzt werden, wie dies vom AT bekannt ist.

- Schließlich können auch **leichte Bewegungen** mit den Händen und Füßen während der Übungen (z.B. „Klavierspielen" mit den Fingern auf den Oberschenkeln) zu einer besseren Aufmerksamkeitslenkung führen.
- **Mentale Strategien** (siehe auch Kapitel 7.2.) in Form von beruhigenden Bildern oder bestimmten Sätzen sind vor allen bei Fortgeschrittenen sehr effektiv, führen jedoch nicht selten auch sehr weit weg von der eigentlichen PR.

Ein weiterer Parameter ist die **Häufigkeit**, der **Zeitpunkt** und **Ort der Durchführung der Übung**. Jemandem der unter hohem Symptomdruck steht wird man eine möglichst häufige PR-Anwendung in den Zeiten geringer Symptomintensität empfehlen. In Phasen verstärkter Symptomatik oder bei hohem Stress kommen dann besser andere Strategien wie Bewegung oder Ablenkung in Frage. Festgelegte Übungszeiten verbessern die Wirksamkeit vor allem bei weniger motivierten oder sehr ablenkbaren (und daher vergesslichen) Menschen.

- Aus dem AT kennen wir die sog. **Reihenübungen**. Hierbei stellt man sich zum Ende der Entspannungsübung vor, wann und wo man die nächste Übung durchführen wird [Hoffmann 2006]. Dieses Vorgehen führt zu einer wesentlichen Verbesserung der Übungshäufigkeit. Ob durch das „Vorprogrammieren" der nächsten Übung auch der Entspannungseffekt in der Zeit bis zur nächsten Übung verstärkt wird, ist bisher nicht untersucht worden.
- Eine sehr interessante Möglichkeit der PR-Anwendung ist das **Entspannungsritual**. Hierbei wird die PR in einen festgelegten Ablauf verschiedener Strategien integriert. Unser Leben wird zur Vereinfachung von vielen täglichen Ritualen bestimmt wie z.B. Zähneputzen, Körperpflege, Nahrungsaufnahme oder auch in ungünstiger krank machender Form z.B. von Zigarettenrauchen. Solche Rituale sind im Ablauf sehr stereotyp, für die Alltagsbewältigung hoch effektiv und vor allem schwer veränderbar. Somit liegt es nahe, zur Wirkungsverstärkung auch die PR in ein Alltagsritual zu integrieren. Die Kombination von Bewegung, Entspannung und Genuss in einen ritualisierten Ablauf könnte beispielsweise darin bestehen, dass nach einigen lockernden Bewegungen oder Stretchingübungen (1–2 Minuten) eine kurze PR-Übung (3 Minuten) angehängt wird und danach eine gute Tasse Kaffee oder Tee getrunken wird. Dieses Vorgehen benötigt nur wenige Minuten, ähnlich wie eine Zigarettenpause, ist jedoch erheblich gesünder. Über solche Entspannungsrituale gibt es eine ganze Anzahl von Kasuistiken mit sehr kreativen Anwendungskombinationen, leider jedoch bisher keine systematischen Untersuchungen.

Eine besondere Herausforderung besteht dann, wenn die PR bei jemandem eingesetzt werden soll, bei dem eine Störung des Gehörs vorliegt (Schwerhörigkeit oder Tinnitus).

- **Schwerhörige** ohne geeignetes Hörgerät lernen die PR am besten mit offenen Augen. In der Gruppe setzen sie sich dem Kursleiter gegenüber, um die Übungsvorgaben gut sehen zu können. Oder sie sitzen mit dem gesunden Ohr neben dem Kursleiter, damit dieser keine zu lauten Instruktionen geben muss.
- Bei Patienten mit **Tinnitus** ist der Therapeut besonders gefordert und muss alle Register seiner Hilfestellungen ziehen. Da das Ohrgeräusch sich üblicherweise beim Augenschluss verstärkt, üben auch diese Patienten besser mit offenen Augen. Manchmal ist es hilfreich, mit Muskeln weit weg vom Ohr zu beginnen, z.B. mit den Füßen. Im AT wird dem Übenden empfohlen, in der Lernphase die Entspannungsformeln halblaut vor sich hin zu murmeln. Ähnlich könnte man auch bei der PR verfahren. In solchen Fällen wäre auch der Einsatz von Kassetten oder CDs zur Übungsanleitung von außen hilfreich. Auch das Abspielen von getragener beruhigender Musik während der Übung könnte in diesem Fall hilfreich sein.

Der Einsatz von Entspannungsverfahren im Rahmen von **Schwangerschaft und Geburt** hat jahrzehntelange Tradition. Während der Schwangerschaft geht es um Abbau von Ängsten, Verarbeitung von körperlichen Veränderungen und die Entwicklung positiver Einstellungen dem Kind und der bevorstehenden Geburt gegenüber. Für die Symptomlinderung körperlicher Beschwerden (Übelkeit, Erbrechen, Schlafstörungen, Kreislaufprobleme, Muskelkrämpfe) ist die PR nach Ausschluss ernsthafter Erkrankungen besonders geeignet, da keine Nebenwirkungen für Mutter und Kind zu befürchten sind.

- Bei **Übelkeit** wird eine Verbindung mit der Atmung hilfreich sein, wobei in der Vorstellung bei jedem Ausatmen Übelkeit „weggeatmet" wird. Die Übung der Bauchmuskulatur wird allenfalls mit ganz geringer Spannung durchgeführt. Besonders beliebt und geeignet scheint die Teil-Übung der Schulter-Nacken-Muskulatur. Diesbezüglich gibt es eine Parallele zu Patientinnen mit **Ess-Störungen**, die ebenfalls Muskelübungen in Schulter und Nacken besonders bevorzugen.
- In der Phase der **Geburtsvorbereitung** wird die PR in Kombination mit Informationsvermittlung, Atemübungen, Vermittlung von kognitiven Strategien und Gruppengesprächen zu einem regulären Baustein der üblichen Vorbereitungsprogramme. Die PR kann in der Geburtsvorbereitung unter drei Aspekten wirksam sein [Maspfuhl 1994]:
  - Zunächst geht es um das Einüben einer differenziellen Entspannung: Unter der Geburt soll während der physiologischen Kontraktionen der Gebärmutter und der Aufdehnung des Gebärmutterhalses die restliche Muskulatur möglichst entspannt bleiben, um Energie zu sparen.
  - Weiterhin soll der schnelle Wechsel von Aktivierung und Entspannung

besonders in der Austreibungsperiode beherrscht werden, d.h. eine rasche Umschaltung möglich sein.
- Während der Wehenpausen in der Eröffnungsperiode soll durch eine bewusst und vollständig herbeigeführte Entspannungsreaktion der Erholungseffekt maximiert werden.

Der Einsatz von Entspannungsverfahren im Rahmen der o.g. kombinierten Geburtsvorbereitungsprogramme ist durch viele Studien bestens belegt.

Weitere Modifikationen betreffen die **Anwendung der PR bei verschiedenen Altersgruppen**. Auf die Abhängigkeit der Lernfähigkeit vom Alter wurde eingangs (Kapitel 5.2) schon hingewiesen. Auch die Suggestibilität nimmt mit dem Alter ab, wohingegen es bei älteren Menschen oft weniger Motivationsprobleme und höhere Bereitschaft zum regelmäßigen Üben gibt. Die Expertenleitlinie formulierte lediglich eine Altersgrenze nach unten:

> Alter der TeilnehmerInnen: Nach oben unbegrenzt, ab ca. 6 Jahren in speziellen Kinderkursen [Ohm 2004].

Nach der wissenschaftlichen Studienlage kann die **PR bei Kindern** je nach individueller Reife etwa ab dem 4. Lebensjahr eingesetzt werden. Ohm [2001] empfiehlt aus der praktischen Erfahrung heraus einen Beginn erst mit 6–8 Jahren. In der Übungsanleitung sollte die Sprache an die Sprechweise von Kindern und Jugendlichen angepasst werden. Ähnlich wie beim AT wird die PR-Übung in die Rahmenhandlung einer Entspannungsgeschichte integriert, um die Kinder auf spielerische Art und Weise an die Entspannung heranzuführen und die Motivation zum Üben zu erhöhen. Daraus werden kindgerecht aufgearbeitete Kurzübungen entwickelt, die selbstständig im Alltag geübt werden können [Ohm 2000]. Je jünger die Kinder sind, desto leichter lassen sie sich durch Umgebungsreize ablenken. Es hat sich daher bewährt, wenn die Kinder vorher etwas herumtoben und somit ihren Bewegungsdrang ausleben können. Sie bauen dadurch bereits vor der Übung innere Spannungen ab und sind für die Entspannung empfänglicher. Die Übung erfolgt dann im Liegen in einem möglichst ruhigen Raum, anfangs bei besonders ängstlichen Kindern gegebenenfalls in Anwesenheit eines Elternteils.

Ältere Kinder und Jugendliche üben besser direkt im Sitzen, außer dem Kursleiter sind keine Erwachsenen im Raum. Insbesondere bei männlichen Jugendlichen können sich Motivationsprobleme ergeben, wenn die PR-Übungen vordergründig nicht dem männlichen Aktivitäts- und Aggressionsideal entsprechen, sondern abwertend mit Schwäche und Weichheit in Verbindung gebracht werden. Die Auseinandersetzung mit solchen Themen stellt hohe Anforderungen an die Kompetenz des Therapeuten. Auch für den Umgang mit den Wünschen der Eltern benötigt man oft viel Verständnis und Geduld. Eine spezielle Weiterbildung zur Anwendung der PR bei Kindern und Jugendlichen ist daher sehr zu empfehlen, *die Erfahrungen mit Erwachsenenkursen können nicht auf die Arbeit mit Kindern übertragen werden.*

5.5 Vergleich und Differenzialindikation PR und AT

Wie eingangs erwähnt, wurde die PR jahrzehntlang überwiegend in Amerika entwickelt und eingesetzt. In den deutschsprachigen Ländern etablierte sich zeitgleich ziemlich genau parallel das AT als bevorzugte systematische Entspannungsmethode. Diese etwas abgegrenzte Entwicklung beider Entspannungsverfahren wurde noch dadurch polarisiert, dass die PR in das Interventionsrepertoire der Verhaltenstherapie aufgenommen wurde, während das AT aufgrund der Fokussierung auf mentale und innerpsychische Erlebnisqualitäten eher den tiefenpsychologischen Verfahren näher stand, gleichzeitig aber eine relative Eigenständigkeit behielt [Hoffmann 2006]. Verstärkt wurde die Abgrenzung beider Verfahren schließlich dadurch, dass die PR sich als eine Domäne der Psychologen entwickelte, während diese Methode im ärztlichen Bereich erstaunlich wenig aufgenommen wurde. Beim AT war dieses genau umgekehrt. Obwohl sich beide Verfahren in ihrer theoretischen Orientierung wenig Konkurrenz machten, entstand in der Praxis zunehmend das Bedürfnis einer Positionierung, welches Verfahren in welcher Vorgehensweise bei welcher klinischen Indikation als wirksamer belegt werden konnte. Während die Wirksamkeit der PR durch die Verhaltenstherapie sowohl für das singuläre Verfahren als auch im multimodalen Setting in vielen Studien belegt war, ergab sich beim AT eine traditionell eher ungünstige Studienlage. Trotz der jahrzehntelangen Anwendung blieb das AT sowohl in Grundlagen- wie auch in klinischen Studien über Jahre erstaunlich schlecht evaluiert. So wurde beispielsweise erst in den 80er Jahren nachgewiesen, dass es bei der Stirnkühlübung des AT nicht zu einer Abkühlung der Stirn, sondern im Gegenteil zu einem Temperaturanstieg kommt. Die Stirnkühle stellt sich als ein rein suggestives Phänomen dar und belegt eindrucksvoll die Bedeutung der imaginativen Elemente für die Entspannungsfähigkeit (siehe Kapitel 1.4).

In den 70er und 80er Jahren gab es eine Reihe von Vergleichsstudien für verschiedene Indikationen, die oft der PR die besseren Effekte zuschrieben. In seiner Metaanalyse fand Grawe bis zum Jahr 1984 mit 66 Studien zahlenmäßig ein deutliches Übergewicht der Untersuchungen, in denen PR als singuläres Verfahren untersucht wurde, während für das AT nur 16 Studien gefunden wurden. Er attestierte der PR insgesamt bei den meisten Indikationen eine bessere Effektivität [Grawe et al. 1994]. Krampen [2004] relativierte diese Einschätzung inzwischen grundlegend, indem er einerseits feststellte, dass der methodische Standard der AT-Studien im Vergleich zur PR schon bei der damaligen Metaanalyse höher war. Andererseits stellt sich die Studienlage für das AT nicht zuletzt durch die umfangreiche Metaanalyse von Stetter als inzwischen wesentlich ausgeglichener zwischen beiden Verfahren dar [Stetter und Kupper 2002].

Die konsequente Abgrenzung beider Verfahren hat bedauerlicherweise dazu geführt, dass es kaum Ansätze zur gezielten Integration beider Verfahren gegeben hat (siehe auch Kapitel 9).

Die klinische Praxis verlangt heute meist die Entscheidung: PR oder AT – welches Verfahren soll der Patient lernen?

Eine Gegenüberstellung der verschiedenen Spezifika beider Verfahren (Tabelle 5.2) zeigt die unterschiedlichen Schwerpunkte von PR und AT und gibt damit erste Hinweise für eine Differenzialindikation.

Die Übersicht macht noch einmal deutlich, dass die PR sehr davon profitieren könnte, wenn man die Vorteile, die das AT in seiner Effektivität ausmachen (kurze, unauffällige Übungen, Wärmeer-

Tab. 5.2: PR und AT im Vergleich [in Anlehnung an Krampen 2004]

Progressive Relaxation	Autogenes Training
Körperorientierte Übung, Zugang über Willkürmuskulatur	Mentale Übung, Zugang über Konzentration und Vorstellungen
Muskulatur wird hoch differenziert einbezogen (Muskelgruppen)	Muskulatur wird unspezifisch einbezogen (Schwereübung)
Kreislaufphänomene werden nicht oder nur unspezifisch genutzt	Spezifische Entspannungserlebnisse durch gezielten Einsatz von Durchblutungsveränderungen (Wärme)
Nicht suggestiv, sondern vornehmlich übend	Autosuggestiv (konzentrative Selbstentspannung)
Einzelübung benötigt relativ lange Zeit (15–20 Min.)	Einzelübung benötigt relativ kurze Zeit (3 Min.)
„Erfolge“ meist schon in den ersten Übungen	Relativ lange Zeit bis zu ersten „Übungserfolgen“
Übung in Anwesenheit anderer Personen relativ problematisch	Übung in sozialen Situationen unproblematisch
Transfer in den Alltag erst im Fortgeschrittenenstadium	Transfer in den Alltag wird von Anfang an gezielt geübt
Ziele	
Eng begrenzt: Verbesserung der Entspannung und Selbstkontrolle, „Kultivierung des Muskelsinns“	Individuell sehr unterschiedlich: von einer Besserung der Entspannungsfähigkeit bis hin zur Veränderung von persönlichen Ressourcen und Fähigkeiten
Ausweitungsmöglichkeiten	
• Mentales Training • Ruhephase am Ende der Übung • Integration in multimodale Therapieprogramme	• Organübungen • Formelhafte Vorsatzbildung • (meditative) Oberstufe • Tiefenpsychologische Kombination (gestufte Aktivhypnose)

lebnisse, Suggestionen und mentale Strategien nutzen), auf die muskelbetonte Entspannung übertragen würde.

5.5.1 Woran kann man sich bei der Auswahl PR oder AT orientieren?

In Anlehnung an Krampen wird eine vierstufige Vorgehensweise empfohlen:

1. Indikation und Kontraindikation
2. Vorerfahrungen
3. Teilnahmemotivation
4. Symptombelastung

Die Abklärung von **Indikation und Kontraindikation** ist sowohl klinische wie auch rechtliche Voraussetzung für den Einsatz jeglicher Intervention. Aufgrund der Tendenz zur allgemeinen Indikationsstellung ergeben sich dabei oft wenig stichhaltige Argumente für eine Differenzialindikation.

Ganz anders ist dies bei Erfassung von **Vorerfahrungen**, die eine erste recht eindeutige Zuordnung zu einem der Verfahren ermöglichen. Danach ist die PR vor allem indiziert bei positiven Vorerfahrungen mit PR oder einem anderen körperorientierten Verfahren sowie bei negativen Vorerfahrungen mit AT oder imaginativen und meditativen Entspannungstechniken. Beim AT verhält sich dies genau umgekehrt. Es gilt jedoch bei der Anamnese genau zu erfragen, worauf die schlechten Vorerfahrungen beruhen. Ein völlig falsch vermitteltes Entspannungsverfahren (siehe Kapitel 4.1) ist in der Bewertung als Vorerfahrung zu relativieren.

Die **Teilnahmemotivation** macht ebenfalls ein ausführlicheres Vorgespräch notwendig. PR ist insbesondere bei Wünschen nach körperlicher Entspannung (Kultivierung des Muskelsinnes) sowie bei akuten Belastungen und Krisen einzusetzen. Wenn dagegen schnell in sozialen Situationen (z.B. am Arbeitsplatz) geübt werden soll, Verbesserung der Konzentrationsfähigkeit und mentale Entspannung im Mittelpunkt stehen, wird man dem AT den Vorzug geben.

Hinsichtlich der **Symptombelastung** erwies sich die PR bei erhöhter Nervosität und innerer Anspannung als Methode erster Wahl. AT ist günstiger bei großer körperlicher und psychischer Erschöpfung sowie bei hohen Schmerzbelastungen.

Wichtige Aspekte der praktischen Durchführung dieses Auswahlprozederes werden ausführlich in Kapitel 4 behandelt. Die klinische Praxis ergibt einen weiteren Parameter für die Differenzialindikation PR oder AT, der sich meistens als das entscheidende Auswahlkriterium herauskristallisiert, nämlich den **Patientenwunsch**.

Schumacher [1997] konnte in einer Studie zum Einsatz von AT oder PR im Rahmen von Schmerzbewältigung bei der orthopädischen Rehabilitation von Rückenschmerzpatienten belegen, dass die Patienten, die durch die Randomisierung nicht das Entspannungsverfahren lernen „durften“, das sie eigentlich gerne gelernt hätten, deutlich unzufriedener waren und geringere Erfolge aufwiesen. Erfahrene Therapeuten werden daher bei der Zuordnung zu PR oder AT den Wunsch des Patienten, wie immer er auch motiviert ist, möglichst berücksichtigen.

6 Bewegung und Entspannung

Im Alltag hat die Skelettmuskulatur im Wesentlichen die Funktion, dass der Mensch durch Körperhaltung und Bewegung auf seine Umwelt einwirken und sich mit ihr auseinandersetzen kann. Das zweibeinige Stehen und Gehen, die Greiffunktion der Hand, die Nackenmuskulatur, die den Kopf zum Betrachten der Umgebung lenkt, komplexere Bewegungsabläufe wie Schreiben oder Sprechen, Gestik, Mimik – all diese Funktionen erfordern eine gute Abstimmung zwischen Haltung und Bewegung. Eine der wichtigsten Aufgaben unseres Zentralnervensystems ist daher die Kontrolle von motorischen Abläufen (siehe Kapitel 1.2).

Der zu Beginn des Buches zitierte Satz von Jacobson: „Es gibt kein grundlegenderes Heilmittel als Ruhe" mag daher für seine Zeit gegolten haben, als die Umweltbelastungen, die zu Krankheitsentwicklungen führten, möglicherweise noch einfacher überschaubar waren und die Auswahl der sonstigen therapeutischen Maßnahmen begrenzt war. Auch die Väter des AT hatten gerne solche einfachen Sätze parat, ein schönes Beispiel dafür sind etwa die heute in ihrer Schlichtheit beinahe anrührenden Formulierungen formelhafter Vorsatzbildungen [Hoffmann 2006]. Heute sind wir in der industriellen Gesellschaft mit weitaus komplexeren Ursachen für die zunehmenden funktionellen Störungen, psychosomatischen Krankheiten, Reaktionen auf Extrembelastungen, Übergewicht und Suchterkrankungen konfrontiert. Die neuen Krankheitsfaktoren beruhen nur zum Teil auf einer hohen Stressbelastung und dem Fehlen von Ruhe, sondern kommen eher aus dem Bereich des Bewegungsmangels und der Überforderung durch die alltäglich notwendige Informationsverarbeitung. Der o.g. Satz und die daraus folgenden Konsequenzen müssen daher heute ergänzt werden. Eine Tuberkulose behandeln wir nicht mehr mit monatelangen Liegekuren im Schwarzwald mehrere Stunden am Tag, sondern mit Medikamenten. Beim akuten funktionellen Rückenschmerz ist nicht mehr Bettruhe, sondern nach längstens 1–2 Tagen ein aktives Bewegungsprogramm indiziert. Bei Ängsten ist Rückzug und Angstvermeidung kontraproduktiv, stattdessen gehört ein aktives Angstexpositionstraining zur Methode der Wahl. Andererseits gibt es auch Situationen, in denen Ruhe therapeutisch notwendig ist. Z.B. wird beim Migräneanfall die Einnahme eines Medikamentes mit nachfolgender Ruhephase empfohlen.

Zu den grundlegenden Faktoren, die für die Gesundheit wichtig sind, gehören heute neben der Entspannung auf jeden Fall *ausgewogene Ernährung* und *ausreichend Bewegung*. Insbesondere der Krankheitsfaktor *Bewegungsmangel* hat in den letzten 50 Jahren eine ständig zunehmende Bedeutung erlangt. Diesen Aspekt müssen wir in Zukunft auch bei der Vermittlung von Entspannungsverfahren mehr berücksichtigen. Die wesentliche Alltagsaufgabe der Muskulatur ist nicht Entspannung, sondern Spannung und Bewegung. „Pointiert gesagt ist Entspannung als Sollgröße der Stütz-, Willkür- und Zielmotorik physiologisch unsinnig" [Klinkenberg 1996]. Das Ziel Jacobsons, zu lernen, in allen Situationen völlig entspannen zu können, sei nicht nur physikalisch und physiologisch unmöglich, sondern auch für eine normale, aktive Lebensführung unsinnig.

In der Tat ist die Muskelphysiologie auf Kontraktion und Dehnung eingestellt. In einem komplexen Zusammenwirken mit Sehnen, Knochen und Gelenkstrukturen erzeugen die Muskeln die jeweilige Körperhaltung und erhalten diese gegen die Schwerkraft aufrecht. Hätte sich Jacobson nicht vornehmlich mit dem Erreichen einer möglichst minimalen Muskelspannung, sondern mehr mit den bewegungsphysiologischen, dynamischen Aspekten der Muskulatur beschäftigt, dann hätte die **Physiotherapie** sich vermutlich schon früher intensiver mit der PR befasst.

Dabei war Jacobson eigentlich kein Gegner von Bewegung und Sport, im Gegenteil sah auch er darin eine wichtige Ausgleichsfunktion. Er sprach sich jedoch explizit dagegen aus, die Durchführung von Bewegungen mit der Methode der PR zu verbinden, um nicht den Übungscharakter („These are not exercises"), sondern den Aspekt der Körperwahrnehmung in den Vordergrund zu stellen. Er wollte auch dem Missverständnis vorbeugen, dass man mit Bewegungsübungen Entspannung erreichen könne (vergleiche Kapitel 1.2). Seine Unterscheidung zwischen primären Spannungen, die für eine Tätigkeit notwendig, und sekundären Spannungen, die unnötigerweise zusätzlich vorhanden und unökonomisch sind, zeigt außerdem seinen differenzierten Umgang mit Bewegungen. Einen Einblick in die uns heute zur Verfügung stehenden Erkenntnisse über die Abläufe der zentralen Bewegungssteuerung konnte er damals noch nicht haben, und auch die Anwendungserfahrung aus mehreren Jahrzehnten Physiotherapie hätte sein Konzept sicherlich weiter differenziert. Die späteren Formen der PR gingen recht „roh" mit der Muskulatur um und sind bei einer Reihe von Störungen insbesondere aus dem neurologischen Bereich wenig hilfreich bis kontraindiziert.

Im deutschsprachigen Raum setzt sich vor allem das Buch von Krahmann und Haag [1996] mit der Integration von PR in physiotherapeutische Vorgehensweisen auseinander. In den Lehrplan der dreijährigen Ausbildung zum Physiotherapeuten/in wurde inzwischen das Fach „Entspannungstherapie" aufgenommen. In der früheren Krankengymnastik hatten sich insbesondere Atemtechniken zur Entspannung etabliert. Eine Umfrage von Haag und Krahmann an bundesdeutschen Krankengymnastikschulen ergab

1986, dass dort als häufigstes Verfahren die Atem- und Lösungstherapie nach Schaarschuch und Haase gelehrt wurde. Damals lag jedoch die PR schon an zweiter Stelle.

Krahmann unterscheidet bei der Anwendung von Entspannung in der Physiotherapie zwischen Entspannung als Technik und als Prinzip:

- Als *Technik* dient Entspannung der Beseitigung schmerzhafter Muskelspannung, muskulär bedingter Bewegungseinschränkungen der Gelenke oder zu Verbesserung eines gestörten Muskelgleichgewichtes. In Techniken, die darauf abzielen, nach maximaler Muskelanspannung eine maximale Muskelentspannung zu erreichen (wie die Propriozeptive Neuromuskuläre Fazilitation PNF) oder durch Anspannung von Antagonisten gegen Widerstand eine Entspannung von Agonisten zu erreichen, finden sich zum Teil auch Elemente der PR. Praktische Beispiele dafür sind unter anderem die Mitchell-Technik und die Alexander-Technik [Übersicht bei Payne 1998]. Hier wäre auch die kraniosakrale Therapie zu erwähnen, die eine Verbindung von Haltung und viszeraler Spannung bzw. Entspannung zugrunde legt.
- Als *Prinzip* wird Entspannung zur Herstellung eines psycho-physisch entspannten bzw. gelösten Zustands eingesetzt. Das Grundprinzip besteht in der Konzentration auf den Körper und seine Funktionen. Hierbei kann eine **Verbindung von Bewegung und Entspannung** wie bei der Feldenkraismethode oder der Eutonie eingesetzt werden. Eine spezielle Form von Bewegung und Entspannung ist die Atemtherapie, z.B. auch die o.g. Atem- und Lösungstherapie nach Schaarschuch und Haase. Das Yoga nimmt hier durch die Kombination von Bewegungen und Atmung eine Zwischenstellung ein. Darüber hinaus gibt es auch den Einsatz von Bewegung in eher meditativer Form wie bei der Konzentrativen Bewegungstherapie nach H. Stolze oder der Funktionellen Entspannung nach Marianne Fuchs.

Kombinationsmöglichkeiten mit der PR bestehen auch im Bereich der **passiven, verwöhnenden Maßnahmen**, wie z.B. Massagen, Bäder, Fango, Rotlicht oder sonstigen Wärmeanwendungen. Solche Behandlungselemente können bei sehr verspannten Menschen nachfolgend die Entspannung durch PR verbessern, die unmittelbare Kombination empfiehlt sich jedoch nicht. Zwei unmittelbar miteinander in Verbindung angewendete Entspannungselemente können durch eine zu starke Aktivierung des Parasympathikus erhebliche Kreislaufprobleme und andere vegetative Symptome wie Schwindel, Übelkeit oder starkes Schwitzen auslösen. Manche Menschen machen ihre Entspannungsübungen bevorzugt in der Badewanne oder in der Sauna, weil sie da „endlich einmal ungestört Zeit dafür haben". Auch davon ist allerdings aus den o.g. Gründen abzuraten.

Sinnvoll ist sicherlich oft auch der **Einsatz von lockernden Bewegungen** *vor* der jeweiligen Entspannungsübung (Arme und Beine ausschütteln, Schultern lockern, Kopf von hinten nach vorne bewegen, Oberkörper leicht nach rechts und links drehen, Hüftkreisen etc.). Diese dienen einerseits der besseren Gelenkbeweglichkeit, andererseits werden Verspannungen bereits im Vorfeld der Übungen zu einem gewissen Grad abreagiert. Die Umstellung und Konzentration auf die folgende Übung wird erleichtert. Nicht jede Bewegung ist jedoch gut und lösend. Gerade Menschen mit wenig Bewegungserfahrung und schlechtem Körperbezug sollten daher solche Lockerungsübungen unter Anleitung erlernen.

Von einem sehr bekannten PR-Trainer wird im Zusammenhang mit der Vorbereitung der Entspannungsübung ein lauter Schrei („Löwenschrei") empfohlen. Dieses Vorgehen mag durchaus eine gute Abreaktion von inneren Verspannungen ermöglichen, engt aber die Möglichkeiten der Anwendung der PR in vielen Situationen ein.

Nach längerer Zeit in der gleichen Körperhaltung führen wir unbewusst fast automatisch **Dehnübungen** durch, da der Körper diese offensichtlich braucht. Wir dehnen uns nach dem Schlafen, nach längerem Sitzen am PC oder Arbeiten in Zwangshaltungen. Alle diese Tätigkeiten lösen ein Bedürfnis nach Körperdehnung aus. Subjektiv entsteht durch Dehnübungen in der verspannten Muskulatur ein Gefühl der Erleichterung und behagliches Wohlbefinden. In solchen Übungen steckt sowohl ein Teil Aktivierung, gleichzeitig aber auch Entspannung, da verkrampfte Muskulatur stets kontrahiert ist und auf diese Weise in die entspannte Position zurückkehren kann. Auch die **Rücknahme nach einer Entspannungsübung** entspricht einer solchen Dehnübung und dient einerseits der Aktivierung. Es muss nach der Entspannung die Reaktionsfähigkeit wieder hergestellt werden. Gleichzeitig bleibt ein Teil der Entspannung erhalten, so dass wir uns in einem mittleren Zustand befinden (siehe Abbildung 1.5). Deswegen sollte man nach einer Entspannungsübung nicht sofort aufstehen, da der Kreislauf diese Mittellage erst stabilisieren muss.

Im Sport dienen Dehnübungen vor dem Wettkampf der Verbesserung der Muskelleistung und insbesondere der Verminderung des Verletzungsrisikos. Im Fitnessstudio werden sie üblicherweise nach dem Gerätetraining durchgeführt, unter anderem um die Muskulatur zu lockern und den Gelenk- und damit Bewegungsradius zu erweitern. Inwieweit Dehnübungen vor der Durchführung einer PR-Übung sinnvoll und zu empfehlen sind, lässt sich schwer beantworten. Mit Sicherheit besteht bei der PR kein Verletzungsrisiko, und für die Entspannung ist die Vordehnung nicht wichtig, da keine Muskelleistung erbracht werden soll (siehe auch Kapitel 1.2). Vermutlich ist die Dehnung weniger für die Muskulatur als insgesamt für das persönliche Wohlbefinden wichtig, und die Dehnübung kann daher der individuellen Entscheidung überlassen bleiben.

Aus diesen Überlegungen ergibt sich, dass die PR im Sport *nicht zu Verbesserung der Muskelleistung* eingesetzt werden kann. Entspannungsverfahren dienen hier besonders der allgemeinen Verbesserung der Konzentrationsfähigkeit und der Reaktionsschnelligkeit. Vor allem Sportler mit Wettkampfformen mit einem schnellen Wechsel zwischen Aktivität und Entspannung (z.B. Biathlon) oder besonderer Reaktionsfähigkeit (z.B. Schießen, Skispringen) profitieren von Entspannungstechniken. Auch die Nervosität vor dem Wettkampf kann mit PR beeinflusst werden.

Der hohe Stellenwert der PR in der Physiotherapie ist insofern nicht erstaunlich, als das Prinzip der PR der anatomisch übungstechnischen Orientierung der Krankengymnastik sehr nahe liegt [Krahmann u. Haag 1996]. Es ist zudem hinsichtlich der moderneren Varianten ein relativ leicht zu erlernendes Verfahren mit umfangreichen und soliden Wirksamkeitsnachweisen. Allerdings bestehen für die heutige verkürzte Form der PR gerade im Bereich vieler Störungen, für die die Physiotherapie zuständig ist, Anwendungsbeschränkungen und Kontraindikationen. Für viele Krankheitsbilder der Neurologie ist wenn überhaupt das AT besser geeignet, da es die Innenwahrnehmung des Organismus ohne Muskelbewegungen betont. Erkrankungen der Muskulatur, pyramidale (z.B. Spastik) und extrapyramidale Störungen (z.B. Morbus Parkinson) sowie andere Störungen der neuromuskulären Funktionssysteme werden durch die muskelspannungsbetonte Form der PR verschlimmert, während sie möglicherweise mit der Originalversion im Sinne einer besseren Körperwahrnehmung und sanften Lösen von Spannungen erreichbar wären. Der Physiotherapeut muss daher im Einzelfall entscheiden, welche Elemente aus der PR letztlich genutzt werden können.

7 Kurzübungen und Anwendungen für Fortgeschrittene

Wer ein Entspannungsverfahren zum ersten Mal erlernt, benötigt dazu vor allem eine ruhige und geschützte Atmosphäre. Er wird üblicherweise zunächst zu Hause in den eigenen vier Wänden üben und in der Lernphase auch mehr Zeit für die Übungen einplanen. So ist es anfangs sinnvoll, sich vor der jeweiligen Übung innerlich auf die Entspannung einzustimmen, die Umgebung so zu gestalten, dass möglichst wenige Störungen von außen auftreten, und vielleicht vorher einige lockernde Bewegungen zu machen. Nach solchen Vorbereitungen wird die Übung besser und intensiver gelingen. Nach der Rücknahme der Übung ist es für den Anfänger sehr empfehlenswert, nicht gleich zur Alltagssituation zurückzukehren, sondern die Entspannung mit etwas Ruhe wenigstens ½–1 Minute ausklingen zu lassen. Dadurch kann sich der Kreislauf an die kommende Aktivität adaptieren und orthostatische Probleme beim Aufstehen werden vermieden. In der Anfangsphase kommt es auch nicht auf genaue Übungszeiten an, sondern vielmehr darauf, möglichst oft zu üben, da jede Übung neue Erfahrungen mit sich bringt. Wer in der Lernphase die PR bewusst plant und vorbereitet, wird schneller zu entsprechenden Erfolgserlebnissen kommen. Erfahrungsgemäß entsteht dadurch eine Neugier auf neue Entspannungserfahrungen, der Lernende wird dazu motiviert, kleine Variationen auszuprobieren (siehe Kapitel 8).

Mit den Entspannungserlebnissen wächst dann auch das Interesse an der Anwendung der PR in anderen Situationen. Würde man jedoch das häusliche Ritual auf den Alltag übertragen, wäre das Vorgehen viel zu umständlich und auffällig. Auch bei guter Motivation würde man wohl kaum Möglichkeiten zum ungestörten Üben finden.

7.1 Probleme des Alltagstransfers

Die Frage, wie man *von der Lernsituation zur Alltagsanwendung* kommt, betrifft mehr oder weniger alle Entspannungsverfahren. Speziell bei der PR stehen wir jedoch vor weiteren Problemen, die in der grundlegenden Konzeption des Verfahrens selbst liegen.

Verglichen mit dem Autogenen Training sind Übungserfolge mit der PR anfänglich leichter zu erreichen [Krampen 2004]. Es ist nahe liegend, dass die Betonung der Körperwahrnehmung und die wechselnde Aktivität von Anspannung und Loslassen vielen Menschen einen schnelleren Zugang zur Entspannung ermöglich als das vorwiegend über mentale Konzentration und Vorstellung operierende AT. Diesen anfänglichen Vorteilen stehen jedoch gravierende Nachteile gegenüber, sobald es um den Alltagstransfer geht: Die klassischen Übungen sind zu lang, nur schwer ohne Anleitung selbstständig durchzuführen, und es gehört schon Mut (oder eine gewisse Nonchalance) dazu, in Anwesenheit anderer Personen zu üben. Eine AT-Übungseinheit ist dagegen kurz (3 Minuten), einfach (bequeme Sitzhaltung, 2–3 Formeln) und unauffällig in den Alltag zu integrieren (es wirkt, als würde man etwas dösen). Für den Alltagstransfer ist das AT daher viel besser geeignet, zumal von Anfang an selbstständig geübt werden kann (zum Vergleich beider Verfahren siehe auch Tabelle 5.2).

Jacobson war sich dieser Problematik bewusst. Er ließ daher schon in der Lernphase nicht ein ganzes Übungsprogramm ablaufen, sondern versuchte immer wieder, durch kurze Teilübungen mit einzelnen Muskelgruppen die Vorgehensweise zu vereinfachen. Mit seinem Konzept der gezielten bzw. differenziellen Entspannung (siehe Kapitel 2) konnten etwas Fortgeschrittene dann (nach ca. 2 Monaten) eine völlig unauffällige, kurze und wirksame Entspannung im Alltag durchführen.

Systematische Verkürzungen und Vereinfachungen verschiedenster Art wurden auch von Bernstein und Borkovec und anderen Nachfolgern ausgearbeitet, da die 15–20 Minuten langen klassischen Übungen zwar zur Angstbewältigung gut geeignet, zur kurzen und unauffälligen Entspannung im Alltag jedoch wenig brauchbar waren [Bernstein et al. 2000].

Für Entspannungsübungen von mehr als 3–5 Minuten Dauer gibt es im Alltag kaum eine Möglichkeit zum Üben. Für längere Übungen benötigt man zudem eine ruhige und geschützte Atmosphäre, da eine Störung bei tieferer Entspannung stärkere Schreckreaktionen auslösen kann. In tiefer Entspannung wirkt man von außen so, als würde man schlafen. Diese Wirkung und das bei Störungen plötzlich hochschreckende „Erwachen" führt in sozialen Situationen wie z.B. am Arbeitsplatz zu problematischen Missverständnissen. Bei kurzen Übungen bleibt die Kontrolle und Reaktionsfähigkeit auf die Umwelt üblicherweise erhalten, und auch die Gefahr des wirklichen Einschlafens ist geringer.

In dem in Kapitel 4.9 vorgeschlagenen Kursaufbau wird dieses Problem dadurch gelöst, dass in den ersten Stunden nicht das ganze Übungsprogramm vermittelt wird (siehe Anhang 6). In Anlehnung an das Original wird jede Woche nur ein Körperbereich, beginnend mit den Armen, geübt. Diese Übung besteht aus höchstens sechs Muskelgruppen und ist damit relativ kurz und überschaubar gehalten (5–6 Minuten). Dadurch können alle Teilnehmer von der ersten Sitzung an selbstständig mehrfach täglich zu Hause üben, jede Woche einen anderen Körperbereich. Dies führt als Nebeneffekt auch dazu, dass die PR in den ersten fünf Sitzungen interessant bleibt, weil jede Woche etwas Neues gelernt wird.

7.1.1 Entspannung im Alltag – was ist zu berücksichtigen?

Wie sollte ein Entspannungsverfahren für den Alltag konzipiert sein? Da das AT kaum Probleme mit dem Alltagstransfer hat, ist es nahe liegend, sich die dort praktizierte Vorgehensweise zum Vorbild zu nehmen.

PR für den Alltag würde daher bedeuten:

- kurze Übungen (nicht länger als 3–5 Minuten)
- ohne umfängliche Vorbereitung
- mit einfacher Induktion
- im Sitzen (oder vielleicht sogar im Stehen)
- unauffällige Muskelkontraktionen
- keine Hilfsmittel
- kräftige Rücknahme

Eine **Verkürzung** bedeutet, dass entweder eine Auswahl von besonders wichtigen Muskelgruppen getroffen werden muss oder zunächst die einzelnen Muskelgruppen zu größeren Bereichen zusammengefasst werden. Üblicherweise wählen die meisten PR-Therapeuten den letzteren Weg. Die Leitlinie formuliert hierzu ganz allgemein:

> **Verkürzungen als Variation:** Zusammenfassung von Muskelgruppen ist möglich. [Ohm 2004]

In der Praxis gibt es Verkürzungen auf 10 [Ohm 2003b, Tabelle 7.1], 8 [Goldfried 1971] 7 [Bernstein und Borkovec 2002, Gröninger und Stade-Gröninger 1996, Ohm 2003b, Tabelle 7.2], 5 [Peter und Gerl 1991, Derra 2003b, Tabelle 7.3] und 4 [Bernstein und Borkovec 2002, Brenner 2004, Goldfried 1971, Lichstein 1988, Tabelle 7.3] Muskelgruppen, jeder gestaltet die Fortgeschrittenenphase – durchaus gut begründet – etwas anders.

In Kapitel 4.7 wird eine Verkürzung auf 5 Muskelgruppen nahe gelegt. Dies entspricht in der Anzahl in etwa dem Original (Arme, Beine, Rumpf, Nacken, Kopf

Tab. 7.1: Verkürzung auf 10 Muskelgruppen [Ohm 2003b]

1. Hand und Unterarm (z.B. rechts)	Faust ballen
2. Hand und Unterarm (z.B. links)	Faust ballen
3. Oberarme (Bizeps)	Oberarme anbeugen
4. Oberarme (Trizeps)	Oberarme strecken
5. Schultern	Schultern hochziehen
6. Gesicht	Gesichtsmuskeln anspannen, Grimasse
7. Rückenmuskeln	Schulterblätter nach hinten ziehen
8. Bauchmuskeln	Bauch einziehen
9. Oberschenkel und Gesäßmuskeln	Oberschenkel und Gesäß anspannen
10. Unterschenkel	Gegenspannung in Schienbein und Wadenmuskeln

Tab. 7.2: Verkürzung auf 7 Muskelgruppen [Bernstein und Borkovec 2002]

1. Muskeln des Arms der dominanten Körperseite	Arm in 45-Grad-Stellung beugen und Faust anspannen
2. Muskeln des Arms der nicht dominanten Körperseite	
3. Alle Gesichtsmuskeln anspannen	Augenbrauen zusammen-, Augen zukneifen, Nase rümpfen, Mund zusammenpressen, leicht auf die Zähne beißen
4. Nackenmuskulatur	Schultern hochziehen
5. Muskeln der Brust, oberen Rückenpartie und Bauchmuskeln	Tief Luft holen und anhalten, Schulterblätter nach hinten ziehen, Bauch einziehen
6. Muskeln des dominanten Beines	Bein vom Stuhl hochheben, Zehen ausstrecken, Fuß etwas nach innen drehen
7. Muskeln des nicht dominanten Beines	

– Augen und Sprachregion). Die Reihenfolge orientiert sich jedoch an den sonst heute üblichen Ablaufvorschlägen (Arme, Gesicht, Schulter-Nacken-Bereich, Rumpf, Beine). Fünf Muskelgruppen bedeuten eine Übungszeit von 4–5 Minuten, somit ist diese Zeitspanne für die Durchführung im Alltag gut geeignet.

Die Übung muss spontan, **ohne umfängliche Vorbereitung** und ohne spezielles Sitzmöbel oder sonstige Hilfsmittel durchführbar sein. Dazu gehört auch, dass man sich durch Geräusche nicht gestört fühlt und sich etwas gegen Störungen abschirmen kann. Es kann sinnvoll sein, die Arbeitskollegen vorsorglich darüber zu informieren, dass das Schild an der Tür „Progressive Relaxation – Bitte nicht stören" nicht auf den Mittagsschlaf, sondern auf die regelmäßige Entspannung zur Verbesserung der Arbeitsleistung hinweist.

Für eine **einfache und wirksame Entspannungsinduktion** gibt es ver-

Tab. 7.3: Verkürzung auf 5 [Peter und Gerl 1991] und auf 4 Muskelgruppen [Bernstein und Borkovec 2002]

5 Muskelgruppen	4 Muskelgruppen
1. Arme	1. Arme
2. Gesicht	2. Gesicht und Nacken
3. Hals und Nacken	3. Muskeln des Rumpfes
4. Oberkörper	4. Beine
5. Beine	

schiedene Vorgehensweisen, die darauf abzielen, möglichst schnell zur Ruhe zu kommen und die Aufmerksamkeit von der Umgebung weg nach innen zu lenken. Nach kurzer Vorbereitung z.B. durch körperliche Lockerung wird die Entspannungshaltung eingenommen. Dann werden Strategien zur Lenkung und Fokussierung der Aufmerksamkeit angewendet (Atmung, Bewegungen der Hand, innere Bilder). Manche PR-Trainer empfehlen für den Beginn der Übung die so genannte *Augen-oben-innen-Stellung* aus der Selbsthypnose. Dabei wird mit geschlossenen Augen von innen ein Punkt auf der Stirnmitte fixiert, so dass die Augen und der Punkt ein Dreieck bilden. Diese Augenbewegung ist aus der Meditation und der gestuften Aktivhypnose [Langen 1972] bekannt und führt über die Augenmuskelkerne zu einem Hirnstammreflex, der offensichtlich die entspannenden Raphe-Kerne mit einbezieht (siehe auch Abbildung 1.6). Fortgeschrittene werden hier individuelle Variationen entwickeln, die zu einer konditionierten Entspannungsreaktion führen (s.u.).

Die **Übung im Sitzen** wird bevorzugt, da es im Alltag selten Möglichkeiten gibt, sich hinzulegen. Das Deponieren einer Matte im Büro wird voraussichtlich Argwohn erzeugen, der mit der Aussage „Ich brauche das für meine PR" wohl kaum zerstreut werden kann.

Für Situationen ohne Rückenlehne schlägt Ohm die sog. „Droschkenkutscherhaltung" aus dem Autogenen Training vor [Ohm 2003b]. Dabei sitzt man zunächst relativ aufrecht z.B. auf der vorderen Hälfte eines Stuhles, auf einem Hocker oder auf einer Treppenstufe (wie auf einem schmalen Kutschbock), die Beine stehen fest auf dem Boden, die Knie im Winkel von ca. 90 Grad, der Rumpf ist gerade aufgerichtet. Dann wird das Becken nach hinten gekippt, so dass der Rumpf etwas in sich zusammensinkt und einen leichten Buckel bildet. Die Arme liegen angewinkelt locker auf den Oberschenkeln, der Kopf wird meist nach vorne sinken und dadurch den Buckel verstärken. Mit etwas Übung gelingt es, den Oberkörper in dieser Haltung gut auszubalancieren und Entspannungsübungen ohne Rückenlehne durchzuführen. Diese Haltung ist für Personen mit Rückenproblemen und Bandscheibenschäden nicht geeignet.

Die Übung im Alltag unauffällig durchzuführen, ist anfangs oft etwas schwierig. Man kann dazu die Muskelgruppen auswählen, die in der gewählten Umgebung unauffällig sind, also z.B. eher mit den Armen und Beinen oder Rumpf und Nacken üben und das Gesicht weglassen. Beim Übergang in ein mentales Training (siehe unten) ist die PR genauso unauffällig zu üben wie das AT. Ein Beispiel für unauffällige Muskelbewegungen ist die Kurzübung (siehe unten und Anhang 5), bei der zunächst die rechte Hand einmal geschlossen, dann gestreckt wird. Die Anspannung der Bizepsmuskulatur erfolgt zusammen mit der Schultermuskulatur ganz sanft durch das Berühren der Wange mit der Hand „als wollte man über etwas nachdenken". Für den Außenstehenden ist dies eine unverfängliche Geste, die noch dazu so aussieht, als würde man arbeiten. Für den Übenden kann diese Armbewegung aber sehr meditativ sein.

Externe Hilfsmittel sind nicht sinnvoll, da man sie im Zweifelsfall nicht zur Hand hat. Entspannung wird intern bewirkt und gesteuert. Die Abhängigkeit von einer CD würde dazu führen, dass man ständig einen tragbaren CD-Player mit sich führen müsste. Außerdem sind die Übungen im Alltag so kurz, dass es sich gar nicht lohnt, die CD einzuschalten.

Will man den Erholungseffekt nutzen, um danach frischer und leistungsfähiger zu sein, empfiehlt sich eine **energische Rücknahme** mit kräftigen Muskeldehnungen und -bewegungen am Ende der Übung. Wenn dabei auch die Beine einbezogen werden, wird der Kreislauf schneller stabilisiert. Am besten ist ein kräftiges Dehnen des ganzen Körpers mit Vertiefung der Atmung. Vom AT ist bekannt, dass man auch mit inneren Vorgaben an die Entspannungsübung herangehen kann. Wir haben z.B. eine innere Uhr und können uns vorher darauf einstellen, dass wir nach 3–4 Minuten die Entspannung ganz erfrischt beenden werden. Zusätzlich hilfreich ist die leichte Betonung der Einatmung bei den letzten 3–4 Atemzügen am Ende der Übung.

Für die Umsetzung der PR in die Alltagssituation sind in den Ratgebern und auf CDs zur PR verschiedenste Varianten mit unterschiedlichen Schwerpunkten zu finden. Oft werden Verbindungen mit dem Atemrhythmus oder mit Imaginationen vorgeschlagen. In einer Metaanalyse fanden Carlson und Hoyle [1993] insgesamt 29 Studien zur Anwendung von verkürzten Varianten der PR („abbreviated progressive muscle relaxation training/ APRT"). Dabei zeigten sich bei Personen, die individuelle Übungen mit Verkürzungen durchführten, stärkere Effekte im Verlauf der Übungen gegenüber Teilnehmern, die mit Kassetten übten. Darüber hinaus war die Stärke der Effekte abhängig vom Zeitraum der Anwendung (Behandlungsdauer) und der Häufigkeit der Sitzungen. Patienten, die nach einer intensiven Einarbeitung weiter mit dem Therapeuten üben konnten, schnitten besser ab. Es scheint also nicht ausreichend, mit dem Patienten einmal eine Verkürzung nur zu erarbeiten, sondern es ist effektiver, ihn bei der Anwendung noch einige Zeit zu begleiten.

7.1.2 Kurzentspannungsübung für den Alltag

Als praktisches Beispiel für eine modifizierte, alltagsgerechte Kurzübung der PR, die weitgehend den heutigen neurobiologischen Erkenntnissen entspricht und das in Kapitel 3.6 dargestellte Konzept einer optimierten Entspannungswirkung durch verschiedene Kombinationen berücksichtigt, wird im Folgenden exemplarisch genauer auf die Übung in Anhang 5 eingegangen. Zum besseren Verständnis werden die praktischen Details der Übung nacheinander dargestellt. Der Grundgedanke ist, dem Patienten im multimodalen Therapieprogramm nicht ein sich von Woche zu Woche veränderndes Entspannungstraining anzubieten, sondern von Anfang an eine einfache kurze Übung zur sofortigen Anwendung, ähnlich wie beim AT. Diese Übung wird immer auf die gleiche Weise durchgeführt und in der Vorgabe durch den Therapeuten nicht verändert. Da in der Gruppe aufgrund der kurzen Übungsdauer sehr viel Zeit zum Erfahrungsaustausch besteht, werden die Patienten jedoch angeregt, kleine oder größere individuelle Variationen zu entwickeln. Denn der wesentliche Entspannungseffekt entsteht durch die Entwicklung der persönlichen Vorstellung.

Angeregt durch verschiedene Vergleichsstudien vermitteln wir diese Übung seit einigen Jahren sehr erfolgreich statt der sonstigen umfänglichen PR-Übungen. Es sei jedoch angemerkt, dass die Anwendung der Übung nicht ausreichend umfangreich und auch nicht mit Kontrollgruppen evaluiert wurde, sondern lediglich durch Verlaufsuntersuchungen und Prä-Post-Vergleiche während eines stationären Rehabilitationssettings bei Schmerzbewältigungsgruppen und im Nichtrauchertraining. Von den Patienten wurde diese Übung auch „der kurze Jacob" getauft.

Als Information und Erinnerung erhalten die Patienten die **Übungsbeschreibung** (Anhang 5) beim erstmaligen gemeinsamen Durchführen der Übung. Es wird vorgeschlagen, dass sie sie nicht irgendwo abheften sollten, sondern am besten auf dem Tisch in ihrem Zimmer liegen lassen, um sich möglichst oft an die PR zu erinnern. Unter anderem werden die Patienten zu der Überlegung angeregt, dass die Übung auch im Stehen durchgeführt werden kann.

Die Übung verbindet Elemente der progressiven Muskelentspannung nach Jacobson mit dem Autogenen Training nach Schultz. Sie ist recht einfach in vielen Alltagssituationen im Sitzen oder im Stehen durchzuführen.
Achten Sie darauf, dass Sie die Muskeln nur leicht anspannen und diese Spannung etwa 10–15 Sekunden spüren.
Es empfiehlt sich, die Übung mit einigen lockernden Bewegungsübungen zu beginnen.
Sie dauert nur drei Minuten und wird mit einer kräftigen Rücknahme beendet.

Zur Vorbereitung werden Lockerungsübungen vorgeschlagen und einige Beispiele dafür in der Gruppe unmittelbar durchgeführt. Bei Personen mit schlechtem Körperbezug können dabei ungünstige Bewegungsabläufe korrigiert werden, Zaghafte können zu mehr Lockerung ermutigt werden. Gemeinsame Bewegungsübungen lockern zudem die Gruppenatmosphäre auf. Der zweite Teil der Vorbereitung betrifft den unmittelbaren Beginn der Entspannungsübung, der wie ein Ritual in drei Schritten erfolgt:

Einleitung:
1. Setzen Sie sich möglichst bequem hin.
2. Nehmen Sie einen tiefen Atemzug.
3. Schließen Sie die Augen.

Da wir im Alltag praktisch immer anders sitzen als bei der PR (die Sitzhaltung ist im Alltag üblicherweise nicht symmetrisch), ist es möglich, dass das Einnehmen einer bequemen Sitzhaltung bei Fortgeschrittenen nicht nur als Signalreiz wirkt, sondern auch ein durch regelmäßiges Üben erlerntes Kleinhirnschema aktiviert, das zum konditionierten Reiz werden kann. Das bedeutet, dass der Übende zunächst bewusst eine Verbindung zwischen bequemer Sitzhaltung und Entspannung herstellt. Später wird das Einnehmen der Sitzhaltung automatisch vom Kleinhirn registriert und die Entspannungsreaktion direkt eingeleitet wie ein Reflex.

Der tiefe Atemzug bewirkt eine leichte Entspannung und lenkt die Aufmerksamkeit von der Umgebung auf den eigenen Körper. Der Atemrhythmus ist auch bei Verspannungen deutlich wahrnehmbar und ist daher als Vorbereitungssignal gut geeignet. Die Verbindung von Körperhaltung und Atemzug ist ein wirksamer Entspannungsbeginn [Bernstein et al. 2000]. Danach folgt das Schließen der Augen oft automatisch. Fortgeschrittene können die Übung auch mit offenen Augen durchführen, wenn sie diese z.B. am Arbeitsplatz in Anwesenheit anderer Personen durchführen wollen.

Bei der unten beschriebenen **Atemreflexentspannung** (Kapitel 7.2) endet die Übung hier praktisch schon wieder, da man dabei durch die Sitzhaltung und den Atemzug lediglich für einige Sekunden eine kurze ganz leicht entspannende Pause einlegt und dabei die gelernte Entspannungsreaktion abruft.

Die **eigentliche Übung** beginnt mit einer Aufmerksamkeitslenkung durch leichte spielerische Bewegungen der rechten Hand. Danach erfolgt die Anspannungsphase, die etwas mit der Atmung begleitet werden kann und variabel lang gestaltet werden kann. Gemäß den Ausführungen im Kapitel 3.6. sollte die Anspannung jedoch wenigstens 10–15 Sekunden gehalten werden. In der Endphase der Spannung erfolgt ein Rückwärtszählen von 5 auf 1. Dieses Vorgehen wurde von Peter und Gerl [1991] vorgeschlagen und nutzt den Effekt, dass absteigende Zahlenreihen ähnlich wie absteigende Tonfolgen physiologisch entspannend wirken. Damit wird während der Anspannungsphase mental schon die Entspannung eingeleitet und durch diese zentrale Vorbereitung können die periphermuskulären Effekte der postisometrischen Relaxation verstärkt werden.

Übung:
Lenken Sie Ihre Aufmerksamkeit auf die rechte Hand.
Bewegen Sie die Finger etwas, um die Hand besser zu spüren.
Bilden Sie aus der Bewegung heraus durch das Schließen der Hand eine Faust und spannen Sie die Hand- und Unterarmmuskulatur leicht an.
Halten Sie die Spannung etwas;
Fünf – vier – drei – zwei – eins → loslassen! Locker lassen!
Nachspüren, wie fühlt sich das an?

(Nach ca. 20 Sekunden)
Strecken Sie die Finger der Hand, halten Sie die Spannung etwas.

Fünf – vier – drei – zwei – eins → loslassen! Locker lassen!
Nachspüren, wie fühlt sich das an?

(Nach ca. 20 Sekunden)
Lenken Sie die Aufmerksamkeit auf Ihren Oberarm, beugen Sie den Arm, heben ihn in der Schulter leicht an, Hand seitlich an den Hals oder die Wange legen, wie wenn Sie über etwas nachdenken würden,
Bleiben Sie etwas in dieser Haltung; dabei ruhig weiteratmen.
Fünf – vier – drei – zwei – eins → loslassen! Locker lassen!
Nachspüren, wie fühlt sich das an?

In der **Phase der Entspannung** geht es nur darum, den Arm ganz entspannt auf den Oberschenkel zu legen und dabei zu beobachten, wie er sich entspannt. Die Intervention „Der Arm macht das ganz von alleine, wenn Sie ihn nicht dabei stören", ist für manche Patienten eine hilfreiche Formulierung

Die dritte Muskelübung ist eine für den Alltag unauffälligere Geste als die normale Bizepsübung. Die Hand wird nicht an die Wange gedrückt, sondern nur aufgelegt, es kommt nicht auf die Intensität von Muskelspannung an – im Gegenteil würde zu starke Muskelanspannung die Entspannung stören. Dieser Übungsteil kann auch nach den Erkenntnissen der Kreislaufphysiologie zum Herbeiführen von *Wärmeerlebnissen* im Arm genutzt werden, denn wenn der Arm in der Schulter leicht angehoben wird, fließt Blut aus dem Arm in den Körper. Wenn der Arm dann wieder gesenkt wird, fließt das Blut zurück in den Arm und führt zu angenehmem Wärmeempfinden.

Um die Übung kurz zu halten, bleibt der Ablauf auf drei Muskelgruppen des rechten Armes begrenzt. Die Übung kann stattdessen natürlich auch mit dem linken Arm durchgeführt werden. Für eine Entscheidung empfiehlt sich aber nicht die veraltete Einteilung in Rechts- und Linkshänder. Viel wichtiger erscheint bei der Entscheidung, welcher Arm genommen werden sollte, die Frage, welche Schulter lockerer und beweglicher ist und somit bessere Voraussetzungen für die Entspannung des Armes bietet. Die Übung sollte immer mit dem gleichen Arm durchgeführt werden, um die entstehenden Lernprozesse zu nutzen. Wenn jemand aus Symmetriebedürfnis gerne beide Arme hintereinander nutzen will, d.h. damit sechs Muskelübungen durchführt, spricht nichts dagegen. Es sollte jedoch betont werden, dass es nicht so sehr auf die erste Phase der Muskelanspannung ankommt, sondern eigentlich der zweite Teil der Übung für die Entspannung wichtiger ist.

Die dann folgende wenigstens 60 Sekunden andauernde Phase der Ruhe beinhaltet nämlich die Möglichkeit des Übergangs zu mentalen Trainingsanteilen. Dieses Vorgehen ist abgeleitet aus der „Scanning-Technik" nach Kermani und wird deswegen „Bodyscan" genannt [Kermani 1990]. Nicht jedem gefällt dieser technische Ausdruck für einen so bedeutenden Übungsteil. Ob diese Phase mehr zur Muskelwahrnehmung oder eher als kleine meditative Reise durch den Körper gestaltet wird, bleibt den individuellen

Vorlieben überlassen, und ebenso, welchen Muskelgruppen besondere Aufmerksamkeit gewidmet wird.

Lassen Sie sich jetzt ca. 60 Sekunden Zeit mit dem Nachspüren und wandern Sie mit Ihrer Aufmerksamkeit durch den Körper (Bodyscan):
Spüren Sie die Arme ... Ihre Schultern ... die Atmung ... den Unterschied zwischen Einatmung und Ausatmung ... den Bauch ... die Sitzfläche ... die Rückenlehne ... die Beine ... wie sie am Boden stehen ...

Bei genauer Betrachtung entspricht der Ruheteil im Wesentlichen dem Vorgehen beim AT, wobei Elemente der Organübungen der Atmung (Formel „Es atmet mich") und des Bauches (Formel „Sonnengeflecht warm") enthalten sind. Beim AT dienen die Formeln „Ich bin ganz ruhig" und „Arme und Beine sind schwer und warm" der Entspannung von Armen und Beinen und die Organformeln der Konzentration auf das entsprechende Organsystem, so dass eine entspannende und meditative Körperwahrnehmung gefördert wird. Sehr oft erleben gerade Teilnehmer, die früher große Schwierigkeiten mit den Formeln des AT hatten, hier schon bei der ersten Übung mit dem Bodyscan sehr gute Entspannungserfahrungen. Wenn man statt der Vorgabe von Formeln lediglich das Spüren des Körpers in den Mittelpunkt stellt, ist die Erwartungsspannung vermindert und die Aufmerksamkeit wird leichter entspannende Wahrnehmungen erfassen. Auch das Wahrnehmen der Unterlage (Sitzfläche, Rückenlehne) ist eine wichtige Entspannungshilfe. Sie ist Bestandteil vieler Körpertherapien und ist an die konzentrative Bewegungstherapie angelehnt [Stolze 2001].

In diesen Zeitraum des Bodyscan fällt dann auch die Vorbereitung der Beendigung der Übung (siehe auch oben 7.1.1). Das Vorgehen entspricht den üblichen Rücknahmestrategien.

Beendigung:

1. Ballen Sie die Fäuste und beugen und strecken Sie die Arme.
2. Atmen Sie tief ein und aus! Fühlen Sie sich wieder ganz frisch.
3. Öffnen Sie die Augen und nehmen Sie wieder Kontakt zur Umgebung auf.

Eine aktive Rücknahme der Entspannung ist wichtig, um sich dem Alltag ohne Müdigkeit wieder zuwenden zu können. Dabei kann zwischen einer energischen oder einer eher gemütlich ausgedehnten Rücknahme gewählt werden.

7.2 Anwendungen für Fortgeschrittene

Es gibt keine genaue Definition dafür, wann jemand bei der PR als Fortgeschrittener zu bezeichnen ist. Für Jacobson selbst trat der Patient mit der Einführung der differenziellen Relaxation in ein Fortgeschrittenenstadium. Er begann damit meistens beim Üben der Rumpf und Nackenregion, also frühestens nach 1 ½ Monaten täglicher Übungserfahrung. Berücksichtigt man, dass die Mehrzahl der Patienten z.B. in bundesdeutschen Rehabilitationskliniken heute die PR in 2–3 Wochen lernt und danach nicht weiter übt, würden davon nur sehr wenige das Fortgeschrittenenstadium erreichen. Man könnte daher auch einen früheren Zeitpunkt wählen, zu dem etwa mit den *Verkürzungen der Übung* (s.o.) begonnen wird. Tabelle 7.4 gibt eine Übersicht der verschiedenen Übungsmöglichkeiten in Bezug zur jeweils benötigten Zeit.

Ausgehend von der Leitlinie könnte man außer den Übungsverkürzungen durch Zusammenfassen von Muskelgruppen auch die Überführung der PR in ein *mentales Training* (ohne Muskelbewegungen, im Ablauf ähnlich wie das AT, Anspannungen nur noch auf der Vorstellungsebene) als Anzeichen des Fortgeschrittenenstadiums ansehen.

Fortgeschrittenenvariation: Die Überführung in ein mentales Training ist nützlich. [Ohm 2004]

Damit gibt es bei der PR primär 2 Variablen, die von Fortgeschrittenen entwickelt werden:

1. Verkürzungen durch das Zusammenfassen von Muskelgruppen und Reduktion der Übungszeit
2. die Verbindung von muskulärer mit mentaler Entspannung

Im Vergleich dazu wird beim AT das Fortgeschrittenenstadium mit dem Beginn der Organübungen definiert, d.h. mit der Zentrierung der Entspannung von den Extremitäten hin zum Rumpf und der dadurch intensivierten Körperwahrnehmung.

Tab. 7.4: Progressive Relaxation, Zeitbedarf für die Übungen

Variante	Zeitbedarf
Original nach Jacobson	50–60 Min.
Bernstein und Borkovec	15–20 Min.
Verkürzung auf 7 Muskelgruppen	7–10 Min.
Verkürzung auf 5 Muskelgruppen	5 Min.
Verkürzung auf 4 Muskelgruppen	3–4 Min.
Teilübung (z.B. nur Gesicht)	3–5 Min.
Ganzkörperanspannung	15–20 Sek.
Ampelübung Atemreflexentspannung Codewortentspannung	10–15 Sek.

Die Frage des Fortgeschrittenenstadiums ist insbesondere für die *Motivation der Patienten* von sehr praktischer Bedeutung. Daher ist es am sinnvollsten, den Patienten zu dem Zeitpunkt als „fortgeschritten“ zu bezeichnen, wenn er beginnt, die PR in der Praxis anzuwenden. Wenn er lediglich mit dem Therapeuten, einmal in der Woche in der Entspannungsgruppe oder nur abends vor dem Einschlafen übt und keinerlei alltägliche Anwendungspraxis sammelt, werden individuelle Fortschritte sich in Grenzen halten. Es hat sich bewährt, den Zeitpunkt der regelmäßigen Anwendung im Alltag mit dem Fortgeschrittenenstadium zu verbinden. Somit entscheidet der Patient selbst über den Beginn.

Für die regelmäßige Anwendung im Alltag muss die Übung entsprechend den unter 7.1 genannten Kriterien (s.o.) modifiziert werden. In der Lernphase besteht das Ziel zunächst im Herbeiführen einer effektiven Entspannung in möglichst vielen Situationen. Um dies zu erreichen, muss sich der Übende von den Umgebungsreizen abwenden und seine Aufmerksamkeit auf die Entspannungstechnik lenken. Die Übungsverkürzungen (Tabellen 7.1–7.4) dienen dazu, den Entspannungsprozess zu beschleunigen. Der Übende wartet nicht darauf, bis sich von Muskelgruppe zu Muskelgruppe allmählich entspannende Empfindungen einstellen, sondern führt die Entspannungsreaktion immer schneller und zuverlässiger herbei, d.h. der fortgeschrittene Patient entspannt aktiv. In diesem Zusammenhang entstehen erste Konditionierungen (siehe Abbildung 7.1), indem ein unkonditionierter Reiz (UCS = bequemes Sitzen), der üblicherweise nach einiger Zeit automatisch eine unkonditionierte physiologische Reaktion (UCR = physiologische Entspannungsreaktion) auslöst, gekoppelt wird mit einem konditionierten Reiz (CS = Entspannungsinduktion) und dadurch schneller und zielgerichteter eine nun konditionierte Reaktion (CR = konditionierte Entspannungsreaktion) abruft.

Dabei unterscheiden sich UCR und CR lediglich darin, dass der Übende gelernt hat, nicht mehr nur mehr oder weniger zufällig und spontan aufgrund der äußeren Umstände allmählich in die Entspannung zu kommen, sondern quasi auf Signal schnell zu entspannen. Somit gewinnt er die Kontrolle über die Entspannungsreaktion.

Im Alltag ist es jedoch nicht nur von Nutzen, wenn die Entspannung recht schnell und einfach herbeigeführt werden kann. Darüber hinaus ist es auch hilfreich, Kontrolle über die *Intensität* der Entspannungsreaktion zu haben. Nicht immer ist es sinnvoll, möglichst tief zu entspannen, oft ist beispielsweise eine oberflächliche, schnell wirksame Entspannungsübung zur Abwehr einer Stresssituation im Alltag wesentlich hilfreicher. Dieser Zusammenhang ist schematisch auch in Abbildung 5.1 dargestellt, da hier nicht die Tiefe der Entspannung, sondern vielmehr der häufige und schnelle Einsatz entscheidend zum Abflachen der Stresskurve beiträgt. Beispiele dafür sind die Zählentspannung nach Bernstein und Borkovec und die schnelle Entspannung nach Öst (siehe Kapitel 3.3 und 3.4). In dem Entspannungsbuch von Payne

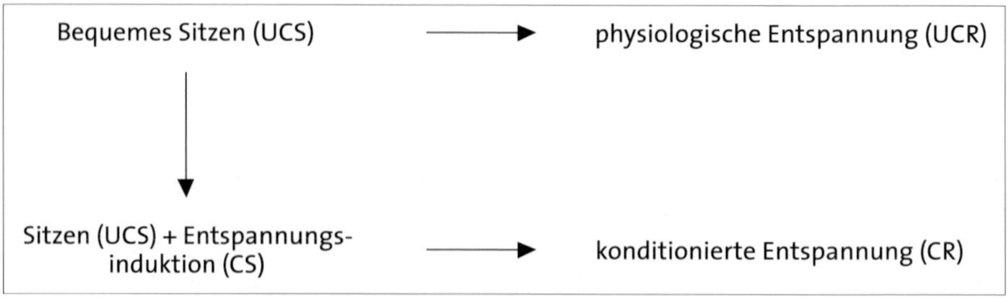

Abb. 7.1: Die konditionierte Entspannungsreaktion

[1998] ist für solche Techniken auch der recht zutreffende Begriff der **Situativentspannung** eingeführt worden.

Zu den Kennzeichen von Situativtechniken zählen nach Lichstein [1988]:

- Sie sollen lediglich leichte bis mittlere Entspannungsniveaus erzeugen. Die Technik soll den Anwender nicht in tiefe Entspannung versetzen, sondern in die Lage, seine Arbeit so entspannt wie möglich fortzusetzen.
- Sie sollen praktikabel sein, d.h. kurz und einfach, um in den meisten Situationen anwendbar zu sein.
- Sie sollen unauffällig sein, d.h. nicht die Aufmerksamkeit der Umgebung auf sich ziehen und möglichst die momentane Beschäftigung nicht zu sehr unterbrechen (oder sogar überhaupt nicht unterbrechen) [Payne 1998].

In der Praxis gibt es verschiedene Varianten mit den jeweiligen Schwerpunkten auf körperlichen Bewegungen, Atemtechniken, Scanningtechniken oder mentalen Strategien.

Körperbezogene Bewegungen können Elemente der PR beinhalten oder einfache andere Bewegungen, die für den Übenden eine besondere Bedeutung haben. Ein Anwendungsbeispiel aus der Schmerztherapie ist die sog. **Ampelübung** nach Basler [1998]: Dabei wird der ganze rechte Arm auf einmal kurz und kräftig angespannt, ähnlich wie Boris Becker früher zwischendurch beim Tennis, dann wird losgelassen und ein bis zwei Atemzüge nachgespürt. Die Augen bleiben bei der Übung offen, eine Rücknahme ist nicht erforderlich.

Eine zweite Variante ist die **Ganzkörperanspannung**, bei der keine einzelnen Muskelgruppen, sondern wie der Name schon sagt der ganze Körper auf einmal angespannt wird. Dazu begibt man sich entweder in eine gestreckte Dehnhaltung (Füße in den Boden drücken, Rücken gegen die Stuhllehne zurückbeugen, Arme beidseits am Körper nach unten strecken) und sinkt danach entspannt in sich zusammen. Oder man geht in eine gebeugte Haltung ähnlich einer Embryonalhaltung (der ganze Körper wird zusammengezogen, die Beine unter den Stuhl nach hinten, der Oberkörper nach vorne beugen, die Arm gebeugt an den Körper heranziehen, Kopf nach vorne, Gesicht zusammenziehen) und erlebt in der Entspannungsphase ein Entfalten und größer Werden des Körpers. Die zweite Variante scheint auch unter psychologischen Aspekten interessant, z.B. Raum einnehmen und wachsen.

Auch **regelmäßige Alltagsbewegungen** können als Trigger für die Entspannung genutzt werden, z.B. beim Stecken des Autoschlüssels in das Zündschloss kann vor dem Losfahren eine kurze Entspannung zur Gewohnheit werden. Ein Kinderarzt berichtete, dass er sich angewöhnt hat, das Abhören der Atmung bei seinen kleinen Patienten als Kurzentspannung zu verwenden. Er verlängert die Zeit der Auskultation und konzentriert sich anfangs auf die Atemgeräusche des Kindes, dann für 15–20 Sekunden auf die Bewegung seiner Arme beim Auskultieren. Der Vorteil dieses Vorgehens bestand insbesondere darin, dass während dieses Zeitraums das Kind (und insbesondere auch die Mutter, meinte er etwas schmunzelnd) ruhig sein musste, und somit ein zusätzlicher Entspannungseffekt eintrat. Die Mütter waren zudem beeindruckt, wie ordentlich und intensiv ihr Kind abgehört wurde.

Bei den **Atemtechniken** wird die bewusste Ein- und Ausatmung oder der Atemrhythmus in den Mittelpunkt der Aufmerksamkeit gestellt. Beispiel dafür ist die schnelle Entspannung, bzw. Codewort-Entspannung (cue-controlled relaxation) nach Öst (Kapitel 3.4) oder auch die sog. Atemreflexentspannung (bequeme Körperhaltung, tiefer Atemzug, loslassen, ähnlich wie bei der Einleitung der Kurzentspannungsübung für den Alltag unter 7.1.2) [Sammer 2006b].

Ein typisches Beispiel für eine **Scanningtechnik** ist die Zählentspannung nach Bernstein und Borkovec: Mit dem Zählen ist ein jeweils kurzes „scannen" einzelner Muskelgruppen verbunden. Von eins bis zehn geht die Aufmerksamkeit dabei durch die wichtigsten Muskeln des Körpers [Bernstein et al. 2000].

Mentale Strategien setzen an Denkabläufen und Imaginationen an. Ein relativ einfaches Beispiel dafür ist der Übergang von der realen Muskelbewegung zur An- und Entspannung nur noch in der Vorstellung. Für den Übergang zu dieser Form des mentalen Trainings empfiehlt Brenner [1989, 2004] drei Stufen:

1. leichte willkürliche An- und Entspannung
2. „innere" willkürliche An- und Entspannung, die äußerlich kaum sichtbar wird
3. An- und Entspannung in der Vorstellung

Im Bereich der mentalen Strategien kann eine Vielzahl von höchst kreativen Vorgehensweisen entwickelt werden, die sich auf persönliche Sätze ähnlich wie die Leitsätze im AT, auf Bilder, Filmszenen oder auf abstrakte Vorstellungen beziehen. Manchmal sind humorvolle oder etwas skurrile Vorgehensweisen besonders effektiv, ein bekannter Entspannungstherapeut hat z.B. eine Zeit lang mit Erfolg die Vorstellung trainiert, dass jedes Klingeln des Telefons eine Entspannungsreaktion auslöst. Mentales Training ist auch eine wesentliche Voraussetzung für meditative Weiterentwicklungen (s.u.).

Gerade bei den Situativtechniken wird das kreative Potenzial deutlich, das in der PR stecken kann, wenn jemand seine individuellen Vorstellungen darin integrieren kann. In der Regel ist eine solche Entwicklung jedoch ohne therapeutische Anleitung kaum möglich.

7.3 PR zur Selbsterfahrung und persönlichen Weiterentwicklung

Während Jacobson im Rahmen seiner intensiven und zeitaufwendigen Therapiesitzungen bei seinen Patienten die persönliche Weiterentwicklung immer wieder in den Entspannungsablauf einbezog und sicherlich förderte, erschwerte die folgende jahrzehntelange Betonung der PR als Entspannungstechnik eine Weiterentwicklung in diese Richtung. Die Anwendung der PR zu einer *vertieften Selbsterfahrung,* wie sie Jacobson seinen Patienten z.B. durch die Visualisierungen ermöglichte, ist später sogar völlig in Vergessenheit geraten. Die Nachfolger stellten im Wesentlichen die *Anwendung zur Symptomkontrolle* in den Mittelpunkt und hatten an umfänglichen und intensiven Einzelsitzungen kein Interesse.

Während das AT durch seine Systematik in der Grundstufe mit Entspannung (Ruhe, Schwere, Wärme) beginnt, in der Aufbaustufe die Körperwahrnehmung (Organübungen) betont, dann einen Übergang zu psychisch tieferen wirkenden Anwendungen ermöglicht (formelhafte Vorsatzbildung) und schließlich durch die vertiefte Innenschau (sog. Oberstufe des AT) zur Selbsterfahrung genutzt werden kann [Hoffmann 2006], fehlen solche weiter gehenden Entwicklungen bei der PR.

Bei kritischer Betrachtung muss man feststellen, dass die PR aufgrund ihres physiologischen Schwerpunktes und des Fehlens eines psychologischen „Überbaus" nicht so viele mentale Entwicklungsmöglichkeiten bietet wie Meditation, Yoga oder AT. Daher entstanden eine Reihe von Ansätzen zur **Kombination der PR mit anderen Verfahren**, insbesondere mit dem AT (Details siehe Kapitel 9). Der Ansatz eines integrierten Entspannungstrainings von Peter und Gerl [1991] hat im deutschsprachigen Raum entscheidende Impulse für weitere Ideen gegeben.

Eine der differenziertesten Auseinandersetzungen mit diesem Thema entwickelte Monika Kattenbeck in ihrer Dissertation „Progressive Relaxation – ein sinnvolles Entspannungsverfahren" [1990]. Im Kapitel über die PR als Voraussetzung für persönlichkeitsfördernde kreative Prozesse und Gesundheit führt sie fünf wesentliche Punkte auf, bei denen die PR einen Beitrag leisten könne:

- zur Stabilisierung und Stärkung der Gesundheit
- zu Persönlichkeitsveränderungen im Sinne von gewünschtem seelisch-geistigen Wachstum (Selbstentfaltung, Selbstverwirklichung)
- zu Verhaltensänderungen, im Sinne gesünderer Bewältigungsstrategien von alltags- und berufsbezogenen „Stresssituationen"
- zur Bewusstseinsänderung, im Sinne erwünschten transzendenten und mystischen Erlebens, bis hin zu „out-of-body"-Erfahrungen
- zur Vorbereitung von Meditation

Auch die Möglichkeiten der PR als Vorbereitung und Unterstützung für andere psychotherapeutische Verfahren und als Brücke zur Meditation werden diskutiert. Die Überlegungen dieser Arbeit z.B. zu Bezügen zwischen PR und Introspektion, Bewusstseinserweiterung, Ausdrucksfähigkeit von Gefühlen, Kreativität, Imagination und Phantasie wurden zum Teil in dem schon erwähnten Zusatzkapitel (siehe Kapitel 3.3) im Buch von Bernstein und Borkovec aufgenommen. Leider kommt auch Kattenbeck nicht ohne Anleihen bei Konzepten außerhalb der PR, z.B. bei den humanistischen Therapien, aus.

Verbindungen zwischen PR und Meditation wurden auch von anderen Autoren angesprochen [Sammer 2006b]. Brenner [2004] setzt in diesem Zusammenhang eine Vielzahl bekannter klassischer und moderner Musikstücke ein. Auch in dem umfangreichen Werk von Gröninger und Stade-Gröninger [1996] finden sich eine Reihe interessanter Überlegungen, die jedoch ähnlich wie bei den anderen Autoren an der Oberfläche bleiben. Eine differenzierte Aufarbeitung der weitergehenden Möglichkeiten der PR fehlt bisher. So etwas wie die Oberstufe des AT gibt es bei der PR nicht.

8 Wie kann ich die Motivation zum regelmäßigen Üben verbessern?

In verschiedenen Studien wurde belegt, dass der wesentliche Parameter für einen Lernerfolg der PR nicht die Länge oder die Intensität der Übungen, nicht ein besonders guter Körperbezug oder gar Naturtalent und auch nicht die Person und Überzeugungskraft des Therapeuten ist. Wie schnell und wie gut die PR erlernt wird, ist hauptsächlich davon abhängig, wie häufig und regelmäßig jemand im Alltag zu Hause oder am Arbeitsplatz selbstständig übt [Borkovec und Sides 1979, Lehrer 1982, 1996]. Zuverlässige Entspannung in unterschiedlich schwierigen Situationen wird vermutlich nur nach stabiler Konditionierung der Entspannungsreaktion erreicht. Allgemein wird eine Übungserfahrung von 30–50 eigenen Übungen als notwendig dafür angesehen [siehe Vaitl 2000a], dass die PR so fest etabliert ist, dass sich schon zu Beginn der Übung nach wenigen Sekunden die Entspannungseffekte einstellen. Bei längerer Übungserfahrung beginnt die Entspannung zumeist schon mit dem Gedanken an die PR. Die Entspannungsreaktion wird beispielsweise mit der Vorstellung „Ich könnte jetzt eigentlich eine Entspannungsübung machen", oder „Ich setze mich jetzt bequem auf den Stuhl" verknüpft (siehe Kapitel 7, Verkürzungen). Die überwiegende Mehrzahl derer, die PR lernen, erreichen jedoch diesen Zustand der konditionierten Entspannung nicht, da sie entweder überhaupt nicht oder zu selten selbstständig üben. Von Kursleitern wird oft zu sehr auf die momentane Entspannung geachtet und der Transfer zum eigenen Üben sowie die Entwicklung alltagsgerechter Kurzübungen ohne CDs oder sonstige Hilfsmittel vernachlässigt. Es ist gut nachvollziehbar, dass eine 20-minütige Übung mit 16–20 Muskelgruppen nicht für den Alltag brauchbar ist und ohne Hilfe anfangs gar nicht geübt werden kann. Entsprechend haben inzwischen vermutlich Millionen von Patienten die PR in deutschen Rehabilitations-Kliniken kennengelernt, ohne sie jemals außerhalb des Kurses selbst anzuwenden. Eine mitgegebene Kassette oder CD wird zwei- bis dreimal angehört und verschwindet dann in der Schublade. Ähnliches ist übrigens auch über das Autogene Training zu berichten: Obwohl der Übungsablauf deutlich einfacher und die Übungsdauer von vorneherein nur auf drei Minuten begrenzt ist, gibt es erstaunlich wenige Menschen, die längerfristig mehrmals täglich üben [Hoffmann 2006].

8.1 Extrinsische und intrinsische Motivation

Wenn man die Möglichkeiten der PR zur Prävention und Behandlung besser nutzen möchte, ist es wichtig, sich diese Motivationsproblematik bewusst zu machen und Überlegungen zur Änderung anzustellen. Warum üben Patienten oder Kursteilnehmer nicht, und wie kann ihre Motivation gestärkt werden? – Wenn wir unser Wissen in die Praxis umsetzen wollen, ist es nicht sinnvoll, mit erhobenem Zeigefinger zu mahnen. Diese sog. *extrinsische Motivation* (d.h. von außen kommend durch Belohnung oder Drohung) ist weitgehend ungeeignet, Entspannung zu erzeugen. Die Motivation zum regelmäßigen Üben kann nur *intrinsisch* erfolgen („... Es macht Spaß, es ist gut für meine Gesundheit, es senkt meinen erhöhten Blutdruck, ich kann besser schlafen, ich rege mich nicht mehr so schnell auf wie früher, ich kann viel gelassener streiten, es ist gut zu wissen, dass ich mir den heutigen Tag mit einigen Entspannungsübungen erleichtern kann ..." etc.), d.h. die Motivation erfolgt aus der eigenen Erfahrung und Überzeugung. Positive und differenzierte Erfahrungen mit PR kann nur machen, wer Übungen in verschiedenen Situationen durchführt. Daher ergibt sich eine wechselseitige Beziehung: Zum Üben benötigt man Motivation, andererseits entsteht Motivation erst *durch das eigene Üben*. Dies ist bei der Vermittlung eines Entspannungsverfahrens zu berücksichtigen.

Wenn die PR im **Einzel-Setting** vermittelt wird, sind motivationale Faktoren leichter zu beeinflussen als in der Gruppe. Durch die individuelle Beziehung zum Therapeuten entsteht zwangsläufig eine höhere Verbindlichkeit, zwischen den Sitzungen zu Hause zu üben. In der Beziehung wird anfangs die extrinsische Motivation im Vordergrund stehen („Ich übe nach den Anleitungen des Therapeuten"), die auch durch das Führen eines Wochenprotokolls gestärkt werden kann (siehe Anhang 4). Nicht selten berichten Patienten in dieser Phase, dass sie bei der Durchführung der Übung an den Therapeuten gedacht haben – dies mag anfangs auch sehr hilfreich sein. Wenn wir eine klassische **sigmoide Lernkurve** zugrunde legen (siehe Abbildung 8.1), ist die Unterstützung von außen solange wichtig (z.B. von Zeitpunkt A–B), bis die Übungserfahrung genug Erfolgserlebnisse für eine ausreichende intrinsische Motivation geliefert hat (Zeitpunkt B–C).

Neue Erfahrungen motivieren die meisten Menschen dazu, von sich aus regelmäßig zu üben. Neugier und Interesse an Veränderung sind Grundmotive menschlichen Verhaltens. Eine kritische Phase tritt oft ein, wenn bei den Übungen keine besonderen neuen Erlebnisse mehr auftreten oder der Fortschritt stagniert (Zeitpunkt C). Gerade dann ist möglicherweise wieder eine extrinsische Motivation notwendig. In Form sog. **Booster-Sitzungen** können in Zusammenarbeit mit dem Therapeuten Übungserfahrungen vertieft werden, oder der Übungsablauf wird z.B. durch Verkürzungen oder neue Elemente modifiziert (siehe Kapitel 7). Andererseits kann man am Zeitpunkt C (z.B. nach einigen Wochen) annehmen, dass die PR jetzt

Abb. 8.1: Sigmoide Lernkurve der Progressiven Relaxation

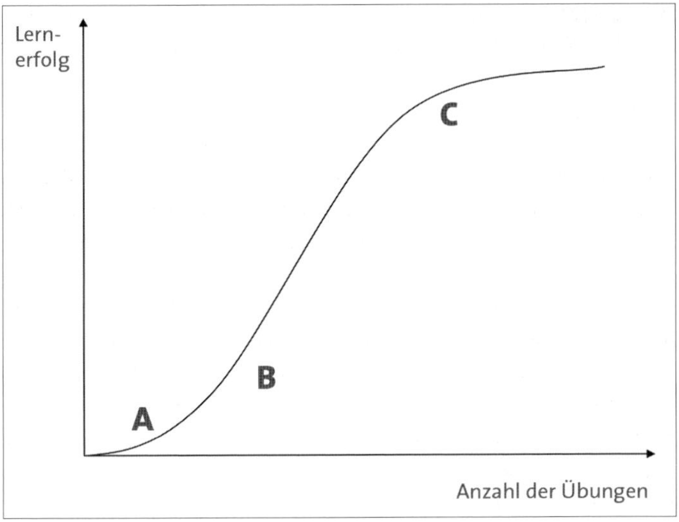

so gut erlernt ist, dass in einer Phase mit geringerer Übungsintensität keine nennenswerten Rückschritte zu erwarten sind. Auch wenn jemand einige Tage oder Wochen nicht geübt hat, wird er beim erneuten Beginn schnell auf die früheren Entspannungserlebnisse zurückgreifen können. Pädagogen wissen, dass es in solchen Situationen unter Umständen sogar zu neuen und intensiveren Entspannungserlebnissen kommen kann. Was bei oberflächlicher Betrachtung wie eine Art toter Punkt mit Motivationsrückgang aussieht, kann in Wirklichkeit eine notwendige Phase sein, in der das bisher Gelernte *stabilisiert und integriert* wird.

Jacobson hat sich in seinen Schriften wenig zum Thema Motivation geäußert. Er war im Gegenteil überzeugt davon, dass sein Verfahren durch die Veränderung der Muskelwahrnehmung und die damit verbundene ständige Verbesserung der Entspannungsfähigkeit an sich schon motivierend wirkt. Er verzichtete zumeist auch auf lange Erklärungen, sondern betonte die regelmäßige und möglichst häufige Anwendung. Da er überwiegend im Einzel-Setting arbeitete und ein sehr differenziertes Programm mit immer wieder neuen Übungen präsentierte, hatte er vermutlich kaum Probleme mit einem Nachlassen der Motivation. Wer würde sich nicht wünschen, über viele Wochen hinweg ein- bis zweimal in der Woche für eine Stunde unter der fachkundigen Anleitung eines Therapeuten nichts anderes zu tun als zu entspannen?

Im **Gruppen-Setting** tritt die Beziehung zum Einzelnen in den Hintergrund, die Aufmerksamkeit des Leiters verteilt sich auf die gesamte Gruppe. Insbesondere in Präventionsgruppen mit mehr als 15 Teilnehmern ist der Leiter vor allem in der Position eines Lehrers und wird die Gruppe vornehmlich unter dem Aspekt des Lernfortschrittes der einzelnen Teilnehmer im Auge haben. Er kann sich jedoch nur punktuell um Einzelprobleme kümmern. Stattdessen wird der Leiter eher *pädagogische Aspekte* berücksichtigen (z.B. Wo steht die Gruppe gerade? Welcher Lernschritt ist als nächstes erforderlich? Welche Hilfestellungen soll ich den Einzelnen in der Gruppe geben?) oder auch *Gruppendynamiken* wahrnehmen.

Bei einer eher gruppendynamischen Betrachtungsweise des Kursablaufs wird der Leiter z.B. die Atmosphäre wahrnehmen, wird Diskussionen anregen, Fragen stellen, Beiträge einzelner für den Gesamtgruppenprozess nutzbar machen und vielleicht sogar eigene Übungserfahrungen modellhaft einbringen. Die Arbeit mit gruppendynamischen Prozessen erfordert eine solide therapeutische Kompetenz. Erfahrene Kursleiter kennen beispielsweise das Phänomen, dass eine sehr gute, kooperative und harmonische Atmosphäre in der ersten Sitzung mit erfreulich intensiven anfänglichen Entspannungserfolgen der Mehrzahl der Teilnehmer überhaupt keine Garantie dafür ist, dass sich dies in der zweiten Stunde fortsetzen wird. Im Gegenteil erlebt man nicht selten eine Woche später eine völlig andere Gruppendynamik: verbreitete Enttäuschung darüber, dass die Übungen zu Hause schlechter funktionieren als in der Gruppe, Zweifel an der Effektivität der PR, Abwertung des Verfahrens (daraufhin wurde zu Hause nicht weiter geübt), gehäufte Nebenerscheinungen beim Üben mit kritischen Rückfragen an den Leiter etc. Möglicherweise entsteht beim Leiter das Gefühl, die Gruppe sei wie ausgewechselt. Umgekehrt kann ein Beginn mit viel Kritik seitens der Teilnehmer und skeptischer Gruppenatmosphäre eine Woche später gefolgt sein von Berichten über erstaunliche positive Veränderungen beim eigenen Üben.

Im ersten Fall handelt es sich um eine *„anhängliche" Gruppe*, d.h. es entstehen hohe Erwartungen an die Person des Leiters, die Gruppensituation wird idealisiert und als harmonisch schützender aber auch notwendiger Rahmen für die Entspannung erlebt. Dieser spontanen Überbewertung der Anfangssituation folgt bei dem Versuch, die schönen Erlebnisse in die graue Alltagsrealität umzusetzen, beinahe zwangsläufig eine Enttäuschung.

Beim zweiten Beispiel haben wir es mit einer *auf Autonomie bedachten Gruppe* zu tun. Die Teilnehmer lassen sich nicht so leicht auf die Zusammenarbeit ein, bleiben betont abwartend und signalisieren skeptische Distanz. Auch wenn nur einige wenige Teilnehmer eine solche Haltung signalisieren, kann ihre Ausstrahlung das Klima in der Gruppe völlig dominieren, so dass es dem Leiter nicht gelingt, eine warme und entspannte Atmosphäre herzustellen. Zu Hause wirkt dann nicht mehr die Gruppe, sondern jeder einzelne hat die Chance zu eigenen Erfahrungen, die dann in der nächsten Stunde nicht selten als erstaunlicher Erfolg eingebracht werden.

Die jeweilige Gruppendynamik hängt von einer Reihe verschiedener Faktoren ab, die vom Leiter nur zum Teil beeinflusst werden können. Darüber hinaus ist aber die *Person des Leiters selbst* Teil der Gruppendynamik; auch hier ist eine umfängliche Erfahrung mit gruppentherapeutischen Prozessen notwendig, um die eigene Person ausreichend kritisch reflektieren zu können („Welche Erwartungen habe ich an die Gruppe? Wie reagiere ich auf die Gruppe? Wie viel trage ich selbst zur Entwicklung einer bestimmten Dynamik bei?"). Ein Leiter mit solider Selbsterfahrung wird sich nicht so schnell in gruppeninterne Prozesse verstricken lassen und auch bei schwierigen Gruppen keine besonderen Probleme haben, eine gute Arbeitsebene mit den Teilnehmern zu erreichen. Es ist dabei wichtig, die äußeren Rahmenbedingungen abzustecken, die Anforderungen nicht zu hoch anzusetzen („Wenn man nicht so viel erwartet, passiert manchmal umso mehr.") und möglichst jedem Teilnehmer eine optimale individuelle Entwicklung zu ermöglichen.

8.2 Zehn Schritte zur Förderung der Motivation

Wenn wir die Bereitschaft zum regelmäßigen Üben als wichtigsten Faktor für die Entwicklung der Entspannungsfähigkeit ansehen und davon ausgehen, dass sie in der Lernphase unter anderem von den Voraussetzungen des Einzelnen wie auch von der Gruppendynamik bestimmt wird, ergeben sich daraus eine Reihe von Ansatzpunkten, um diese Bereitschaft zu fördern. Interventionen zur Verbesserung von Motivationsprozessen können unter anderem ansetzen bei den Erwartungen der Teilnehmer, den Rahmenbedingungen der Lernsituation, dem Aufbau des Kurses, den Interventionen des Leiters sowie insbesondere der Beachtung des Alltagstransfers.

1) Welche Erwartungen hegen die einzelnen Teilnehmer?

In der ersten Sitzung sollte man sich einen Eindruck von den Motiven der Teilnehmer verschaffen. Dazu ist eine anfängliche Vorstellungsrunde gut geeignet, bei der jeder über etwaige Vorerfahrungen mit Entspannungsverfahren (besonders auch Enttäuschungen) und persönliche Erwartungen berichtet. Auch wenn möglicherweise die Teilnahme empfohlen wurde (Hausarzt, Ehepartner, Psychotherapeut, ehemalige zufriedene Gruppenteilnehmer), spielt das für die Motivation eine wichtige Rolle.

In einer solchen Runde gewinnt der Leiter einen guten Überblick über die Erwartungen und kann möglicherweise auch vorsichtig erste Korrekturen vornehmen, wenn die Vorstellungen unrealistisch erscheinen („Ich nehme an, dass Sie nach drei Jahren schlechtem Schlaf nicht erwarten, dass Sie ab heute Abend mit der PR mit einem Mal gut schlafen? Üben Sie eher erst einmal untertags und wenden die Übungen in der ersten Woche nicht abends an!"). Durch einen lockeren Austausch in der Gruppe können die Teilnehmer außerdem ihre eigenen Motive gut überprüfen. Wenn jemand überhaupt keine Erwartungen äußern kann, ist das natürlich zu akzeptieren, und könnte sogar positiv bewertet werden: „Sie sind also neugierig, was die PR Ihnen bringen kann?" Manchmal empfiehlt es sich, die

Unerfahrenen mit wenigen Erwartungen insgesamt in ähnlicher Form zu würdigen. Denn nicht selten sind diese Teilnehmer offener für neue Entspannungserfahrungen als die, die schon mehrere Kurse PR hinter sich haben und sehr konkrete einengende Erwartungen mitbringen.

2) Sind Indikationen und Kontraindikationen abgeklärt?

Es wäre günstig, wenn man mit jedem Teilnehmer ein persönliches Vorgespräch führen könnte, in dem Indikation und mögliche Kontraindikationen geklärt werden könnte. Leider ist dies in der Realität nur selten möglich. Insbesondere in Präventionsgruppen gibt es praktisch keinen Filter vor der ersten Gruppensitzung. Das heißt, dass der Leiter bei der Vorstellungsrunde besonders aufmerksam auf Hinweise für eine Kontraindikation (Psychose, schwere Persönlichkeitsstörung, neurologische Erkrankung) achten muss. In einem solchen Fall ist es sinnvoll, den Betroffenen am Ende der Gruppe zu bitten, noch kurz zu warten, damit die Problematik unter vier Augen besprochen werden kann. Das Herausfiltern von Teilnehmern mit Kontraindikationen dient besonders dem Schutz der Gruppe, da die Betroffenen aufgrund ihrer Störung zumeist nicht gruppenfähig sind und Gruppenprozesse möglicherweise sehr destruktiv beeinflussen können. Da dieses Störungspotenzial von der Gruppe in der Regel schnell wahrgenommen wird, trägt ein professionelles Vorgehen des Leiters hier sehr zur Verbesserung der Gruppenatmosphäre bei. Wollte man trotz Kontraindikation bei einem Patienten den Versuch mit PR unternehmen, wäre das allenfalls im Einzel-Setting bei einem sehr erfahrenen Therapeuten möglich.

Fehlindikationen gibt es aufgrund der vielfältigen Anwendungsmöglichkeiten der PR eigentlich selten. Es ist jedoch darauf zu achten, ob das Verfahren allein überhaupt in der Lage ist, das zu leisten, was erwartet wird. PR ist beispielsweise zur Senkung und Stabilisierung des Blutdruckes hervorragend geeignet, eine alleinige Behandlung einer Hypertonie mit PR wäre jedoch mit Sicherheit nicht indiziert. Die Kombination mit antihypertensiven Medikamenten und anderen Maßnahmen ist die notwendige Vorgehensweise. Auch bei der Behandlung von Angststörungen kann PR eine wichtige Rolle spielen. Ohne gleichzeitige Psychotherapie ist die Enttäuschung jedoch vorprogrammiert. Beim akuten Migräneanfall sollten Entspannungsverfahren nicht eingesetzt werden, zwischen den Anfällen zur Prophylaxe sind AT oder PR jedoch die nicht medikamentösen Methoden der Wahl. Eine professionelle Beratung der Teilnehmer über sinnvolle Behandlungsoptionen und -kombinationen (durchaus im Rahmen der Gruppe, dabei jedoch natürlich unter Beachtung der Schweigepflicht!) fördert die Motivation und festigt zudem das Vertrauen in die Erfahrung des Leiters.

3) Wie können die Teilnehmer an die PR herangeführt werden?

Zu den Aufgaben des Leiters gehört es unter anderem, die Übungen gut vorzubereiten und eine ansprechende Anleitung zu geben. Er sollte plausible Modellvorstellungen parat haben, wie PR wirkt und wie Probleme oder Nebenerscheinungen erklärt werden können. Er muss antizipieren können, was die Teilnehmer erwarten dürfen, und ihnen nachvollziehbare (und wenn möglich positive) Erklärungen in den Rückmeldungen zu ihren Entspannungserlebnissen geben (siehe Kapitel 4.3 Feedback). Auch sollte er einfühlsam mit Problemen umgehen und Grenzen der Teilnehmer respektieren. Natürlich muss er das Verfahren selbst beherrschen und umfassende eigene Übungserfahrung haben. Die Teilnehmer sollten eine entspannte und souveräne Ausstrahlung wahrnehmen können, er muss positives Modell sein, sonst wird er recht schnell unglaubwürdig. Es hängt daher besonders von den persönlichen und pädagogischen Fähigkeiten des Leiters ab, wie er dem Einzelnen bei seinem individuellen Zugang zur Entspannung zur Seite steht. Dabei sollte man sich immer von der Überlegung leiten lassen, dass das was ein Teilnehmer erlebt, grundsätzlich richtig ist („Was geschieht, ist gut"). Es gibt keine „falschen" Wahrnehmungen, lediglich die Bewertung, ob sich etwas hilfreich und entspannend auswirkt, ist entscheidend. Das klingt zunächst etwas vereinfachend, sollte aber die generelle Linie bei der Vermittlung der PR sein. Kritik sollte nicht blockieren („Das sollten Sie auf jeden Fall unterlassen!"), sondern immer die Richtung der Veränderung vorgeben („Vielleicht könnten Sie bei der nächsten Übung Folgendes ausprobieren ...")

4) Ist die Gruppenatmosphäre kooperativ und motivierend?

Die obigen Ausführungen zur Gruppendynamik machen deutlich, dass die Gruppenatmosphäre ein zentraler Motivationsfaktor für den Einzelnen sein kann. Schon bevor sich die Gruppe zum ersten Mal trifft, legt der Leiter durch die Ankündigung des Entspannungskurses, den Zeitpunkt und die Wahl der Räumlichkeiten die Rahmenbedingungen fest (siehe Kapitel 4.2 Rahmenbedingungen). Der Raum sollte ausreichend bequeme Sitzmöbel und genug Platz für Bewegungsübungen haben. Eine Sitzordnung im Kreis schafft die besten Voraussetzungen zur direkten und gleichwertigen Kommunikation mit allen Teilnehmern. Eine neutrale Raumgestaltung mit Tafel oder Flipchart ist für eine Arbeitsatmosphäre am günstigsten, zumal dies auch näher an der Alltagssituation ist.

Geprägt wird die Atmosphäre zweifellos im Wesentlichen durch die *Person und das Verhalten des Leiters*. Er wird anfangs die Regeln der Zusammenarbeit ansprechen (regelmäßige Teilnahme, pünktliches Erscheinen, offenes Ansprechen von Problemen, Schweigepflicht nach außen für alle) und sich als Vorbild für einen entspannten Umgang miteinander präsentieren. Es muss dafür sorgen, dass alle respektvoll miteinander umgehen und

Grenzen respektieren. In diesem Zusammenhang sei davor gewarnt, eine künstlich „positive" Gruppenatmosphäre durch euthyme Elemente wie Kerzenlicht, Meeresrauschen, Duftlämpchen, Tee und Gebäck oder Ähnliches herzustellen. Dies stellt bei kritischer Betrachtung einen Übergriff des Leiters gegenüber der Gruppe dar und ist darüber hinaus eine Ablenkung vom eigentlichen Auftrag sowie eine Entwertung des Verfahrens der PR.

Anders wäre die Situation zu beurteilen, wenn beispielsweise eine fortgeschrittene Gruppe quasi als Erfahrungsexperiment gemeinsam eine Entspannungsübung mit Musik vereinbart. Das Bemühen um eine entspannte Atmosphäre darf jedoch auch nicht in einlullende Langweiligkeit abrutschen. In solchen Fällen wäre es die Aufgabe des Leiters, der Gruppe anregende Impulse zu geben. In dem Maße, in dem der Leiter trotz seiner professionellen Zurückhaltung für die Gruppe präsent ist und sich erfahren und belastbar zeigt, werden die Teilnehmer die entsprechende Sicherheit verspüren, die für das Loslassen und die Entspannung notwendig ist. Ideal wäre es, wenn der Einzelne den Kurs nicht als wöchentliche Pflicht, sondern als positiv herausragendes Ereignis erlebt. Wer gerne kommt und zufrieden geht, profitiert sicherlich.

5) Wird ein Wochenprotokoll geführt?

Die Teilnehmer eines Entspannungskurses erwarten üblicherweise, dass ihnen Übungsmaterialien an die Hand gegeben werden. Entsprechend geben sich viele Kursleiter große Mühe, die wichtigsten Punkte ansprechend zusammenzufassen und diese Zusammenfassungen als Skript oder im Laufe des Kurses auszuteilen. Die Erfahrung zeigt jedoch, dass das Mitgeben solcher Unterlagen recht wenig effektiv ist. Sie werden selten gelesen, sondern nach dem Kurs irgendwo abgelegt. Dennoch wird man an der Gepflogenheit festhalten, Übungsmaterialien mitzugeben, denn dadurch besteht wenigsten eine gewisse Chance, dass sich die Teilnehmer zu Hause an den Kurs und regelmäßige Entspannungsübungen erinnern. Bei Kindern wird dies auf spielerische Art durch ein kleines Kuscheltier erreicht, das sie bei der Entspannung immer begleitet [Raudszus-Nothdurfter 1998]. Psychodynamisch spricht man in diesem Zusammenhang von einem Übergangsobjekt, d.h. es wird dadurch eine positive Erinnerung an die Übungssituation hergestellt. Bei Erwachsenen hat sich als Übergangsobjekt der Einsatz eines Wochenprotokolls bewährt (siehe Anlage 4). Das Führen eines Protokolls zur Dokumentation der Entspannungsübungen in den ersten 2–3 Wochen der Lernphase hat sich allgemein etabliert. Dies wird durch die Erfahrung vieler Studien als positiv beurteilt [Krampen 1996, Hamm 2000, Brenner 2004] und auch von der aktuellen Leitlinie empfohlen.

Verlaufskontrolle: Die Anwendung soll von einer Verlaufskontrolle begleitet werden. [Ohm 2004]

Will man das Protokoll als Erinnerung an die Übungen verwenden, sollte es zu Hause an einer exponierten Stelle abgelegt werden (z.B. im Flur oder auf dem Tisch im Wohnzimmer). Verstärkt wird die Wirkung eines Wochenprotokolls, wenn der Kursleiter in den ersten Stunden immer wieder danach fragt. Dabei hat ein „inquisitorischer Stil" („Zeigen Sie mir mal Ihr Wochenprotokoll!") durch die Erinnerung an Schulzeiten eher ungünstige Auswirkungen. Besser ist es, durch motivierende Nachfragen („Wie kommen Sie mit dem Protokoll zurecht? Wie viele Plus haben Sie sich diese Woche gegeben? Lassen Sie Ihren Partner in das Protokoll schauen oder halten Sie das geheim? Wer braucht noch weitere Protokollformulare?") das Interesse zu stärken und Widerstände abzubauen. Dabei werden in der Gruppe automatisch diejenigen mehr Aufmerksamkeit vom Leiter bekommen, die etwas über ihr Protokoll berichten können, so dass eine selektive soziale Verstärkung erfolgt. Auch dies kann sich günstig auf die Motivation derer auswirken, die bisher kein Protokoll geführt haben.

6) Wird der Einzelne in seiner Entwicklung ausreichend gefördert?

Wenn der Leiter die Lernfortschritte der Teilnehmer gut im Auge behalten will, darf die Gruppe nicht zu groß sein. Therapiegruppen sind daher auf maximal 12 Personen begrenzt. Auch in der Prävention sollte diese Zahl sinnvollerweise eingehalten werden. In größeren Gruppen kann die Entwicklung des Einzelnen schlechter begleitet werden, Teilnehmer, die nie etwas sagen, fallen nicht mehr so auf, die Zahl der Abbrecher steigt. Es empfiehlt sich daher, regelmäßig alle Teilnehmer reihum zu Wort kommen zu lassen. Auf jeden Fall sollte in der ersten Stunde nach der ersten Entspannungsübung eine Feedbackrunde durchgeführt werden. Im weiteren Gruppenverlauf hat es sich bewährt, zumindest bis zur 4. oder 5. Sitzung zu Beginn der jeweiligen Stunde einen Erfahrungsaustausch reihum über die Übungserfahrungen der letzten Woche durchzuführen. Dabei ist darauf zu achten, ob überhaupt geübt wurde, welche Erfahrungen dabei gemacht wurden und ob Hilfestellungen notwendig sind. Die Leitlinie empfiehlt:

> **Unbedingte Kontrolle:** Besprechen der Empfindungen und Wahrnehmungen jedes einzelnen Übenden. [Ohm 2004]

Dabei wird der Leiter möglichst wenig lehrerhaft, sondern mehr veränderungsmotivierend einwirken. Jemandem, der beispielsweise berichtet, dass er immer vergisst zu üben, wird man nicht sagen: „Sie müssen aber üben, sonst lernen Sie es nie!" Besser wäre die Frage: „Was könnte Sie denn zum regelmäßigen Üben motivieren?" Hier kann man auch die Gruppe einbeziehen: „Hat irgendjemand von Ihnen einen guten Tipp, wie man sich an die Übung erinnern kann?" Bei der Rückmeldung von besonderen Wahrnehmungen ist zunächst nachzufragen, ob die Empfindung positiv und entspannend war „Haben Sie das Kribbeln als angenehm oder störend empfunden?" Erst bei eindeutigen Problemen wird man, wenn sie häufiger auftreten, individuelle Hilfestellungen geben (siehe Kapitel 4.5). Es empfiehlt sich jedoch, nicht alle Hilfsmöglichkeiten auf einmal mitzuteilen, damit man für später im Zweifelsfall noch Interventionsmöglichkeiten hat.

7) Ist der Kursaufbau ausreichend abwechslungsreich und an die Lernfortschritte angepasst?

Ein Kurs, der sich immer nur um Entspannung dreht, ist mit der Zeit ermüdend für die Teilnehmer und droht langweilig zu werden. Man könnte auch sagen: Entspannung ist der „Tod" jeglicher Gruppendynamik. Es ist nicht ganz einfach, thematisch beim Entspannungsverfahren zu bleiben und den Kursablauf trotzdem abwechslungsreich zu gestalten. Im Gegensatz zum AT, das mit seinen Organübungen und Leitsätzen eine Fülle von Weiterentwicklungen ermöglicht, erweist sich die PR hier als relativ begrenzt. Auch wenn der Kursleiter mit sehr ansprechenden Materialien arbeitet und viele anschauliche Hinweise gibt – spätestens nach der dritten oder vierten Stunde wird es etwas dürftig, wenn man immer nur Muskeln anspannt und entspannt.

Ein guter Kursleiter wird dann je nach Gruppe entsprechende pädagogische Register ziehen müssen, um die Motivation zu erhalten. Dabei wird er einerseits bewährte Elemente wie Bewegungsübungen, Lerneinheiten, kleine Übungsvarianten, Diskussionsthemen, audiovisuelle Mittel (siehe Kapitel 4.9 und Anhang 6 Kursablauf) nutzen. Andererseits wird er sehr wachsam den Lernfortschritt der gesamten Gruppe im Auge behalten und flexibel auf die Entwicklung eingehen. Wenn beispielsweise die Mehrzahl der Teilnehmer zu Hause überhaupt nicht übt, kann man nicht einfach immer weiter mit dem Programm fortfahren, sondern muss erst die Grundlagen der Zusammenarbeit erneut überdenken („Wir sollten uns zunächst noch einmal Zeit nehmen, die Frage der Übungen zu Hause zu diskutieren!"). Auch bevor man ständig neue Hilfestellung gibt, sollte man erst einmal prüfen, wie die bisherigen Hilfen eingesetzt wurden und wo dabei Probleme entstanden sind. Teilnehmer, die berichten, dass sie keine Fortschritte machen, kann man durchaus in eine kleine Diskussion verwickeln, was denn für sie eigentlich Fortschritt bedeutet. Nach erneuter Klärung der Erwartungshaltung kommt es nicht selten zu neuen Erfahrungen.

Auch ein abwechslungsreicher Kursablauf sollte jedoch das Verfahren der PR nicht zu sehr verwässern, sondern eine Grundlinie (Vermittlung von PR, Anwendung im Alltag) beibehalten. Einerseits können neue zusätzliche Elemente das Interesse an der PR verstärken. Wenn man jedoch zu sehr auf Abwechslung setzt, läuft man Gefahr, den bewährten Ablauf und auch das Ziel des Kurses zu verlassen.

8) Wird die Umsetzung der Entspannung in den Alltag gefördert?

Dieses Thema rückt in der zweiten Hälfte des Kurses in den Mittelpunkt. Zur diesem Zeitpunkt haben die Meisten ein gewisses Maß an Entspannungserleben und Übungserfahrung im Alltag gesammelt. Im Rahmen der Rückmelderunden kann sich der Leiter schon vorher ein Bild über die jeweilige Entwicklung machen. Er wird insbesondere aus der Art und Weise, wie regelmäßig und umfänglich das Wochenprotokoll geführt wird, Rückschlüsse auf die Motivation zum täglichen Üben ziehen können.

Wenn individuelle Probleme bei der Umsetzung in den Alltag deutlich werden, sollte sich der Leiter diese genau schildern lassen. Durch empathisches Nachfragen („Gibt es Pausen in Ihrem Tagesablauf? Was machen Sie in dieser Zeit? Können Sie entspannt essen?") ergeben sich manchmal schon direkt hilfreiche Ideen. An dieser Stelle kann es auch sinnvoll sein, erste Vereinfachungen des Übungsablaufes einzuführen („Üben Sie öfter einfach nur den ersten Teil mit den Armen 4–5 Minuten!"). Bei anhaltender Vergesslichkeit empfiehlt sich die „Rote-Punkt-Technik" („Verteilen Sie kleine rote Punkte in Ihrer Wohnung und am Arbeitsplatz und erinnern sich so an die Übung!"). Ein Teilnehmer klebte sich beispielsweise einen roten Punkt auf das Ziffernblatt der Armbanduhr und dachte dadurch automatisch immer wieder an Entspannung. Auch die Gruppensituation lässt sich sehr gut für den Alltagstransfer nutzen, indem das Thema z.B. zur Diskussion gestellt wird („Wo kann man denn überall üben?"). Dabei ist es durchaus möglich, dass der Leiter hier auch eigene Anwendungserfahrungen einbringt („Während des Studiums habe ich ...", oder „Als ich damals Assistenzarzt war ..."), wenn sie nicht zu persönlich sind.

9) Wird der Alltagstransfer vom Einzelnen umgesetzt?

Es reicht jedoch oft nicht aus, nur Ideen zu sammeln. Beim Alltagtransfer handelt es sich um eine sehr persönliche Weiterentwicklung, es entsteht psychodynamisch mehr und mehr Unabhängigkeit von der Gruppe und von den Vorgaben des Leiters. Wie auch in der lebensgeschichtlichen Individuation können diese Prozesse sehr störanfällig sein. Das regelmäßige Üben greift üblicherweise positiv in den Tagesablauf ein und wirkt sich entspannend auf Beziehungen aus. Oft reagiert die Umgebung anfangs etwas spöttisch, später steigt jedoch die Beachtung („Sie regen sich ja gar nicht mehr so auf wie früher!"). In solchen Prozessen ist es daher durchaus möglich, dass jemand beispielsweise sehr unmittelbar spürt, wie wenig Entspannung er sich bisher im Alltag gegönnt hat, wie wenig er auf sich selbst achtet, wie schlecht er sich abgrenzen kann, wie sehr er sich von anderen ausnutzen lässt. Die Motivation zum Üben kann durch diese sekundären negativen Erfahrungen folglich sinken, es können auch Schuldgefühle entstehen.

Es gehört zu den Aufgaben eines Leiters, solche Belastungen feinfühlig wahrzunehmen und hilfreich umzuwandeln. Genaues Nachfragen ist auch hier sinnvoll („Wie reagiert Ihre Familie? Können Sie sich auch in Anwesenheit anderer Menschen Ruhe gönnen? Können Sie immer erst nach getaner Arbeit entspannen oder wäre das auch vorher möglich?").

Eine sehr pflichtbewusste Intensivschwester sah es als unmöglich an, während der Arbeit eine Entspannungsübung durchzuführen. Es wurde zusammen mit der Gruppe erarbeitet, dass sie das Puls Fühlen am Patienten von 15 auf 90 Sekunden ausdehnen könnte, dabei durch den Kontakt mit der Patientenhand muskuläre Spannung spürt, nach 15 Sekunden etwas loslässt, dabei die Hand jedoch weiter hält und sich damit ca. eine Minute Entspannung mehrmals am Tag verschaffen kann. Der für die Betroffene wesentliche Punkt war dabei, dass sie entspannen konnte, während ihre Kollegen dachten, dass sie arbeitet. Die kleinen Übungen bewirkten im Laufe von 14 Tagen eine gelassenere Arbeitshaltung und dadurch wesentlichen Stressabbau.

Bei tiefer gehenden Problemen, die nicht in der Gruppe bearbeitet werden können, empfiehlt sich ein Einzeltermin.

10) Erfolgt eine Nachkontrolle?

Verschiedene Formen der Nachkontrolle können sich motivationsverstärkend auswirken. Die Leitlinie sieht eine Evaluation und eine Nachbetreuung als nützlich an, wobei sich dies insbesondere auf die Therapie mit PR bezieht:

Evaluation: Schriftliche oder mündliche Überprüfung der Therapieergebnisse.
Erfolgskriterien: Realisierung der Übungsinhalte (subjektiv/objektiv), Abbau bzw. Verringerung der Symptome (subjektiv/objektiv, kurzzeitig/langzeitig), Veränderung der Erlebnisqualitäten (Erlebnisbeschreibungen), Integration in den Alltag
Nachbetreuung: Nachbefragung (Katamnese) ist nützlich, Auffrischungs- bzw. Intensivierungskurse sind im Einzelfall nützlich. [Ohm 2004]

Bei der Durchführung eines Präventionskurses erscheint es nicht notwendig, jede Sitzung durch ein Testformular zu evaluieren, zumal es für die PR kein standardisiertes Instrumentarium gibt wie beim AT [Diagnostisches und Evaluatives Instrumentarium zum Autogenen Training (AT-EVA) Krampen 1991].

Es bleibt dem Kursleiter überlassen, in welchem Umfang er Rückmeldungen der Teilnehmer auf schriftlichem Wege erhebt. Am Ende eines Kurses ist eine schriftliche Rückmeldung jedoch nicht nur für den Leiter sinnvoll, sondern auch die Teilnehmer profitieren von einem kurzen Resümee. Durch Fragen und Einschätzungsskalen wird ihnen das Erreichte noch einmal bewusst, und sie werden in ihrer Motivation bestärkt.

Eine sehr elegante Motivation zum weiteren Üben entsteht, wenn der Leiter die Teilnahme an einem Fortgeschrittenenkurs oder einem speziellen Anwendungskurs (z.B. Stressbewältigungstraining) anbieten kann. Auch ein Nachgespräch, erneute Kontakte, ein Wiedersehenstreffen und Booster-Sitzungen können die Motivation zum Weiterüben fördern.

8.3 Fazit

Eigentlich müsste man nun erwarten, dass wir mit diesen Möglichkeiten unser Vorgehen bei der PR erfolgreicher gestalten könnten. Dies ist vermutlich auch der Fall – wenn ein Leiter motivationale Aspekte mehr berücksichtigt, wird er eine gute Gruppenatmosphäre haben und die PR erfolgreicher vermitteln. In der Gesundheitspädagogik wird jedoch unter dem Schlagwort „preach to the converted" zunehmend die Frage aufgeworfen, ob wir mit unseren Interventionen möglicherweise überwiegend die Personen erreichen, die ohnehin zu einer Verhaltensänderung bereit sind [Derra 2006]. Dies zieht sich durch alle Bereiche, vom regelmäßigen Zähneputzen über bessere Stressbewältigung und gesündere Lebensführung bis hin zur Suchtbehandlung und Krebsvorsorge. Obwohl wir heute vielfältige pädagogische Möglichkeiten und ausgefeilte Programme zur Motivierung haben, besteht ein auffälliger Kontrast zur Effektivität dieser Maßnahmen. Die Frage, wie wir vielleicht gerade die schlecht Motivierten erreichen können, verlangt weiter gehende Überlegungen. Dieses Buch will zumindest den Beitrag dazu leisten, dass es den Therapeuten und Gruppenleiter motiviert, die PR in ihren Varianten und Möglichkeiten zu kennen und differenziert anzuwenden – einerseits als Selbsterfahrung für den eigenen Alltag, und andererseits in anregender Form für Patienten und Kursteilnehmer.

9 Integration und Kombination mit anderen Verfahren

Das Originalverfahren wurde üblicherweise als eigenständige Therapie vermittelt und praktiziert. Dies lag zum Teil an dem recht intensiven Lernprozess mit hohem Zeitaufwand und sehr differenzierten Übungen, so dass es in der Regel mehrere Monate dauerte, bis alle Muskeln in das Verfahren einbezogen waren. Da es sich um ein intensives Körperwahrnehmungsverfahren handelte, bestand mehr Nähe zu den Körpertherapien und zur Krankengymnastik als zur Psychotherapie. Obwohl Jacobson für sein Verfahren weit reichende psychische und vor allen Dingen psychosomatische Veränderungsmöglichkeiten postulierte, wurde es von anderen Psychotherapien nicht aufgegriffen. Dies lag natürlich auch daran, dass zur damaligen Zeit die anderen psychotherapeutischen Verfahren noch nicht so ausgereift wie heute waren und sich eher bemühten, sich gegeneinander abzugrenzen und ihre Eigenständigkeit zu betonen – aber auch am oben erwähnten Umfang des Verfahrens, das sich in der klassischen Form nicht gerade als unterstützende Zusatzmaßnahme eignete.

9.1 Kombinationen mit anderen Verfahren

Der Ansatz von Klaus Grawe, in der Psychotherapie weg von einem Schulendenken hin zur Entwicklung einer allgemeinen Psychotherapie zu kommen, die die jeweils bewährten Elemente aus den verschiedenen Psychotherapieverfahren bündelt, ist dagegen noch zu neu, um sich in Ausbildung und Versorgungspraxis zu entwickeln [Grawe 2004].

9.1.1 PR und psychodynamische Verfahren

Aus den oben angeführten Gründen wurden Entspannungsverfahren von psychoanalytischer Seite früher als für eine längerfristige oder tiefer gehende Veränderung nicht sonderlich wirksam angesehen. Die Kombination von **PR mit psychodynamischen Verfahren** könnte man sich zwar in bestimmten Situationen als sinnvoll vorstellen, das psychodynamische Vorgehen im Rahmen der Richtlinien Psychotherapie sieht jedoch Kombinationen grundsätzlich nicht vor. Auch sind solche Kombinationen nicht abrechnungsfähig, so dass es nicht einmal dem sehr viel einfacheren und kürzeren Autogenen Training gelungen ist, sich hier besser zu etablieren.

In der Praxis wissen wir jedoch, dass es eine ganze Reihe von psychodynamischen Therapeuten gibt, die eine Therapiesitzung mit einer kurzen Entspannungsübung einleiten oder aber Entspannung oder Körperwahrnehmungsverfahren in bestimmten Sequenzen der Psychotherapie hinzuziehen, um das Körpererleben für den Prozess zu nutzen. Da die PR im ärztlichen Bereich im Gegensatz zum Autogenen Training bisher kaum bekannt ist bzw. praktiziert wird, werden Kombinationen der Psychodynamik mit einem Entspannungsverfahren von Seiten der ärztlichen Psychotherapeuten eher mit dem Autogenen Training praktiziert.

9.1.2 PR und Verhaltenstherapie

Im Gegensatz dazu hat die Kombination von **PR und Verhaltenstherapie** eine lange Tradition, die insbesondere auf die Modifikation des Verfahrens von Wolpe [1958] zurückzuführen ist. Er vereinfachte die Lernphase, indem er sie zunächst auf sechs Stunden, später sogar auf eine Stunde reduzierte. Außerdem ließ er kürzer und kräftiger anspannen und entwickelte so einen schnellen Wechsel zwischen Anspannung und Entspannung, der die aktiven Anteile seitens des Patienten wesentlich verstärkte. Er verwendete diese Form der Entspannung als Verfahren zur Gegenkonditionierung im Rahmen der systematischen Desensibilisierung bei Angstpatienten [Florin 1978]. Eine systematische Entwicklung dieser Variante der PR wurde 1975 von Bernstein und Borkovec veröffentlicht (siehe Kapitel 3.3). Die PR erwies sich damals als so effektives Verfahren zur schnellen und erfolgreichen Entspannung, dass sie seither zu den Standardverfahren im Interventionsrepertoire der Verhaltenstherapie gehört. Die wissenschaftliche Datenlage für die klinische Wirksamkeit der PR ist wesentlich besser als für das AT oder andere psychotherapeutische Verfahren [Grawe et al. 1994]. Ein Grund dafür ist, dass die Verhaltenstherapie in ihrer Definition die wissenschaftliche Begründbarkeit ihrer Vorgehensweisen fordert. Dadurch wurde die PR in der moderneren Variante bestens untersucht, wobei Grawe einräumte, dass beinahe alle Studien sich mit der PR im Einzel-Setting beschäftigten. Das Gruppen-Setting war demnach gar nicht so gut evaluiert. Inzwischen hat sich die Datenlage auch für das AT deutlich verbessert [Stetter 2004].

Aufgrund der leichten Vermittelbarkeit und der Motivationsförderung durch üblicherweise schnelle Erfolgserlebnisse wird die PR regelhaft im Rahmen der Einzel- und Gruppentherapie unterrichtet und ist üblicherweise in die multimodalen Behandlungsprogramme der Selbstmanagement- und Krankheits- bzw. Stressbewältigungsgruppen integriert. (siehe Kapitel 9.2).

9.1.3 Progressive Relaxation und Autogenes Training

Kombinationen von **PR und AT** sind grundsätzlich recht naheliegend und bei verschiedenen Autoren beschrieben [Peter und Gerl 1991, Lehrer und Woolfolk 1984, Payne 1998, Ohm 2003b, Krampen 2004], werden in der Praxis jedoch kaum durchgeführt. Dabei hatte schon Jacobson vor 70 Jahren am Ende der Muskelanspannungs- und -entspannungssequenzen eine Ruhephase mit Ähnlichkeit zu konzentrativen Entspannungselementen des AT bzw. einer Meditation zum Ausklang der Übung vorgesehen [Jacobson 1934b]. Auch vom AT ist bekannt, dass der Begründer J.H. Schultz muskuläre Bewegungen als Vorübung zum Spüren der Spannungsveränderung der Muskulatur durchführen ließ, z.B. Öffnen und Schließen der Faust oder den berühmten Badewannenversuch zum Wahrnehmen des Unterschiedes zwischen dem leichten im Wasser schwebenden Arm und dem Schweregefühl, das durch das Heben über die Wasseroberfläche entsteht [Schultz 1932].

Für die geringe Kombinationsfreudigkeit der Therapeuten bezüglich der beiden in der Wirksamkeit gut belegten Verfahren dürften insbesondere schulenbezogene Vorbehalte die Ursache sein. Das AT hat in die Verhaltenstherapie nur wenig Eingang gefunden und wurde lange Zeit eher als ärztliches und den tiefenpsychologischen Ansätzen näheres Entspannungsverfahren angesehen. Auch die Väter des AT betonten die Durchführung als eine ärztliche Domäne, so dass sich die psychologischen Therapeuten in der Verhaltenstherapie beinahe zwangsläufig der PR zuwandten.

Auch in Studien gibt es kaum Ansätze einer Kombination, meist werden AT und PR eher gegeneinander getestet (zur Differenzialindikation AT/PR s. Kapitel 5.5), um Unterschiede in der Wirksamkeit zwischen beiden Verfahren herauszufinden [Grawe et al. 1994]. Dabei konnten Lehrer und Woolfolk [1984] einen deutlich größeren Effekt bei der Kombination von verschiedenen Entspannungselementen im Vergleich zu den Einzelverfahren belegen. In der praktischen Durchführung von Kombinationsübungen beginnt die Übung üblicherweise mit einem Element aus der PR, das dann in einem zweiten Teil in die eher mental-konzentrative Wahrnehmungsphase des AT übergeht. Damit wird der Einstieg in die Übung etwas aktiver gehalten, während der zweite Teil eher die meditativen Elemente des AT nutzt [Payne 1998]. Das sog. integrierte Entspannungstraining nach Peter und Gerl [1991] beginnt mit PR, geht dann über zum AT und schließt mit Meditation ab. Leider haben es die Autoren versäumt, ein griffiges alltagsgerechtes Verfahren daraus zu entwickeln, so dass sich dieses Vorgehen nicht durchgesetzt hat.

Eine der wenigen Untersuchungen zur Kombination von AT und PR wurde von Ohm [2003b] durchgeführt. In einem 6-stündigen geschlossenen Kurs lehrte er Patienten während einer stationären Rehabilitation nach Herzinfarkt in der ersten Stunde PR und kombinierte dies ab der 2. Stunde mit AT. Jede Stunde wurde dann eine Kombinationsübung durchgeführt. Im Vergleich mit Patienten, die PR oder AT als singuläres Verfahren lernten, konnte er keine Überlegenheit der Kombination belegen – alle drei Modalitäten wurden in der Sechs-Monats-Katamnese in etwa gleich bewertet. Leider ist es bisher im Rahmen der ärztlichen Weiterbildung nicht möglich, die beiden Verfahren in der Kombination zu lehren (siehe Kapitel 11). Ein Beispiel für eine Kombinationsübung von PR und AT findet sich in Anhang 5.

9.1.4 PR und Physiotherapie

Die Kombination von **PR und Physiotherapie** (siehe Kapitel 6) wird seit den 70er Jahren in der krankengymnastischen Literatur erwähnt. Da sich die PR an der funktionellen Anatomie orientiert, die auch als eine der Grundlagen der Physiotherapie angesehen wird, bietet sie unter Berücksichtigung entsprechender psychologischer und pädagogischer Aspekte gute Voraussetzungen für die physiotherapeutische Grundausbildung [Krahmann und Haag 1996]. Obwohl die PR in erster Linie als Entspannungsverfahren konzipiert ist, lässt sie sich gut in die übende Arbeit mit dem Körper integrieren. Erfahrene Physiotherapeuten haben immer schon den Wechsel zwischen Spannung und Entspannung genutzt, um die Wahrnehmung des Patienten zu lenken und zu konzentrieren, und auch, um Spannungen dadurch zu lösen. Der Wechsel zwischen Ein- und Ausatmung, zwischen Strecken und Beugen, zwischen Halten und Bewegen bietet vielfältige Möglichkeiten zur Integration einzelner Elemente der PR.

Wenn dabei die Körperwahrnehmung geschult werden soll, empfiehlt sich die etwas zeitaufwändigere Originalmethode mit ihren langsamen und sanften Bewegungssequenzen. Kontraste zwischen Spannung und Entspannung werden durch die kürzeren Zyklen starker Anspannung ähnlich wie bei Bernstein und Borkovec besser erlebbar. Ob starke Muskelanspannung tatsächlich zu einer schnelleren oder besseren Entspannung führt, ist physiologisch umstritten (siehe Kapitel 1.2.6). Auf jeden Fall kann über die willkürliche Innervation von Muskeleinheiten durch den Einsatz von PR die Aufmerksamkeit für Verspannungen verfeinert und die Entspannungsfähigkeit insgesamt verbessert werden.

Die Kombination erweitert die Möglichkeiten in der Arbeit mit dem Patienten und hat damit einen hohen Stellenwert in der Physiotherapie. Aus heutiger Sicht verwendete Jacobson selbst ohne es zu wissen in der Lernphase der PR Elemente ähnlich der heutigen Physiotherapie, wenn er z.B. mit seiner Hand Kontakt zum Patienten hatte. Auf Abbildungen ist dokumentiert, dass er Arme und Beine festhielt und die Übenden ihre Muskeln gegen seinen Widerstand anspannen ließ. Dadurch konnte er sich selbst ein Bild über den Spannungszustand der Muskulatur machen und gleichzeitig Anspannungen dosiert spüren lassen und modifizieren.

9.1.5 PR und Hypnose

Die Kombination von **PR mit Hypnose** ist bisher nicht systematisch untersucht. Jacobson lehnte jegliche Suggestion bei der Durchführung von PR ab, und auch die Verhaltenstherapie hat erst in den letzten Jahren mehr Interesse an hypnotherapeutischen Strategien entwickelt. Umgekehrt haben sich sowohl die klassische Hypnose wie auch die Ericksonsche Hypnotherapie immer schon als eigenständige Verfahren verstanden [Stephan 2003].

Kombinationen finden sich also zumeist als Nebeneffekt durch verstärkte suggestive Vorgaben in der Anleitung (beispielsweise „Spüren Sie beim Loslassen wie sich die Muskulatur entspannt und ein angenehmes Gefühl von Schwere sich entwickelt ...") bzw. wenn zusätzliche Elemente wie Imaginationen (z.B. ein Ruhebild, beruhigende Farbe oder eine entsprechende Szene) oder entspannende Musik hinzugefügt werden. Gerade Musik und Naturgeräusche (Meeresrauschen, Plätschern eines Baches, Windgeräusche etc.) können Entspannungseffekte erheblich verstärken (siehe Kapitel 4.9).

Eine systematische Anwendung von suggestiven Elementen findet sich im Trainingsprogramm von Eberhardt Hofmann [2003]. Hier wird in 14 Sitzungen im Gruppen-Setting mit sehr langen Übungen im Liegen zunächst die Entspannungsreaktion mit einem individuellen Entspannungssignal (z.B. ein Wort, bildhafte Vorstellung, kleine Körperbewegung) verknüpft. Dieses wird dann an die Atmung gekoppelt und in weiteren Schritten mit einer Visualisierung verbunden. Erst im letzten Drittel werden die muskulären Übungen verkürzt, die imaginativen Anteile ausgeweitet und es wird im Sitzen geübt. Der Alltagstransfer wird erst in Sitzung 13 und 14 behandelt. Das Programm enthält verschiedene intensive suggestive Elemente, die in der Anwendung mit seitenlangen Textbeispielen ausführlich beschrieben sind. Dieses recht kreative Vorgehen ist sicherlich als Selbsterfahrung bei Personen, die durch die suggestive Abhängigkeit vom Gruppenleiter nicht zu sehr in die Regression geraten und am selbstständigen Üben gehindert werden, sehr interessant und gut geeignet. Ob der Anspruch, dass die PR dadurch sehr schnell erlernt und eingesetzt werden kann, tatsächlich in der Praxis zutrifft, muss jedoch kritisch überprüft werden.

Grundsätzlich ist bei der **Verwendung suggestiver Elemente** zu beachten, dass dadurch die Beziehung zum Therapeuten oder Gruppenleiter verändert bzw. intensiviert wird. In der Hypnotherapie wird dieses in der Hypnose erwünschte Phänomen bezeichnenderweise „Rapport" genannt. Auch Jacobson nutzte solche Elemente durchaus, wenn er beispielsweise statt neutraler Visualisierungen (vorbeifahrender Zug, Spitze eines Turmes) bei seinen Augenübungen Imaginationen von emotional für den Patienten bedeutsamen Inhalten anregte oder Anweisungen einbaute wie „Look at the President!" [Jacobson 1934b].

Lerntheoretisch ist bei einem Entspannungsverfahren jedoch grundsätzlich zu fordern, dass nach anfänglicher unterstützender und motivierender (und dadurch möglicherweise auch etwas suggestiver) Anleitung die Person des Leiters in den Hintergrund tritt und eigenständiges Üben und Alltagstransfer von Anfang an trainiert werden. [Ohm 2004]

9.2 Integration in Vorsorge- und Therapieprogramme

In der klinischen Praxis wird die PR meistens nicht für sich alleine eingesetzt, sondern im Rahmen eines umfassenderen Behandlungsvorgehens. Dies erschwert zumeist die Wirksamkeitsbeurteilung, da durch die Kombination der auf die PR zurückgehende Anteil nicht von dem gesamten Therapieeffekt getrennt werden kann [Grawe et al. 1994].

Die Aufnahme der PR in das verhaltenstherapeutische Interventionsinventar (s.o.) und die Entwicklung von multimodalen Therapieprogrammen führte dazu, dass dieses Entspannungsverfahren automatisch quasi als Standard regelhaft in alle Programmmanuale integriert wurde [Übersicht bei Vaitl 2000a]. Diese zumeist von Psychologen entwickelten Management- und Bewältigungsprogramme wurden insbesondere in Gruppen durchgeführt. Sie zielten vor allem auf *Symptomveränderung* (z.B. Angstmanagement, Stressimmunisierung, Schmerzbewältigung, Selbstmanagement) und betonten den Aspekt der *Entspannung als Technik.*

Die PR wurde als sehr strukturierte Vorgehensweise eingesetzt, bei der es insbesondere darauf ankam, das Verfahren schnell zu erlernen, um es zur effektiven Selbstkontrolle einzusetzen. Dafür zeigte sich die von Wolpe zunächst für das individuelle Setting veränderte PR als besonders geeignet, da sie auch in Gruppen sehr einfach zu vermitteln war. Schon nach wenigen Stunden beherrschten die Patienten die Entspannungstechnik und konnten dann alleine oder mit Hilfe einer Kassette weiterarbeiten. Aufgrund der symptombezogenen Anwendung und der hohen Strukturierung der Programme war die Motivation der Teilnehmer recht hoch, die PR zunächst tatsächlich als Hausaufgabe durchzuführen.

Die konkreten, üblicherweise manualisierten Vorgehensweisen arbeiten nach dem Bausteinprinzip, unterscheiden sich jedoch deutlich in dem *Ausmaß und der Konsequenz* mit der die PR im Behandlungssetting integriert ist. Es gibt Programme, bei denen die PR *nur ein einziges Mal* angeleitet und in der Gesamtform mit 16–20 Muskelübungen durchgeführt wird. Ein umfassender Erfahrungsaustausch danach ist zumeist aus Zeitgründen nicht möglich, da im Manual für die Gruppe dann schon der nächste Baustein vorgesehen ist. Für das weitere Üben wird auf eine Kassette verwiesen. Damit haben die Teilnehmer zwar möglicherweise einmal eine angenehme fremdinduzierte Entspannung erlebt, eine weitere Begleitung oder tatsächliches Lernen der PR findet jedoch nicht statt. Ein aktuelles Beispiel für dieses Vorgehen sind die **Rückenschulen**, bei denen die Teilnehmer an einem Termin einmal „ein wenig Jacobson schnuppern" können.

In anderen Programmen wie z.B. bei der **Schmerzbewältigung** [Basler und Kröner-Herwig 1998] wird die PR am Anfang etwas ausführlicher behandelt und es wird mit einer längeren Übung begonnen. Im weiteren Verlauf wird dann neben anderen regelmäßigen Therapieelementen (z.B. Informationen, Schmerzprotokoll, kognitive Bewältigungsstrategien, Bewegungsübungen, Hausaufgaben) jede Stunde PR geübt, und es können Übungsprobleme besprochen werden. Für den Transfer werden die Anwendungsmöglichkeiten im Alltag immer wieder angesprochen und es werden dafür auch Verkürzungen wie z.B. die Ampelübung (siehe Kapitel 7.2) entwickelt. Auch hier werden unterstützend CDs und Kassetten eingesetzt.

Neben der Intensität, der Häufigkeit und dem Zeitpunkt, zu dem die PR in den Gruppenmanualen eingesetzt wird, ist die *Bedeutung*, die der Therapeut dem Verfahren in der Gruppe gibt, wohl der wichtigste Faktor für den Stellenwert, den der Patient der PR dann zuweisen kann, und für die daraus entstehende Motivation zum Üben.

Dies trifft besonders für den Einsatz von Entspannungsverfahren im Rahmen **interdisziplinärer Behandlungen** zu. Ein typisches Beispiel dafür ist das Setting in einer Rehabilitationsklinik. Das Reha-Team setzt sich aus Behandlern unterschiedlicher Berufsgruppen zusammen und legt für jeden Patienten einen Therapieplan fest. Sowohl in somatischen wie auch in psychosomatischen Kliniken gehören Entspannungsverfahren zum Standardprogramm, sie werden praktisch jedem Patienten verordnet. Oft wird hier gerade die PR nicht von Therapeuten, sondern von anderen Berufsgruppen durchgeführt, nicht selten auch zu Zeiten, an denen die Therapeuten keine Zeit haben. Das muss nicht unbedingt schlecht sein, ein körperbezogener Physiotherapeut oder eine gut ausgebildete Krankenschwester sind manchmal dem Verfahren näher und damit glaubwürdiger als ein kopflastiger Psychotherapeut. Dennoch wird die Frage, wie stiefmütterlich mit der PR umgegangen wird, auch über die Bedeutung entscheiden, die der Patient dem Lernen eines Entspannungstrainings beimisst. In einem guten Reha-Team werden die einzelnen Mitarbeiter durch gelegentliches Nachfragen auf die Motivation zur regelmäßigen Anwendung einwirken. So könnte z.B. die Nachtschwester einen Patienten, der mit offensichtlich funktionellen Beschwerden ins Stationszimmer kommt und ein Medikament möchte, fragen, wie weit er schon mit der PR ist und ob er schon einmal versucht hat, sie anzuwenden. Besonders wirksam ist sicherlich auch, wenn sich der zuständige Arzt oder Therapeut regelmäßig nach den Entspannungsfortschritten erkundigt (siehe Kapitel 8).

Schließlich ist auch zu bedenken, dass der Zeitpunkt, zu dem die PR in einem ambulanten oder stationären **psychotherapeutischen Behandlungsplan** eingesetzt wird, sehr bewusst gewählt werden kann. PR kann für die Vorbereitungsphase einer Psychotherapie eine wertvolle Hilfe sein [Kattenbeck 1990], im verhaltenstherapeutischen Setting kann sie als Teil der Intervention erscheinen (s.o.) und in der Nachbehandlung kann PR den therapeutischen Kontakt mit etwas mehr Distanz auslaufen lassen. Es kann durchaus wünschenswert sein, dass ein Patient, den man zuvor im psychotherapeutischen Einzel-Setting in intensiver Beziehungssituation behandelt hat, den Therapeuten später im Rahmen einer Entspannungsgruppe distanzierter erleben kann. Dies trägt möglicherweise sogar zu einer realitätsgerechten Ablösung am Ende der Psychotherapie bei.

10 Positive Effekte durch PR in der Teamzusammenarbeit

Unbestritten sind Entspannungsverfahren einfache und wirksame Methoden für die **bessere Kontrolle und Bewältigung von beruflichem Stress.** Die *Einzelperson* profitiert am Arbeitsplatz beispielsweise durch die regelmäßig über den Tag verteilte Anwendung von Kurzübungen. Die Überlegung, die *Zusammenarbeit von Teameinheiten* durch das gemeinsame Lernen eines Entspannungsverfahrens zu verbessern, stammt ursprünglich aus Erfahrungen mit dem AT [Stetter 1998], systematische Untersuchungen über die Erfolge gibt es jedoch nicht.

Wenn mehrere Menschen, vielleicht auch aus verschiedenen Berufsgruppen, gemeinsam an einer Aufgabe arbeiten, entscheidet neben der Leistung des Einzelnen die Koordination und Kooperation des gesamten Teams über die Qualität des Ergebnisses. Bei Problemen und zur Verbesserung der Teamarbeit werden üblicherweise gezielt Elemente wie *Coaching* und *Supervision* eingesetzt, die dazu dienen, Probleme in der Zusammenarbeit zu identifizieren und bewusst zu machen.

Das gemeinsame Lernen eines Entspannungsverfahrens setzt hier auf einer einfacheren, mehr erlebnisorientierten Ebene an und bildet sich in zwei Dimensionen ab:

- Der *Einzelne* verbessert seine Entspannungsfähigkeit, lernt Stress abzubauen, erlebt mehr Kontrolle in der Arbeitssituation und kann dadurch seine individuelle Leistungsfähigkeit weiterentwickeln.
- Das *Team* „arbeitet" an einer relativ einfachen gemeinsamen Aufgabe, die zumeist keinen unmittelbaren Bezug zum sonstigen Arbeitsalltag hat. Da zur Entspannung keine besonderen Voraussetzungen oder Fähigkeiten benötigt werden, haben alle Teilnehmer eine ähnliche Ausgangsposition (im Gegensatz zu den zumeist verfestigten informellen Teamhierarchien). Das Lernen kann unterschiedlich spielerisch und erlebnisorientiert gestaltet werden, jeder profitiert für sich, die Aufgabe wird immer gelöst, die Teamorientierung wird dabei unspezifisch gefördert. Der individuelle und gemeinsame Erfolg kann möglicherweise modellhaft für schwierigere und dem Arbeitsalltag nähere Teamsituationen wirken.

Für die PR hat Jacobson 1973 in seinem Buch „Teaching and learning – new methods for old arts" Überlegungen angestellt, wie durch das Vermitteln eines Entspannungsverfahrens in Schulklassen die

Lernbereitschaft, die Aufmerksamkeit, die Konzentrationsfähigkeit und die Teilnahme am Unterricht verbessert werden kann. Obwohl er dabei sehr wohl die Gruppenzusammensetzung (Altersgruppen über zehn und unter zehn Jahren) zumindest in Ansätzen berücksichtigte, bezog er jedoch keine gruppendynamischen Aspekte im eigentlichen Sinn in seine Überlegungen mit ein. Er ging vielmehr von der Vorstellung aus, dass über die Verbesserung der Entspannungsfähigkeit des Einzelnen ebenso seine Fähigkeit zur Zusammenarbeit mit anderen verbessert würde. Seiner Theorie entsprechend stellte er auch in diesem Fall im Wesentlichen Untersuchungen der Muskelaktivität als Maß der Veränderung in den Mittelpunkt [Jacobson 1973].

Der Hauptgrund, warum bei der PR wohl kaum daran gedacht wurde, die Zusammenarbeit zwischen Menschen zu beeinflussen, ist vermutlich, dass therapeutische Richtungen, die sich üblicherweise mit Gruppendynamiken beschäftigen und sie gezielt zur Veränderung nutzen, aus dem systemischen und psychodynamischen Denken kommen. Dort war, wenn überhaupt, das AT als Verfahren anerkannt. Die Verhaltenstherapie mit ihrer Affinität zur PR interessiert sich wiederum traditionell wenig für Gruppendynamik.

Die Verwendung der PR zur Förderung von Teamzusammenarbeit kann eine herkömmliche Supervision natürlich nicht ersetzen, bietet aber z.B. als Ergänzung ohne viel Aufwand eine Reihe interessanter Möglichkeiten. Dies hat dazu geführt, dass viele Supervisoren regelmäßig erlebnisorientierte Elemente wie Selbstwahrnehmung und Entspannung zur Veränderung der Teamdynamik einsetzen. Die heute gerne verwendeten Teamerlebnisse, z.B. zusammen im Hochseilgarten oder mit dem Schlauchboot im Wildwasser, sind zwar im Ablauf sicherlich beeindruckender, in der Durchführung jedoch ungleich aufwändiger und zudem unterschiedlich stark Angst auslösend. Nicht jeder profitiert wirklich von einer Herausforderung, die an die Grenzen der eigenen Fähigkeiten führt, manche müssen diese intensiven Erlebnisse über längere Zeit verarbeiten.

Eine Entspannungsgruppe wird mit dem sanfteren Vorgehen bei weitem nicht so invasiv wirken, weniger Ängste auslösen und vom Ansatz her konstruktive Erlebnisse unmittelbar fördern. Dabei ist die PR aufgrund des unmittelbar körperbezogenen und aktiven Ansatzes und der liberalen Sichtweise bezüglich der möglichen Körperwahrnehmungen und Entspannungserlebnisse eigentlich für diesen Zweck besonders gut geeignet:

- Das Verfahren ist sehr einfach und leicht zu erlernen.
- Schon in den ersten Übungen spürt jeder Effekte, über die er normalerweise auch problemlos berichten kann.
- Damit bringt das gemeinsame Lernen zunächst einmal primär dem einzelnen Mitarbeiter etwas zur persönlichen Anwendung.
- Über die Entspannung des Einzelnen entsteht im Verlauf eine entspanntere Gruppenatmosphäre.
- Die Teilnehmer können ihre Wahrnehmung untereinander präzisieren und korrigieren.

- Es entsteht die Möglichkeit, beim Anderen bisher nicht wahrgenommene Fähigkeiten und Ressourcen zu entdecken. Durch die veränderte Wahrnehmung können Vorurteile abgebaut werden.
- Das gemeinsame Erlebnis der Entspannung und der themenzentrierte Austausch darüber fördern die Gruppenkohäsion.
- Dadurch wird nicht selten eine kooperative Atmosphäre geschaffen und zumindest situativ können anfangs noch bestehende Spannungen im Team im Verlauf des Entspannungstrainings abgebaut werden.

Da es sich schon seit Längerem bewährt hat, dass in Arztpraxen oder stationären Einheiten das gesamte therapeutische Team in Kursform das Autogene Training lernt, sollte dies für die Progressive Relaxation gleichermaßen gelten. Wenn in einem Team verschiedene Berufsgruppen zusammen kommen und alle das Gleiche lernen, entsteht eine Art gemeinsamer Identität. Zudem wissen alle voneinander, dass das gemeinsam gelernte Entspannungsverfahren auch regelmäßig praktiziert werden sollte. Daher ist die Hemmschwelle zu eigenen Anwendung am Arbeitsplatz nicht mehr so hoch, und es kann sogar sein, dass man sich gegenseitig erinnert und ermutigt. Wenn die Vermittlung der PR darüber hinaus zu den Aufgaben eines therapeutischen Teams gehört, entsteht durch das gemeinsame Lernen ein verbindendes Verständnis über die Grundlagen und Möglichkeiten der Anwendung. Die Selbsterfahrung der Entspannung verstärkt so die Überzeugungskraft eines Behandlerteams.

In Rehabilitationskliniken fristen Entspannungsverfahren oftmals das Dasein eines therapeutischen Anhängsels, so dass sie mit entsprechend wenig Überzeugung vermittelt werden. Dies ändert sich schnell, wenn die Bedeutung eines Entspannungsverfahrens durch einen gemeinsamen Kurs aufgewertet wird. Darüber hinaus können durch solche Entspannungskurse wie oben schon angesprochen im weiteren Verlauf interessante Teamprozesse und Dynamiken angestoßen werden. Sowohl der Einzelne als auch das ganze Team setzen sich mit Entspannung, Psychohygiene, Gestaltung des Arbeitsablaufes sowie den therapeutischen Vorstellungen auseinander.

- Da PR sowohl in der Prävention wie auch in der Therapie zur Anwendung kommt, kann ein therapeutisches Team in einer gemeinsamen Schulung eine gemeinsame Grundlage bzw. Verständigungsebene finden.
- Ein psychosomatisches Team wird dadurch, dass nach einem Entspannungskurs alle das gleiche Psychotherapieverfahren gelernt haben, einen Kompetenzzuwachs an Professionalität haben. Der Stellenwert des Verfahrens im Behandlungskonzept wird neu bestimmt und Vertretung in Krankheitsfällen ist wesentlich leichter geworden.
- Für die nicht unmittelbar therapeutischen Mitarbeiter einer Einheit, z.B. die Sekretärin oder MTA ist ein gemeinsamer Präventionskurs besonders wertvoll, da sie in diesem Kon-

text einen kleinen Einblick in die psychotherapeutische Tätigkeit des Teams erhalten. Dabei ist es natürlich wichtig, darauf zu achten, dass insbesondere die nicht so überzeugten Teammitglieder sowie die wenig Therapie-Erfahrenen daran teilnehmen, damit durch die Teilnehmerauswahl keine Selektion oder Spaltung im Team entsteht. Für einen kompetenten Entspannungstrainer dürfte es kein Problem sein, wenn die Vorgesetzten bis hin zum leitenden Arzt einer Einrichtung an einem derartigen Entspannungskurs teilnehmen.

Folgende Überlegungen sollten bei der Arbeit mit Teams beachtet werden:

1. Die **Rahmenbedingungen** sollten vorab besonders sorgfältig geklärt werden (siehe Kap. 4.2). Wer ist der Auftraggeber? Wer zahlt das Honorar? Tragen die Teilnehmer selbst etwas dazu bei (finanziell oder Freizeit)? Welche Zielsetzung besteht? Gibt es unerfüllbare Aufträge?
2. Es sollte ein für alle möglichst sicherer Rahmen geschaffen werden. Eine **Schweigepflichtvereinbarung** sollte getroffen werden, auch wenn es möglicherweise schwierig oder sogar unrealistisch ist, diese einzuhalten. Der Zeitplan wird mit den Teilnehmern besprochen, Zeitpunkt und Länge der Pausen festgelegt, Versorgung mit Kaffee und Getränken, Modalitäten des Mittagessens geklärt. Vorab sollten Fragen über alles gestellt werden können, das dem einzelnen Teilnehmer noch unklar ist, und ein Konsens über das Vorgehen sollte hergestellt werden.
3. Der **Vorstellungsrunde** kommt eine besonders wichtige Rolle zu, da der Kursleiter damit eine Vielzahl von Informationen über die Teilnehmer und die Institution erhält. Neben dem Namen sollte dabei jeder auch seine Funktion benennen, seinen Bezug zur Entspannung und entsprechende Vorerfahrungen. Individuelle Ziele können genannt werden, sollten aber nicht zu invasiv erfragt werden. Manchmal ist hier sehr viel Fingerspitzengefühl notwendig, da die Interventionen des Kursleiters am Anfang besonders aufmerksam wahrgenommen werden. Durch die von den einzelnen Mitarbeitern mitgeteilte Positionierung können sich auch erste Einblicke in Teamdynamiken ergeben. Um die anfängliche Spannung etwas zu vermindern und Vertrauen zu schaffen, ist es sinnvoll, dass der Kursleiter sich in diesem Rahmen selbst noch einmal vorstellt. Doch sollte dabei beachtet werden, dass eine zu ausführliche Eigendarstellung prägend auf die Gruppe wirkt und einzelne Mitglieder dazu anregen kann, sich ebenso lange über sich selbst auszulassen.
4. Mit dem **Begrüßungscocktail** (siehe Kap. 4.3) beginnt dann die eigentliche inhaltliche Arbeit. Vorübungen sind in Teams besonders wichtig für das Herstellen einer guten Arbeitsatmosphäre, da sie zu einem ersten gemeinsamen Erlebnis führen. Zu viele Informationen werden eine Gruppe

überfordern und die Aktivität sehr auf den Leiter fixieren. Man wird daher anfangs eher Rückmeldungen und die Sichtweise der Teilnehmer erfragen und Diskussionen anregen. In Ausbildungsgruppen geht der Kursleiter dabei zwischendurch immer wieder auf eine Metaebene und erklärt, warum er etwas macht und was man auch anders machen könnte. Er gibt also je nach Auftrag unterschiedliche Hintergrundinformationen.

5. Der **Umgang mit den einzelnen Teilnehmern** ist auf der interaktionellen Ebene grundsätzlich würdigend und ressourcenorientiert, es wird viel mit positiver Verstärkung gearbeitet. Auf der inhaltlichen Ebene kann das Vorgehen jedoch durchaus kritisch würdigend sein: Notwendige Korrekturen müssen angesprochen werden, da der Leiter sonst unglaubwürdig wird. Bei Meinungsverschiedenheiten empfiehlt sich eine Diskussion der verschiedenen Sichtweisen. Dadurch entsteht modellhaft eine lösungsorientierte Art des Umgangs miteinander. Der Kursleiter hat hierbei eine wichtige Vorbildfunktion.
6. Gerade in therapeutischen Teams kommt es immer wieder zu Situationen, in denen die Teilnehmer untereinander oder auch mit dem Kursleiter **rivalisieren**. Hier ist *besondere Professionalität* gefordert: Einerseits sollte ein solches Verhalten durchaus möglich sein, weil dadurch auch Positionen und Standpunkte deutlich werden, andererseits ist es nicht selten eine Gratwanderung für den Leiter, der gleichzeitig Gruppendynamik zulassen und konstruktiv intervenieren muss. Besonders in Weiterbildungsgruppen mit sehr fortgeschrittenen Psychotherapeuten kann dieses Phänomen unter Umständen eine besondere Brisanz erfahren.
7. Durch die im Verlauf entspannte Atmosphäre kann es vorkommen, dass spontan **Teamprobleme angesprochen** werden oder auch **Konflikte unmittelbar aufbrechen**. Es ist dann zunächst Einvernehmen mit dem Team zu erzielen, ob das nun quasi auf dem Tisch liegende Problem besprochen werden soll. Dafür sollte ein Rahmen und eine Zielsetzung vereinbart werden. Wenn möglich sollte ein konkreter Auftrag an den Kursleiter formuliert werden. Falls eine Klärung und Entlastung nicht möglich ist, könnte in der Pause oder am Ende des Kurses noch einmal mit den Betroffenen gesprochen werden. Ein konstruktiver Umgang miteinander beinhaltet möglicherweise auch, dass die Beteiligten trotz eines Konfliktes entspannen können.
8. Bei aller Teamdynamik sollte man die **Entwicklung des einzelnen Teilnehmers** nicht aus dem Auge verlieren. Auch hier können beispielsweise bei längeren Entspannungsübungen intensive persönliche Erlebnisse auftreten, die den Rahmen der Kurssituation überschreiten und zu tief in den Bereich der Selbsterfahrung hineingehen. Da die Teilnehmer *am nächsten Tag wieder funktionsfähig zusammenarbeiten müssen,* ist stets kritisch abzu-

wägen, wie viel Öffnung dem einzelnen in seiner Teamfunktion gut tut. Für die Arbeit notwendige Hierarchien dürfen nicht dadurch gefährdet werden, dass jemand Dinge über sich preisgibt, die er später bereut.

Obwohl es keine systematischen Untersuchungen dazu gibt, kann die PR erfahrungsgemäß gut in der Teamarbeit eingesetzt werden und eröffnet den Teilnehmern unterschiedliche Möglichkeiten der Selbsterfahrung und des gemeinsamen Teamerlebens.

Die Anwendung der **PR bei Paaren** ist ebenfalls kaum untersucht, könnte jedoch von der Idee her ähnliche Entwicklungsmöglichkeiten wie bei Teams eröffnen. Das gleichzeitige Lernen in einem Kurs gibt den Partnern einerseits das Erleben des gemeinsamen Kompetenzerwerbs, führt aber gerade in einer belasteten Beziehung oft zu Vergleichen, z.B. wer von beiden schon wie weit in der Entspannungsfähigkeit ist. In einem Ratgeber von Johnen werden ausgehend von der PR im Kapitel „Üben zu zweit: Gemeinsam mit Spaß zur Ruhe kommen“ eigene Partnerübungen angeregt [Johnen 1999].

Bei **Familien** ist die Durchführung von gemeinsamen Übungen bei kleinen Kindern (ab dem 4. Lebensjahr sehr einfache und kurze Übungen) möglich und sinnvoll; bei Größeren etwa ab dem 8. Lebensjahr ist das individuelle Lernen sinnvoller, auch um die Eltern von ihrer Kontrollfunktion zu entlasten [Übersicht bei Ohm 2001].

11 Hinweise zur Weiterbildung und Abrechnung

11.1 Weiterbildung

Die neue Muster-Weiterbildungsordnung der Bundesärztekammer in der „fachgebundenen Psychotherapie“ und den Facharztweiterbildungen „Psychiatrie und Psychotherapie“, „Psychosomatische Medizin und Psychotherapie“ (früher Psychotherapeutische Medizin) und „Kinder- und Jugendpsychiatrie und -psychotherapie“ sieht obligatorisch die Teilnahme an mindestens 16 Doppelstunden (32 Unterrichtseinheiten) **AT oder PR oder Hypnose** vor. In der ärztlichen Weiterbildung sind damit sowohl das AT wie auch die PR als wissenschaftlich in der Wirksamkeit belegtes und systematisch aufgebautes Entspannungsverfahren anerkannt. Um Entspannungsverfahren im Rahmen der gesetzlichen Krankenversicherung *als therapeutisches Element abrechnen zu können*, ist jedoch auch ausreichend, wenn der Arzt wenigstens eine Weiterbildung in der **Psychosomatischen Grundversorgung** (20 Stunden Theorie, 30 Stunden verbale Intervention, 30 Stunden Balintgruppe) abgeschlossen hat. Man geht davon aus, dass ein Medizinstudium und eine ärztliche Weiterbildung ausreichende Grundlagen für eine qualitätsgesicherte Vermittlung von Entspannungsverfahren einschließen. Zwei Kurse à acht Doppelstunden genügen zurzeit, um eine Anerkennung durch die KV zu bekommen.

Zu einer *Behandlung mit Entspannungsverfahren* wird jedoch von den ärztlichen und psychologischen Fachgesellschaften eine psychotherapeutische Qualifikation als Voraussetzung gefordert. Darüber hinaus werden die 16 Doppelstunden als nicht ausreichend zur Qualifizierung angesehen. Sowohl von der Deutschen Gesellschaft für ärztliche Hypnose und Autogenes Training (DGÄHAT) als auch von der Psychologischen Fachgruppe Entspannungsverfahren im Bund deutscher Psychologen (BdP) wird ein Curriculum von wenigstens 60 Unterrichtseinheiten (UE) als notwendig erachtet, um sich für die Behandlung ausreichend Eigenerfahrung und Anwendungspraxis inklusive Supervision anzueignen. Ein solches Curriculum sollte 15 UE Selbsterfahrung, 20 UE Fortbildung in Theorie, Didaktik und Methodik, 10 UE Selbsterfahrung für Fortgeschrittene, 10 UE Praxis unter Supervision z.B. als Co-Leiter in einem Kurs sowie 5 UE Supervision umfassen. Mit dieser Forderung soll sichergestellt werden, dass ein etwas längerer Zeitablauf notwendig ist und die Kurse nicht in zu dichtem Abstand absolviert werden.

Auch in der Physiotherapie wird für die Anwendung der PR eine qualifizierte

Aus- und Weiterbildung mit Selbsterfahrung und Supervision durch erfahrene Therapeuten gefordert [Krahmann und Haag 1996].

Zur Durchführung von **PR-Präventionskursen** gibt es überhaupt keine offizielle Qualifikation, die Psychologische Fachgruppe für Entspannungsverfahren fordert hier jedoch schon seit Jahren eine Qualitätssicherung, um wenigstens einen gewissen Standard zu etablieren. Das heißt, dass neben den o.g. 60 Unterrichtseinheiten eigentlich eine therapeutische Qualifikation notwendig ist, da die Kenntnis von physiologischen Abläufen, von Pathophysiologie, von psychischer Normalität und Pathologie, von Krankheitsverläufen, von Indikation und Kontraindikation sowie insbesondere auch von Phänomenen der Gruppendynamik auch und gerade in Präventionsgruppen unbedingt erforderlich ist.

Im **ärztlichen Bereich** wurde in der Tradition von I.H. Schultz in Deutschland üblicherweise AT gelehrt, während die psychologische Ausbildung aufgrund der Nähe zur Verhaltenstherapie traditionell die PR bevorzugte. Dies hat sich inzwischen zwar durch die Weiterbildungsordnung geändert, es gibt jedoch von ärztlicher Seite nach wie vor wenig Weiterbildungsangebote für PR. Bei Teilnahme an einem Fortbildungskurs, der nicht von weiterbildungsbefugten Ärzten durchgeführt wird, empfiehlt es sich daher, vorab zu klären, ob dieser Kurs *von der Ärztekammer anerkannt* wird. Die Praxis zeigt jedoch, dass die Landesärztekammern oftmals nicht ausreichend über die Kursleiter anderer Kammern informiert sind. Daher sollte man zunächst beim Kursleiter anfragen, ob der von ihm durchgeführte Kurs von einer Landesärztekammer anerkannt ist. Wenn dies der Fall ist, wird er üblicherweise bundesweit von den anderen Landesärztekammern auch anerkannt.

Darüber hinaus gibt es Veranstaltungen wie die Psychotherapiewochen (z.B. in Lindau, Langeoog, Lübeck, Weimar etc.) oder ärztliche Kongresse, deren Kursangebote in der Regel eine Anerkennung einschließen. Die Seminare bei der jährlichen überregionalen Arbeitstagung der DHÄHAT und der Psychologischen Fachgruppe sind üblicherweise auch anerkannt, die Kurse der dort akkreditierten Dozenten zumeist ebenso. Darüber hinaus gibt es eine Vielfalt regionaler Anbieter und Institute, die sicherlich ebenfalls qualifizierte Weiterbildungen anbieten, deren Status bei der zuständigen Ärztekammer aber im Einzelfall erfragt werden muss.

Weitere Informationen:

Psychologische Fachgruppe Entspannungsverfahren im BDP
DP Elisabeth Westhoff
Semmelweisstraße 10
50767 Köln
Email: DP.Elis.Westhoff@gmx.de
Internet:
www.entspannungsverfahren.com

Deutsche Gesellschaft für ärztliche Hypnose und Autogenes Training e.V. (DGÄHAT)
Postfach 1365
41436 Neuss
Email: Info@dgaehat.de
Internet: www.dgaehat.de

11.2 Abrechnung

Da die PR als Methode nicht an eine bestimmte therapeutische Schule gekoppelt ist, können Therapeuten ganz unterschiedlicher Orientierung sie in ihr Behandlungsrepertoire aufnehmen.

Grundsätzlich sind vier verschiedene **Abrechnungsmodalitäten** möglich:

- Abrechnung nach dem EBM2000PLUS
- Abrechnung nach der Gebührenordnung für Ärzte GOÄ
- Freies Honorar ohne Kostenträger (IGeL)
- Abrechnung als Prävention, in der Regel in Gruppen

Im **EBM 2000PLUS** gehört PR zu den arztgruppenübergreifenden nicht antragspflichtigen Leistungen gemäß den Psychotherapie-Richtlinien. Für die Abrechnung von PR und AT gelten die gleichen Ziffern und gleichen Gesamtpunkte. Es wird unterschieden in Einzel- und Gruppen-Setting:

- **35111 Übende Verfahren, Einzelbehandlung, Gesamtpunkte 615**
  Obligater Leistungsinhalt: Übende Verfahren, Verbale Intervention, Einführung des Patienten in das Verfahren, Standardisierte Dokumentation, Dauer mindestens 25 Minuten, Einzelbehandlung.
  Die Leistung ist nicht neben Gesprächs-, Beratungs- und Erörterungsleistungen berechnungsfähig.
- **35112 Übende Verfahren, Gruppenbehandlung, Gesamtpunkte 165 (je Teilnehmer)**
  Obligater Leistungsinhalt: Übende Verfahren, Verbale Intervention, Einführung des Patienten in das Verfahren, Standardisierte Dokumentation, Dauer mindestens 50 Minuten, Gruppenbehandlung bei Erwachsenen, mindestens 2, höchstens 10 Teilnehmer.
  Die Leistung ist nicht neben Gesprächs-, Beratungs- und Erörterungsleistungen berechnungsfähig.
- **35113 Übende Verfahren bei Kindern und Jugendlichen, Gruppenbehandlung, Gesamtpunkte 235 (je Teilnehmer)**
  Obligater Leistungsinhalt: Übende Verfahren, Verbale Intervention, Einführung des Patienten in das Verfahren, Standardisierte Dokumentation, Dauer mindestens 30 Minuten, Gruppenbehandlung bei Kindern und Jugendlichen, mindestens 2, höchstens 6 Teilnehmer.
  Die Leistung ist nicht neben Gesprächs-, Beratungs- und Erörterungsleistungen berechnungsfähig.
  Eine eigene Ziffer für Einzelbehandlung bei Kindern und Jugendlichen ist nicht vorgesehen, die Abrechung erfolgt somit über die 35111.

Bisher ergab sich je nach **regionalem Punktwert** im Bereich der gesetzlichen Krankenkassen eine teilweise so miserable Honorierung, dass die Motivation, die entsprechenden Verfahren Patienten beizubringen eher von Idealismus getragen wird. Andererseits kann der Arzt durch das Angebot einer Entspannungsgruppe möglicherweise auch einen besonderen

Service für seine Patienten anbieten. In symptomhomogenen Gruppen (z.B. Hypertonie, Schmerz, Diabetes) können neben der Entspannung gleichzeitig informative und pädagogische Elemente über Krankheitszusammenhänge und -bewältigung einfließen. Dadurch wird die ärztliche Sprechstunde entlastet, und nicht zuletzt verbessert ein solches Angebot die Arzt-Patient-Beziehung, zumal da der Patient dadurch etwas erlebt, was sonst im Praxisalltag immer schwieriger wird: „Der Arzt hat mehr Zeit für mich!" Die Zusammenarbeit kann dadurch wesentlich erleichtert werden.

Die **Abrechnung nach GOÄ** bei Selbstzahlern ist bei Zugrundelegen des 2,3-fachen Satzes angemessen, da Kombinationen möglich sind:

- **GOÄ 846** Übende Verfahren in Einzelbehandlung, Dauer mindestens 20 Minuten zurzeit 20,11 Euro (2,3)
- **GOÄ 847** Übende Verfahren in Gruppenbehandlung mit höchstens zwölf Teilnehmern, Dauer mindestens 20 Minuten, je Teilnehmer zurzeit 6,03 Euro (2,3)

Bei der Abrechnung als **Individuelle Gesundheitsleistung** (IGeL) wird man sich in der Regel auch an der GOÄ orientieren. Das Honorar ist jedoch in diesem Fall zwischen Arzt bzw. Therapeut und Patient vorab am besten schriftlich und in Form eines Behandlungsvertrages über Umfang und Dauer der Sitzungen zu vereinbaren.

Bei der Honorierung von PR-Gruppen im Rahmen der Prävention bei Trägern der **Erwachsenenbildung oder Krankenkassen** gibt es erhebliche Unterschiede. Präventionsgruppen sind in der Regel größer (12–20 Teilnehmer) und stellen höhere Anforderungen an die Gruppenkompetenz des Leiters. Bei Gruppengrößen von 15 Teilnehmern und 10 Abenden à 60 Minuten ist ein Honorar von insgesamt wenigstens 50,– Euro pro Sitzung angemessen, wobei je nach Qualifikation des Gruppenleiters auch deutlich höhere Entgelte möglich sind. Es gibt ansonsten keine Anhaltspunkte, das Honorar wird frei vereinbart. Leider gibt es in diesem Bereich auch keine verbindlichen Qualitätsstandards und es wird bei der Prävention immer mehr auf nicht medizinische Berufsgruppen zurückgegriffen, da diese sich zumeist deutlich billiger anbieten.

Anhang

1 Die Progressive Relaxation nach Jacobson (Einführung)
2 Was geschieht bei der PR im Körper?
3 Übungsanleitung zur Progressiven Relaxation
4 Wochenprotokoll der Progressiven Relaxation
5 Kurzentspannungsübung für den Alltag
6 Kursübersicht
7 Leitlinien zur Durchführung von Kursen in Progressiver Relaxation (PR)

1 Die Progressive Relaxation nach Jacobson (Einführung)

Die **progressive Muskelrelaxation nach Jacobson** (PR) wurde Anfang der 20er Jahre in den USA entwickelt und ist das dort am häufigsten vermittelte Entspannungsverfahren. Aufgrund von Muskeluntersuchungen konnte Jacobson belegen, dass ein Zustand der Ruhe und Entspannung besonders deutlich und zuverlässig mit einer Abnahme des Muskeltonus korrespondiert.

Der Zugang zur Entspannung wird dem Übenden daher über die Willkürmuskulatur durch differenzierte und **systematische Anspannungs-Entspannungsübungen** vermittelt. Heute wird nicht mehr die extrem umständliche Originalform der PR, sondern fast ausschließlich die verkürzte Form nach *Bernstein und Borkovec* angewendet. Die Vorgehensweise ist danach begrenzt auf 16–20 Muskelgruppen, deren Reihenfolge festgelegt ist. Die Übungen werden im Sitzen oder im Liegen durchgeführt.

Für jede Muskelgruppe gilt folgender **Übungsablauf:**

1. Der Übende konzentriert sich auf die entsprechende Muskelgruppe.
2. Auf ein vereinbartes Signal des Therapeuten hin wird die Muskelgruppe leicht angespannt.
3. Die Spannung wird 5–10 Sekunden gehalten
4. Auf ein weiteres Zeichen hin wird die Muskelgruppe gelockert.
5. Der Übende konzentriert sich auch während des Lockerns auf die Muskelgruppe (ca. 20–30 Sekunden).

Der Übungserfolg stellt sich in der Regel schnell ein, häufig schon nach wenigen Übungen. Die Übungen dauern aber relativ lange (20–25 Minuten), so dass ein selbständiges Üben im Alltag z.B. auch in Anwesenheit anderer Personen problematisch ist. In der Praxis hat es sich daher als günstig erwiesen, die 16–20 Muskelgruppen zu fünf größeren Bereichen zusammenzufassen und darauf aufbauend kürzere Übungssequenzen zu etablieren.

Oftmals werden dem Übenden auch besprochene Kassetten mit den Übungsinstruktionen mitgegeben, die kurzfristig eine gute Hilfe sind, längerfristig aber die Weiterentwicklung erschweren können.

Um die Probleme des Alltagstransfers zu verbessern, wurden verschiedene Adaptationen und **Kurzformen** (z.B. die sog. Signalwort-Entspannung, Atemreflex-Entspannung, Ampelübung) entwickelt.

Die Wirksamkeit der PR ist durch viele Studien belegt. Für Patienten wird sie bevorzugt im verhaltenstherapeutischen Bereich angewendet und mit anderen Therapieelementen kombiniert. Als unterstützende Maßnahme eignet sich das Verfahren besonders gut, da die Übungen den Patienten schneller zu einem unmittelbaren Entspannungserleben führen als andere Verfahren.

2 Was geschieht bei der PR im Körper?

Im Wesentlichen handelt es sich um das **Antrainieren eines Entspannungsreflexes.** Während in unserem Körper in bestimmten Situationen reflexartig Alarmreaktionen ablaufen, ist uns der Weg in die reflexartige Entspannung in der Regel versperrt.

Auf Stress (= länger anhaltende Alarmreaktion) reagieren wir entsprechend mit Entspannungsproblemen (Nicht-abschalten-können, Schlafstörungen, verstärkte Nutzung von Entspannungs-„hilfen" wie Alkohol, Nikotin, Medikamente u.Ä.), die auf längere Zeit zu psychosomatischen Störungen führen können.

Bei der PR wird durch das Anspannen und Entspannen von Muskelgruppen eine Umschaltung auch anderer Körperabläufe auf Entspannung trainiert.

Eine wichtige Rolle spielt dabei unser **Nervensystem:**

Es lässt sich aufgliedern in ein *zentrales* Nervensystem, dem alle willentlich gesteuerten Vorgänge unterliegen (Körperbewegungen, Sinneswahrnehmungen, Denken, Kommunikation mit der Umwelt u.Ä.) und ein *vegetatives, autonomes* Nervensystem, das alle unwillkürlichen Körpervorgänge steuert (z.B. Atmung, Blutkreislauf, Stoffwechsel, Wärme- und Wasserhaushalt, Schlaf-Wach-Rhythmus).

Da wir das vegetative Nervensystem mit unserem Willen nicht direkt beeinflussen können, werden die Abläufe dort durch zwei gegenläufig wirkende Regelsysteme gesteuert:

Das **sympathische** und das **parasympathische** Nervensystem.

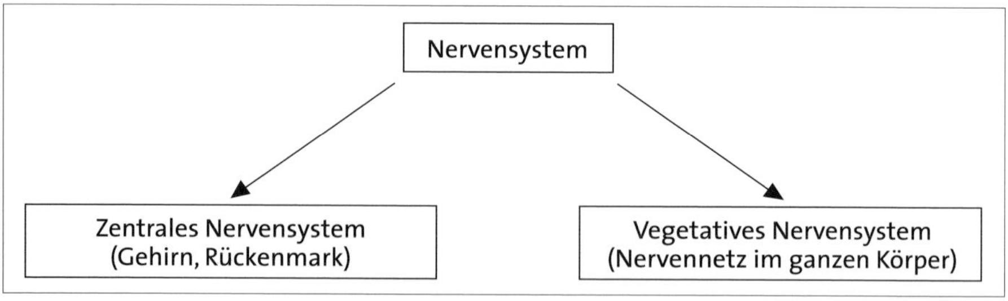

Abb. Anhang 2: Zentrales und autonomes Nervensystem

Eine Aktivierung des **Sympathikus** bedeutet Anspannung, Aktivität, Leistungsbereitschaft, Stress; diesem Teil des Nervensystems sind auch die Alarmreaktionen zuzuordnen; wesentliches Hormon zur Aktivierung der Alarmreaktion ist das Adrenalin.

Eine Aktivierung des **Parasympathikus** wirkt sich aus in Form von Ruhe, Erholung, Entspannung, Regeneration. Die dabei feststellbaren körperlichen Veränderungen bestehen z.B. in Blutdrucksenkung, Verlangsamung des Herzschlages, Atmungsverlangsamung, Senkung des Spannungszustandes im Skelettmuskelsystem, Erwärmung der Haut, Pupillenverengung, Speichelfluss, Aktivierung der Verdauung, Verminderung der allgemeinen Wachheit.

Bei der PR erfolgt (zunächst über den Umweg der Muskulatur und Blutgefäße, später dann reflexartig durch den Beginn der Übung) **eine Aktivierung des parasympathischen Nervensystems**, so dass der Körper (und später dann auch die Psyche) von **Anspannung auf Entspannung umschaltet**.

Die Aktivierung des Parasympathikus und die damit verbundene Dämpfung des Sympathikus merken Sie während der Übung z.B. auch am vermehrten Speichelfluss im Mund, verstärkten Darmgeräuschen und Flattern der Augenlider. Diese Phänomene sollten Sie nicht als störend empfinden, sondern als Hinweis darauf werten, dass bei Ihnen die Entspannung eintritt.

! PR ist kein schlaffes Sinken in Entspannung, sondern ein aktiver Vorgang.

3 Übungsanleitung zur Progressiven Relaxation

(20 Muskeln, Dauer ca. 20–25 Minuten)

Zur Vorbereitung der Übung achten Sie darauf, dass Sie eine bequeme Körperhaltung einnehmen und möglichst ungestört sind.

Während der Übung sollten Sie die Muskeln zunächst leicht bis mittelstark für ca. 5–10 Sekunden anspannen. Danach erfolgt ein Loslassen und Lockern der Muskeln für ca. 20–30 Sekunden.

Günstig sind täglich 2 Übungseinheiten zu je 5–10 Minuten. Wenn Sie sich nur kurz entspannen möchten oder können, suchen Sie sich die Übungen heraus, die Ihnen besonders gut tun oder zur Linderung Ihrer Symptomatik passen.

1. Hände und Arme:

- rechte Hand zur Faust ballen
- rechte Hand Finger strecken
- linke Hand zur Faust ballen
- linke Hand Finger strecken
- beide Unterarme nach oben ziehen und dabei Oberarmmuskeln anspannen
- beide Arme nach vorne strecken, Handflächen nach oben

2. Gesicht:

- Augenbrauen hochziehen („Erstaunter Blick“)
- Augenbrauen zusammenziehen („Denkerstirn“)
- Nase in Falten legen, dabei Augen zusammenkneifen
- Zunge gegen den Gaumen drücken, Zähne leicht aufeinander beißen, Lippen gegeneinander pressen
- Mundwinkel nach hinten in Richtung der Ohren ziehen

3. Hals, Nacken, Schultern:

- Kopf nach vorne neigen, so dass der Nacken lang wird
- Schultern nach oben ziehen
- Schultern nach vorne nehmen, so dass der Rücken rund wird
- Schultern nach hinten

4. Brust, Rücken und Bauch:

- tief einatmen, Brustkorb aufblähen und Atem anhalten
- Bauch einziehen

5. Beine und Füße:

- Füße gegen den Boden stemmen als würden Sie eine Kiste wegschieben, Pobacken zusammenkneifen
- Füße und Zehen ausstrecken, nach unten drücken
- Füße und Zehen nach oben ziehen

6. Ruhephase oder Rücknahme der Übung

4 Wochenprotokoll der Progressiven Relaxation

Das regelmäßige Üben der PR wird anfangs durch eine genaue Protokollierung erleichtert. Dabei geht es nicht um einzelne Muskelgruppen sondern um das gesamte Entspannungserleben.

Tragen Sie in das Protokoll ein:

–: wenn Sie die Übung nicht durchgeführt haben

?: wenn Sie die Übung zwar durchgeführt haben, aber nicht zufrieden waren

+: wenn Sie die Übung wie besprochen zufriedenstellend durchgeführt haben

++: wenn Ihnen die Übung sehr gut gelungen ist

Wochentag			Bemerkungen
	morgens	☐	
Montag	mittags	☐	
	abends	☐	
	morgens	☐	
Dienstag	mittags	☐	
	abends	☐	
	morgens	☐	
Mittwoch	mittags	☐	
	abends	☐	
	morgens	☐	
Donnerstag	mittags	☐	
	abends	☐	
	morgens	☐	
Freitag	mittags	☐	
	abends	☐	
	morgens	☐	
Samstag	mittags	☐	
	abends	☐	
	morgens	☐	
Sonntag	mittags	☐	
	abends	☐	

Anmerkungen zum Übungserfolg und zu besonderen Problemen:

Abb. Anhang 4: Wochenprotokoll der Progressiven Relaxation

5 Kurzentspannungsübung für den Alltag

Die Übung verbindet Elemente der progressiven Muskelentspannung nach Jacobson mit dem Autogenen Training nach Schultz. Sie ist recht einfach in vielen Alltagssituationen im Sitzen oder im Stehen durchzuführen.

Achten Sie darauf, dass Sie die Muskeln nur leicht anspannen und diese Spannung etwa 10–15 Sekunden spüren.

Es empfiehlt sich, die Übung mit einigen lockernden Bewegungsübungen zu beginnen.

Sie dauert nur 3 Minuten und wird mit einer kräftigen Rücknahme beendet.

Einleitung:

1. Setzen Sie sich möglichst bequem hin,
2. nehmen Sie einen tiefen Atemzug,
3. schließen Sie die Augen.

Übung:

Lenken Sie Ihre Aufmerksamkeit auf die rechte Hand, bewegen Sie die Finger etwas, um die Hand besser zu spüren.
Bilden Sie aus der Bewegung heraus durch das Schließen der Hand eine Faust und spannen Sie die Hand- und Unterarmmuskulatur leicht an.
Halten Sie die Spannung etwas; dabei ruhig weiteratmen.
5 – 4 – 3 – 2 – 1 → Loslassen! Locker lassen!
Nachspüren, wie fühlt sich das an?

(nach ca. 20 Sekunden)
Strecken Sie die Finger der Hand, halten Sie die Spannung etwas.
5 – 4 – 3 – 2 – 1 → Loslassen! Locker lassen!
Nachspüren, wie fühlt sich das an?

(nach ca. 20 Sekunden)
Lenken Sie die Aufmerksamkeit auf Ihren Oberarm, beugen Sie den Arm, heben ihn in der Schulter leicht an, Hand seitlich an den Hals oder die Wange legen, wie wenn Sie über etwas nachdenken würden.
Bleiben Sie etwas in dieser Haltung; dabei ruhig weiteratmen.
5 – 4 – 3 – 2 – 1 → Loslassen! Locker lassen!
Nachspüren, wie fühlt sich das an?

Lassen Sie sich jetzt ca. 60 Sekunden Zeit mit dem Nachspüren und wandern Sie mit Ihrer Aufmerksamkeit durch den Körper (bodyscan):

Spüren Sie die Arme ... Ihre Schultern ... die Atmung ... den Unterschied zwischen Einatmung und Ausatmung ... den Bauch ... die Sitzfläche ... die Rückenlehne ... die Beine ... wie sie am Boden stehen ...

Beendigung:

1. Ballen Sie die Fäuste und beugen und strecken Sie die Arme!
2. Atmen Sie tief ein und aus! Fühlen Sie sich wieder ganz frisch.
3. Öffnen Sie die Augen und nehmen Sie wieder Kontakt zur Umgebung auf!

Eine aktive Rücknahme der Entspannung ist wichtig, um sich dem Alltag ohne Müdigkeit wieder zuwenden zu können. Dabei können Sie zwischen einer energischen oder einer eher gemütlich ausgedehnten Rücknahme wählen.

6 Progressive Relaxation (Grund- und Aufbaustufe)

1) Kennenlernen/Rahmenbedingungen/ **Begrüßungscocktail** (Körperfühlübung)
   Einführung/**1. Übung: Arme/**
   Übungsanleitung für den Alltag
   Wochenprotokoll

2) Besprechen von Übungsproblemen/ Hilfestellungen
   Aufmerksamkeitslenkung/**2. Übung: Gesicht**/Wochenprotokoll

3) Darstellung der physiologischen Grundlagen der PR
   3. Übung: Schulter-Nacken

4) Alltagstransfer/**4. Übung: Rumpf/**
   Bewegung und Entspannung

5) Was passiert in unserem Kopf, wenn wir PR üben?
   5. Übung: Beine/Alle Muskeln: Gesamtübung

6) **Verkürzungsmöglichkeiten/ Gesamtübung**
   Anwendungsmöglichkeiten/Kombination AT und PR

7) **Imagination und PR**
   Übung: Ort der Ruhe und der Kraft
   Gesamtübung mit anschließender Imagination

8) Kassettenbeispiel I: Jacobson Original
   PR und Körperwahrnehmung
   Anwendung bei Störungen und Krankheiten

9) Kassettenbeispiel II: Variante nach Bernstein und Borkovec
   Die Rolle der **Suggestion** bei der PR

10) **Anwendungsmöglichkeiten für Fortgeschrittene**
    Wie kann ich verhindern, dass ich den Spaß an der PR verliere?

7 Leitlinien zur Durchführung von Kursen in Progressiver Relaxation (PR)

Psychologische Fachgruppe Entspannungsverfahren der Sektion Klinische Psychologie im Berufsverband deutscher Psychologinnen und Psychologen e.V. (BDP) www.entspannungsverfahren.com

Anmerkung: Diese Leitlinie ist zwar anerkannter Standard, jedoch nicht in allen Teilen identisch mit der im vorliegenden Buch durchgängig zitierten Leitlinie [Ohm 2004] sowie nicht immer kompatibel zu den Ausführungen des Autors zur aktuell notwendigen Neukonzeption der PR. Sie beinhaltet außerdem die spezifischen Voraussetzungen für psychologische PR-Kursleiter, eine Übertragung auf Ärzte ist nicht explizit ausgeführt.

Ziele der Progressiven Relaxation

- Entspannung als gesundes Gegengewicht zu übermäßiger körperlicher und seelischer Spannung integriert in den Alltag
- Körperliche und seelische Selbstregulation zur Förderung von Gelassenheit
- allgemeine gesundheitsförderliche Prävention, Unterstützung der Salutogenese
- Störungs-/Krankheitsbehandlung und Nachsorge
- Förderung der Selbststeuerungsfähigkeiten (physiologisch/kognitiv/emotional/verhaltensmäßig)
- Selbstregulation vegetativer Funktionen, optimaler organismischer Regulation, gesunden Verhaltensweisen, Konzentrationsfähigkeit, Selbstruhigstellung
- Sensibilisierung für Körpervorgänge, Körpersignalsysteme, positive Körperempfindungen
- Stressregulation, Innenschau, Selbsterkenntnis, Selbstverantwortung

Voraussetzungen für anerkannte PR-Kursleiter

1. Diplom-Psychologe: wegen besonderer Kenntnisse in Psychophysiologie, Psychopathologie, Persönlichkeitspsychologie, Sozialpsychologie, Gruppendynamik, Psychohygiene, Selbsterfahrung, Krisenintervention
2. Fortbildung als PR-Kursleiter (60 Std.)
3. Verpflichtung zur Anwendung dieser Richtlinien bei der Durchführung eigener Kurse

4. Verpflichtung zur ständigen Weiterentwicklung der eigenen therapeutischen Fähigkeiten durch Fortbildung und Supervision

Voraussetzung beim Klienten

Freiwillige und eigenverantwortliche Teilnahme; Kooperationsbereitschaft

Eingangsbedingungen für einen PR-Kurs

- möglichst Vorgespräch mit den einzelnen Klienten (zumindest Gruppenvorgespräch oder Fragebogenerhebung) zur Klärung von Motivation und Indikation
- Bereitschaft zum täglichen Üben (ca. 10 Minuten) in der Übungsphase (ca. 2 Monate), danach Aufrechterhaltungsübungen ca. 3 x wöchentlich
- Anwendung des Gelernten

Methodische und didaktische Aspekte

- **Ganzheitlicher Therapieansatz:** Psychosomatischer Ansatz, vertrauensvolle Kooperation zwischen Klient u. Behandler, u.U. psychotherapeutische Interventionen
- **Körperorientierte Methode:** so wenig wie möglich suggestive Unterstützung, Nutzung der Kontraste von Muskelan- und Entspannung zur Entspannungsförderung
- **Kontrolle der Effekte (unbedingt erforderlich):** Besprechen der Empfindungen und Wahrnehmungen
- **Dauer eines Kurses:** 6–10 Sitzungen (möglichst mit Intensivierungssitzungen)
- **Zeit einer Sitzung:** 30–90 Minuten (ziel- und teilnehmerabhängig)
- **Gruppengröße:** Grundkurse ca. 6–12 Personen
- **Alter:** ab ca. 6 Jahren in speziellen Kinderkursen
- **räumliche Gegebenheiten:** während der ersten Lernphase möglichst ruhige Umgebung, nach einigen Tagen Transfer in schwierige Situationen
- **Haltungen:** eine dem Training förderliche Sitz- oder Liegehaltung. Nach einiger Zeit zur Erleichterung des Transfers in den Alltag auch weniger bequeme Haltungen.
- **Aufklärungen:** Wenn Elemente aus den anderen Therapierichtungen verwendet werden, den Klienten darüber aufklären.
- **Tonträger:** kritischer Umgang mit Tonträgern. Aufklärung über Vorteile und Nachteile; Tonträger eventuell selbst besprechen lassen und den Übungsfortschritten angleichen (sonst Lernbehinderung!).
- **Musik:** Wenn Musik, dann ruhegetönte Musik (Sonaten, Chansons, Programmmusik oder spezielle Entspannungsmusik). Wirkungen der Zusatzbeeinflussung besprechen.
- **Sitzungsinhalt:**
  - Einführung in Theorie und Rahmenbedingungen/Kontext der PR. Die einzelnen Übungen gemeinsam

durchführen und besprechen, Wahrnehmungen und Empfindungen besprechen, Psychosomatische Zusammenhänge besprechen, eventuell Konflikte bearbeiten.
- Die Anspannungsstärke soll submaximal sein und nach 7–8 Sekunden wieder gelöst werden. Während der Spannungsphase sollen keine schmerzhaften Empfindungen hervorgerufen bzw. vorhandene Schmerzen sollen durch die Kraft der Anspannung nicht verstärkt werden.
- Beim Spannungsregulierungstraining ist diese Regel sinngemäß zu beachten.
- Der Hinweis bei Jacobson, die Anspannung mehrere Minuten aufrechtzuerhalten („several minutes"), ist als überholt anzusehen und wegen möglicher Schädigungen der Trainierenden inakzeptabel.

- **Evaluation:** schriftliche oder mündliche Überprüfung der Therapieergebnisse
- **Erfolgskriterien:**
  - Realisierung der Formelinhalte (subjektiv/objektiv); Verringerung der Symptome (subjektiv/objektiv) (kurzzeitig/langzeitig)
  - Veränderung der Stressverhaltensweisen (Coping-Strategien, Fremdberichte)
  - Veränderung der Erlebnisqualitäten (Erlebnisbeschreibungen), Integration in den Alltag
- **Indikationen:** allgemeine Gesundheitsvorsorge, Förderung der Salutogenese, Abbau von psychosomatischen Störungen, psychovegetativen Fehlsteuerungen, körperlichen Funktionsstörungen: Organerkrankungen bei Betroffensein von Nerven-, Muskel- oder Kreislaufsystem. Konflikt- und Problembearbeitung (bei ganzheitlich gestaltetem Kursaufbau)
- **Kontraindikationen:**
  - absolute Kontraindikation bei schwerer akuter Psychose, relative Kontraindikation bei Neigung zu Überanstrengung, Muskelkrämpfen und Muskelerkrankungen
  - Einzelfallanpassung ist bei den Indikationen und Kontraindikationen möglich und erforderlich.
- **Nachbetreuung:** z.B. schriftliche Nachbefragung, sporadische Zusammenkünfte, Intensivierungskursus

[Psychologische Fachgruppe Entspannungsverfahren 2006]

Nachwort

Dieses Buch widme ich meinen Kindern Sascha und Corinna, deren unterschiedliche Temperamente meine persönliche Entwicklung sehr bereichert haben.

Sascha danke ich für seine unbekümmerte Gelassenheit, seine Kreativität und die außergewöhnliche Art, wie er Spannung und Entspannung integrieren kann.

Corinna beeindruckte mich mit ihrer Emotionalität und Phantasie und der Konsequenz, mit der sie ihre Persönlichkeit entwickelte.

Meiner Frau Gabriele danke ich für diese beiden Kinder – sie hat ihre Entwicklung mit sehr viel Ausgeglichenheit und Geduld begleitet.

Literaturverzeichnis

Arena JG, Hightower NE, Chong GC, Relaxation therapy for tension headache in elderly: A prospective study. Psychol Aging (1988), 3, 96–98

Basler HD, Kröner-Herwig B (1998) Psychologische Therapie bei Kopf- und Rückenschmerzen. Quintessenz, München

Bauer J (2005) Warum ich fühle, was Du fühlst. Hoffmann und Campe, Hamburg

Beimann I, Israel E, Johnson SJ, During-training and post-training effects of live and taped extended progressive relaxation, self-relaxation and electromyogram biofeedback. J Consult Clin Psychol (1978), 46, 314–321

Bernien J, Bedeutung von Entspannungsverfahren für die Behandlung der Hypertonie. Entspannungsverfahren (2002), 19, 25–38

Bernstein DA, Beverly AG (1984) Progressive Relaxation: Abbreviated methods. In: Woolfolk RL, Lehrer PM (eds) Principles and practice of stress management. Guilford Press, New York

Bernstein DA, Borkovec TD (1975, 2002) Entspannungstraining. Handbuch der progressiven Muskelentspannung. Pfeiffer bei Klett-Cotta, Stuttgart

Bernstein DA, Borkovec TD (1973) Progressive Relaxation Training: A manual for the helping professions. Research Press Company, Champaign, Illinois

Bernstein DA, Borkovec TD, Hazlett-Stevens H (2000) New directions in Progressive Relaxation Training: A guidebook for the helping professionals. Praeger Publishers, Westport, Conneticut, London

Birbaumer N, Schmidt RF (2003) Biologische Psychologie. Springer, Berlin

Bischoff C (1989) Wahrnehmung der Muskelspannung. Hogrefe, Göttingen

Blanchard EB et al., Placebo-controlled evaluation of abbreviated progressive muscle relaxation and relaxation combined with cognitive therapy in the treatment of tension headaches. J Consult Clin Psychol (1990), 58, 210–215

Borkovec TD, Insomnia. J Consult Clin Psychol (1982), 50, 880–895

Borkovec TD, Sides JK, Critical procedural variables related to the physiological effects of progressive relaxation – a review. Behav Res Ther (1979), 17, 119–125

Borgeat F, Stravynski A, Chaloult L, The influence of two different sets of information and suggestions on the subjective effects of relaxation. Journal of Human Stress (1983), 9, 40–45

Brandl J, Die Progressive Relaxation unter psychoanalytischen Aspekten – Eine Untersuchung der Wirkung vier verschiedener Entspannungsinstruktionen auf die subjektive Stimmungslage. Autogenes Training und Progressive Relaxation (1996), 13, 21–31

Brenner H (2004) Progressives Entspannungstraining. Praxis der Tiefmuskelentspannung. Pabst Science Publishers, Lengerich

Brenner H (1989) Das große Buch der Entspannungstechniken. Humboldt-Taschenbuchverlag, München

Carlson CR, Hoyle RH, Efficacy of abbreviated progressive muscle relaxation training: a quantitative review of behavioral medicine research. J Consult Clin Psychol (1993), 61, 1059–1067

Derra C (2006) Stressbewältigung – ein Eckbaustein der Gesundheitsbildung in heutiger Zeit. In: Pusch HJ, Biendarra I, Gesundheitsbildung im Lebenslauf. Königshausen und Neumann, Würzburg

Derra C (2003a) Entspannungsverfahren und Hypnose. In: Egle UT et al., Handbuch Chronischer Schmerz. Schattauer, Stuttgart, New York

Derra C, Neuroanatomische und biochemische Überlegungen zur Entspannung – Wie das Gehirn die Entspannung macht. Entspannungsverfahren (2003b), 20, 5–12

Doubrawa R, Progressive Relaxation – neuere Forschungsergebnisse zur klinischen Wirksamkeit. Entspannungsverfahren (2006), 23, 6–18

Egle UT, Nickel R, Derra C (in Vorbereitung) Stresskrankheiten erkennen und behandeln. Deutscher Ärzte-Verlag, Köln

Eppley KR, Abrahms AI, Shear J, Differantiol effects of relaxation techniques on trait anxiety: A meta-analysis. J Klin Psychol (1989), 45, 957–974

Florin I (1978) Entspannung – Desensibilisierung. Kohlhammer, Stuttgart, Berlin, Köln, Mainz

Garcia J (1983) Autogenes Training und Biokybernetik. Hippokrates, Stuttgart

Geissner E, Jungnitsch G, Schmitz J, Psychologische Behandlungsansätze bei Schmerz. Eine Therapievergleichsstudie an Patienten mit chronischer Polyarthritis. Z Klin Psychol Psychopathol Psychother (1994), 42, 319–338

Goldfried MR, Systematic desensitization as training in self-control. J Consult Clin Psychol (1971), 37, 228–234

Grawe K (2004) Neuropsychotherapie. Hogrefe, Göttingen

Grawe K, Donati R, Bernauer F (1994) Psychotherapie im Wandel. Von der Konfession zur Profession. Hogrefe, Göttingen

Gröninger S, Stade-Gröninger J (1996) Progressive Relaxation. Indikation – Anwendung – Forschung – Honorierung. Pfeiffer, München

Hermann C, Kim M, Blanchard EB, Behavioral and prophylactic pharmacological intervention studies of pediatric migraine: an exploratory meta-analysis. Pain (1995), 60, 239–55

Hamm A (2004) Progressive Muskelentspannung. In: Vaitl D, Petermann F (Hrsg.), Entspannungsverfahren – Das Praxishandbuch. Beltz, Weinheim, Basel

Hamm A (2000) Progressive Muskelentspannung. In: Vaitl D, Petermann F (Hrsg.), Handbuch der Entspannungsverfahren. Beltz Psychologie Verlags Union, Weinheim

Hoffmann B (2006) Handbuch Autogenes Training. dtv, München

Hofmann E (2003) Progressive Muskelentspannung. Hogrefe, Göttingen

Holroyd KA, Penzien DB, Client variables and the behavioral treatment of recurrent tension headache: A meta-analytic review. J Behav Med (1986), 9, 515–536

Hüther G (2005) Die Macht der inneren Bilder. Vandenhoeck und Ruprecht, Göttingen

Jacobson E (1982) The Human Mind. Charles C Thomas Publisher, Springfield, Illinois

Jacobson E, The origins and development of progressive relaxation. J Behav Ther Exp Psychiat (1977), 8, 119–123

Jacobson E (1973) Teaching and learning, New methods for old arts. National Foundation for Progressive Relaxation, Chicago, Illinois

Jacobson E (1970) Modern treatment of tense patients. Charles C Thomas Publisher, Springfield, Illinois

Jacobson E (1967a) Tension in medicine. Charles C Thomas Publisher, Springfield, Illinois

Jacobson E (1967b) Biology of emotions. Charles C Thomas Publisher, Springfield, Illinois

Jacobson E (1964a) Self-Operations Control. A manual for the patient. J.B. Lippincott, Philadephia, Montreal

Jacobson E (1964b) Anxiety and tension control. J.B. Lippincott, Philadephia, Montreal

Jacobson E (1963) Tension control for business men. McGraw-Hill, New York, London

Jacobson E (1959) How to relax and have your baby. McGraw-Hill, New York, London

Jacobson E (1955) Immer mit der Ruhe. Gerd Hartje Verlag, Stuttgart

Jacobson E, The influence of relaxation upon the blood pressure in essential hypertension. Fed Proc (1947), 6, 135–136

Jacobson E (1944) The peace we Americans need. A. Kroch and Son Publishers, Chicago

Jacobson E, Cultivated relaxation in „essential hypertension". Arch Phys Therapy (1940), 21, 645–654

Jacobson E (1938a) Progressive Relaxation. A Physiological and Clinical Investigation of Muscular States and their Significance in Psychology and Medical Practice. 2nd Edition. The University of Chicago Press, Chicago, Illinois

Jacobson E (1938b) You can sleep well. Whittlesey House, McGraw-Hill, New York, London

Jacobson E, Electrical measurements concerning muscular contractions (tonus) and the cultivation of relaxation in man: Relaxation-times of individuals. Am J Physiol (1934a), 108, 573–580

Jacobson E (1934b) You Must Relax. A practical method of reducing the strains of modern living. Whittlesey House, McGraw-Hill, New York, London

Jacobson E (1929) Progressive Relaxation. A Physiological and Clinical Investigation of Muscular States and their Significance in Psychology and Medical Practice. The University of Chicago Press, Chicago, Illinois

Jacobson E, The use of relaxation in hypertensive states. NY Med J (1920a), 111, 419–422

Jacobson E, Reduction of nervous irritability and excitement. Trans Sec Nervous Mental Diseases (1920b), 17–29

Jacobson E, The relational account of truth. J Philos Psychol Sci Method (1910), 7, 253–261

Jacobson E, Höfler R (2006) Entspannung als Therapie. Klett-Cotta, Stuttgart

Johnen W (1999) Muskelentspannung nach Jacobson. Gräfe und Unzer München

Kattenbeck M (1990) Progressive Relaxation – ein sinn-volles Entspannungsverfahren. Diplomarbeit, München, Sonderdruck Dissertations und Fotodruck Frank GmbH

Kermani KS (1990) Autogenic Training. Souvenir, London

Knab B (1994) Schlafstörungen. In: Petermann F, Vaitl D (Hrsg.), Handbuch der Entspannungsverfahren. Bd 2: Anwendungen. Beltz Psychologie Verlags Union, Weinheim

Klinkenberg N, „... so that you can learn really to run yourself properly relaxed under all conditions". Verhaltenstherapie und psychosoziale Praxis (1996), 28, 183–190
Krahmann H, Haag G (1996) Die Progressive Relaxation in der Krankengymnastik. Pflaum, München
Krampen G, Differentielle Indikation von Autogenem Training und Progressiver Relaxation. Entspannungsverfahren (2004), 21, 6–27
Krampen G, Prognostischer Wert von Vorerfahrungen und Teilnahmemotiven für den Lern- und Transferprozess bei Autogenem Training und Progressiver Relaxation. Entspannungsverfahren (2002), 19, 5–24
Krampen G, Förderung des Erwerbs und Transfers systematischer Entspannungsmethoden durch Übungsprotokolle. Autogenes Training und Progressive Relaxation (1996), 13, 5–10
Krampen G (1991) Diagnostisches und Evaluatives Instrumentarium zum Autogenen Training (AT-EVA). Hogrefe, Göttingen
Langen D (1972) Die gestufte Aktivhypnose. Eine Anleitung zur Methodik und Klinik. Thieme, Stuttgart
Lehrer PM, Varieties of relaxation methods and their unique effects. Internat J Stress Management (1996), 3, 1–15
Lehrer PM, How to relax and how not to relax: a re-evaluation of the work of Edmund Jacobson. Behav Res Ther (1982), 20, 417–428
Lehrer PM, Woolfolk RL (1984) Are stress reduction techniques interchangeable or do they have specific effects? A review oft the comparative empirical literature. In: Woolfolk R L, Lehrer P M (eds) Principles and practice of stress management. Guilford Press, New York
Lehrer PM et al. Stress management techniques: are they all equivalent, or do they have specific effects? Biofeedback Self Regul (1994), 19, 353–401
Lehrer PM et al., The effect of repeated tense-release sequences on EMG and self report of muscle tension: an evaluation of Jacobsonian and post-Jacobsonian assumption about progressive relaxation. Psychophysiology (1988), 25, 562–567
Lichstein KL (1988) Clinical relaxation strategies. John Wiley and Sons, New York
Luthe W (1965) Autogenes Training – Correlationes Psychosomaticae. Thieme, Stuttgart
Maspfuhl B (1994) Geburtshilfe. In: Petermann F, Vaitl D (Hrsg.), Handbuch der Entspannungsverfahren. Bd 2: Anwendungen. Beltz Psychologie Verlags Union, Weinheim
McGuigan FJ (1984) Progressive Relaxation: Origins, principles and clnical applications. In: Woolfolk RL, Lehrer PM (eds) Principles and practice of stress management. Guilford Press, New York
Morin CM, Azrin NH, Stimulus control and imagery training in treating sleepmaintenance insomnia. J Consult Clin Psychol (1987), 55, 260–262
Öst LG, Applied relaxation versus progressive relaxation in the treatment of panic disorder. Behav Res Ther (1988), 26, 13–22
Öst LG, Applied relaxation: description of a coping technique and review of controlled studies. Behav Res Ther (1987), 25, 397–407
Ohm D, Bisherige Ergebnisse der Konsensuskonferenzen zur Progressiven Relaxation. Entspannungsverfahren (2004) 21, 83–89
Ohm D (2003a) Endlich frei von Angst und Panik mit Progessiver Relaxation. TRIAS, Stuttgart

Ohm D (2003b) Stressfrei durch Progressive Relaxation. TRIAS, Stuttgart

Ohm D, Progressive Relaxation bei Kindern und Jugendlichen. Entspannungsverfahren (2001), 18, 9–18

Ohm D (2000) Progressive Relaxation für Kids. TRIAS, Stuttgart

Olschewsky A (1996) Progressive Muskelentspannung. Haug, Heidelberg

Paul GL, Physiological effects of relaxation training and hypnotic suggestion. J Abnorm Psychol (1969), 74, 425–437

Paul GL, Trimble RW, Recorded versus live relaxation and hypnotic suggestion: comparative effectiveness for reducing physiological arousal and inhibiting stress responses. Behav Ther (1970), 1, 285–302

Payne RA (1998) Entspannungstechniken. Gustav Fischer, Lübeck, Stuttgart, Jena, Ulm

Peter B, Gerl W (1991) Entspannung. Das umfassende Training für Körper, Geist und Seele. Orbis, München

Pfingsten M, Hildebrandt J (1998) Chronischer Rückenschmerz – Wege aus dem Dilemma. Verlag Hans Huber, Bern, Göttingen, Toronto, Seattle

Psychologische Fachgruppe Entspannungsverfahren. Leitlinien zur Durchführung von Kursen und Richtlinien zur Fortbildung von KursleiterInnen, Progressive Relaxation (PR) http://www.entspannungs-verfahren.com/pdf/leitlinien_pr.pdf (29.08.2006)

Raudszus-Nothdurfter I, Autogenes Training und Progressive Relaxation bei Kindern ab 4 Jahren. Autogenes Training und Progressive Relaxation (1998), 15, 11–14

Rohen JW (2001) Funktionelle Neuroanatomie. Schattauer, Stuttgart

Roth G (1997) Das Gehirn und seine Wirklichkeit. Suhrkamp, Frankfurt

Sammer U (2006a) Entspannung erfolgreich vermitteln. Klett-Cotta, Stuttgart

Sammer U (2006b) Halten und loslassen – Die Praxis der Progressiven Muskelentspannung. Patmos, Düsseldorf

Schneider HG, Rawson JC, Bhatnagar NS, Initial relaxation response: Contrasts between clinical patients and normal volunteers. Percept Mot Skills (1987), 64, 137–153

Schultz JH (1964) Lebensbilderbuch eines Nervenarztes. Thieme, Stuttgart

Schultz JH (1932) Das autogene Training. Konzentrative Selbstentspannung. Georg Thieme Verlag, Stuttgart

Schumacher HL, AT oder PR in der psychologischen Schmerzbewältigung? Autogenes Training und Progressive Relaxation (1997), 14, 11–19

Shapiro S, Lehrer PM, Psychophysiological effects of autogenic training and progressive relaxation. Biofeedback and Selfregulation (1980), 5, 249–255

Stentstrom CH, Arge B, Sundbom A, Dynamic training versus relaxation training as home exercise for patients with inflammatory rheumatic diseases – a randomized controlled study. Scand J Rheumatol (1996), 25, 28–33

Stephan S (2003) Hypnosetherapie in der Praxis. Deutscher Ärzte-Verlag, Köln

Stetter F, Entspannungsverfahren – wirksame Komponenten psychotherapeutischer und psychiatrischer Behandlung. Psychotherapeut (2004), 49, 281–291

Stetter F, Was geschieht, ist gut. Entspannungsverfahren in der Psychotherapie. Psychotherapeut (1998), 43, 209–220

Stetter F, Kupper S, Autogenic training: a meta-analysis of clinical outcome studies. Appl Psychophysiol Biofeedback (2002), 27, 45–98

Stolze H (2001) Die Konzentrative Bewegungstherapie. Springer, Berlin

Syrjala KL et al., Relaxation and imagery and cognitive-behavioural training reduce pain during cancer treatment. Pain (1995), 63, 189–198

Takaishi N, A comparative study of Autogenic Training and Progressive Relaxation as methods for teaching clients to relax. Sleep and Hypnosis (2000), 2, 132–136

Vaitl D. (2000a) Psychophysiologie der Entspannung. In: Vaitl D, Petermann F (Hrsg.), Handbuch der Entspannungsverfahren. Beltz Psychologie Verlags Union, Weinheim

Vaitl D. (2000b) Imagination und Entspannung. In: Vaitl D, Petermann F (Hrsg.), Handbuch der Entspannungsverfahren. Beltz Psychologie Verlags Union, Weinheim

Vaitl D. (2000c) Psychophysiologie der Interozeption. In: Vaitl D, Petermann F (Hrsg.), Handbuch der Entspannungsverfahren. Beltz Psychologie Verlags Union, Weinheim

Vaitl D (1994) Herzkreislauferkrankungen. In: Petermann F, Vaitl D (Hrsg.), Handbuch der Entspannungsverfahren. Bd 2: Anwendungen. Beltz Psychologie Verlags Union, Weinheim

Warrenburg S et al., A comparison of somatic relaxation and EEG activity in classical progressive relaxation and transcendental meditation. J Behav Med (1980), 3, 73–93

Wolpe J (1958) Psychotherapy by reciprocal inhibition. Stanford University Press, Stanford

Woolfolk RL, Lehrer PM (1984) Principles and practice of stress management. Guilford Press, New York

Stichwortverzeichnis

W

Z